"十三五"职业教育规划教材

药用微生物

第二版

韩秋菊　主编　　李文君　主审

化学工业出版社

·北京·

《药用微生物》（第二版）以"必需、够用"为原则，遵循学生职业能力发展的基本规律、教育规律，以培养职业能力为中心、提高就业为导向进行修订。内容分为认识微生物实验室、微生物形态观察、微生物染色技术、消毒与灭菌、培养基制备技术、微生物的纯化培养与菌种保藏、微生物分布测定技术、药物的体外抗菌技术、血清学试验9个项目，每个项目配有"项目介绍""任务分析""实施方案""实训操作评价标准"等，进一步突出了职业性，贴近实际岗位。同时，采用二维码技术配备视频操作演示，提升教学效果。

本书可供高职高专类院校生物制药技术、中药制药技术、药品生产技术及药学专业使用，也可作为医药企业的培训教材。

图书在版编目（CIP）数据

药用微生物/韩秋菊主编. —2版 .—北京：化
学工业出版社，2018.8（2022.11重印）
"十三五"职业教育规划教材
ISBN 978-7-122-32539-6

Ⅰ.①药⋯　Ⅱ.①韩⋯　Ⅲ.①药物学-微生物学-高
等职业教育-教材　Ⅳ.①R915

中国版本图书馆CIP数据核字（2018）第145314号

责任编辑：章梦婕　李植峰　迟　蕾　　　　　装帧设计：关　飞
责任校对：王素芹

出版发行：化学工业出版社（北京市东城区青年湖南街13号　邮政编码100011）
印　　刷：三河市航远印刷有限公司
装　　订：三河市宇新装订厂
787mm×1092mm　1/16　印张13¾　字数339千字　2022年11月北京第2版第4次印刷

购书咨询：010-64518888　　　　　　售后服务：010-64518899
网　　址：http://www.cip.com.cn
凡购买本书，如有缺损质量问题，本社销售中心负责调换。

定　　价：35.00元　　　　　　　　　　　　　　版权所有　违者必究

《药用微生物》（第二版）编审人员

主　　编　韩秋菊
副 主 编　韩东河　王　涛
编写人员　（按照姓名汉语拼音排列）
　　　　　白玲玲（黑龙江农业经济职业学院）
　　　　　韩东河（北京市卫生局临床药学研究所）
　　　　　韩秋菊（黑龙江农垦职业学院）
　　　　　洪伟鸣（江苏农牧科技职业学院）
　　　　　李郑军（黑龙江农垦职业学院）
　　　　　王　涛（黑龙江农业职业技术学院）
　　　　　闫秀显（黑龙江农垦职业学院）
　　　　　于玲玲（黑龙江农业经济职业学院）
主　　审　李文君（黑龙江畜牧兽医职业学院）

前　言

　　"药用微生物"是高职高专类院校生物制药技术、中药制药技术、药品生产技术、药学专业的必修课程，是理论与实践紧密结合的应用型课程。本次修订是在第一版教材基础上，收集了各使用院校的建议，根据全国高等医药教材建设研究会《全国高职高专药品类专业规划教材编写原则与要求》的精神，为培养素质好、技能强、有创新能力的专业人才，围绕市场需求、行业发展编写而成。教材内容充分对接职业标准和岗位要求，涵盖了岗位工作人员的必备知识和基本技能。

　　本次是以"必需、够用"为原则，遵循学生职业能力发展的基本规律、教育规律，以培养职业能力为中心，以提高就业为导向，主要在以下方面进行修订。

　　1. 教材编写模块结构优化。全书共有 9 个项目，每个项目配有"项目介绍""任务分析""实施方案""实训操作评价标准"等，进一步突出了职业性，帮助学生与岗位更贴近。

　　2. 根据《中华人民共和国药典》（2015 年版）的修订，相关内容进行了同步修改。

　　3. 为了促进学生操作技能提高，增加了"微生物实验玻璃器皿包扎法""显微镜的使用和细菌涂片观察法""细菌的简单染色法""革兰染色""安装套筒滤器操作 SOP""滤液操作 SOP""干热空气灭菌柜使用步骤""高压蒸汽灭菌柜操作步骤""牛肉膏蛋白胨固体培养基的制备""微生物的接种与分离技术""微量移液器的使用""洁净区沉降菌检测操作""微生物显微镜直接计数法"等视频资料，可通过扫描二维码观看学习。

　　本教材由校企合作开发，由多所院校联合完成。由多位长期从事微生物应用技术教学及科研的教师，以及在企业有丰富经验的工程师共同编写修订。

　　本教材由韩秋菊任主编，韩东河、王涛任副主编。其中，韩秋菊负责教材整体内容的构思与编写人员的分工安排，确定编写体例及各部分编写的主要内容，并负责全书的统稿。具体分工为韩秋菊编写项目一，韩东河编写项目七至项目九，王涛编写项目三、项目五，李郑军编写项目四至项目六，白玲玲编写项目六、项目八，洪伟鸣编写项目九，闫秀显编写项目二、项目三，于玲玲编写项目二、项目七。李文君对全书进行审定。编写过程参考了有关微生物学及微生物应用技术的资料，特此表示感谢。

　　由于编者水平有限，书中难免有欠妥和疏漏之处，欢迎各位同仁、广大师生在使用过程中批评指正。

编者

2018 年 5 月

第一版前言

微生物是医药类专业重要的专业基础课程。本教材是依据医药职业教育的培养目标，以强化职业素质和职业技能为目的编写的，可供高职院校医药类相关专业使用，也可作为医药企业职工的培训教材和参考用书。

本教材编写坚持就业为导向的高职教育目标，弱化微生物学科体系，本着"必需、够用"的原则，遵循学生职业能力发展的基本规律和教育规律，对内容进行科学组合和序化，学做一体化，突出了实用性、技术性、先进性。教材主要内容包括常见微生物的形态、分类、生理生化特性、代谢、遗传变异及菌种选育、培养、保藏的基本知识，微生物在医药工业和药物检查上的应用。通过学习学生可掌握观察微生物的技术、染色技术、培养基的制备与灭菌技术、微生物生长的测定技术及分离纯化技术，熟悉微生物基因突变、遗传的基本规律，并在此基础上理解微生物菌种保藏的基本原理和技术。教材内容同时注意着力培养学生职业能力、良好的职业素质和态度。

全书共有9个项目，项目由"必备知识"及"任务"两部分构成，设有"技能拓展"、"趣味知识"等栏目，每个项目后均有"自我提高"，便于学生巩固及提高。

本教材由韩秋菊主编，王云庆、温睿副主编，其中项目1、项目9由韩秋菊编写；项目2由温睿与韩璐冲联合编写；项目3由温睿编写；项目4、项目5由于玲玲与洪伟鸣联合编写；项目6、项目8由王涛与白玲玲联合编写；项目7由王云庆编写；附录由韩璐冲编写；李文君对全书进行了审定。编写过程参阅了有关微生物学及微生物实验文献资料，特此表示感谢。

由于编者水平有限，时间仓促，书中疏漏之处在所难免，欢迎各位同仁、广大师生在使用过程中批评指正。

编者
2011 年 1 月

目　录

项目一

认识微生物实验室

【项目介绍】 >>>

微生物实验室是药品生产企业必备的硬件设施之一，为保证产品质量检验结果的可靠性，行业对微生物实验室的检测能力和质量管理提出了较高的要求。按照《中华人民共和国药典》（简称《中国药典》）及国内外有关标准和规定进行布局设计、配置及维护，规范微生物实验室操作和安全管理制度。

【学习目标】 >>>

知识目标 1. 掌握微生物实验室规则。
2. 了解药品微生物实验室的功能。
3. 了解微生物实验室的布局、配置及安全操作。

能力目标 1. 能够依据"药品微生物实验室质量管理指导原则"规范微生物实验室。
2. 初步学会微生物实验操作的安全防护。

素质目标 1. 培养学生爱岗敬业的职业道德。
2. 牢固树立"有菌观念"，严格执行"无菌操作"，严防"杂菌污染"。
3. 能够遵守微生物实验室规则。

【必备知识】 >>>

一、药品微生物实验室功能

2015 年版《中华人民共和国药典》"9203 药品微生物实验室质量管理指导原则"，规范了包括人员、培养基、试剂、菌种、实验室的布局和运行、设备、样品、检验方法、污染废弃物处理、检测过程质量控制、实验记录、结果的判断和检测报告、文件等方面。

药品微生物实验室的功能可归纳为以下四个方面：①按《中华人民共和国药典》要求，进行微生物检验方法的验证、无菌检查（"9206 无菌检查用隔离系统验证指导原则"）、微生物限度检查（"9202 非无菌产品微生物限度检查指导原则"）、抗生素效价的微生物检定等。②按现行《药品质量管理规范》的要求对医药工业洁净室的洁净度进行微生物测定，对无菌生产区环境日常动态进行监测，以及生产过程中其他需要进行微生物检定的地方，如无菌过滤器的验证、灭菌效果验证、无菌药品包装密封性验证中微生物挑战性试验（"9205 药品洁净实验室微生物监测和控制指导原则"）。③完成工业生产用菌种或检定用菌种的培养、传代及保藏工作（"9204 微生物鉴定指导原则"）。④注射剂的不溶性微粒检查、细菌内毒素检查，这类检查虽不是检查微生物，但它们对环境的要求较高，通常也是在微生物实验室完成的。

二、药品微生物实验室布局与环境要求

药品微生物实验室的环境应保证不影响检验结果的准确性，实验室应专用，工作区域与办公区域、生产区域分开。实验室布局设计的基本原则是既要最大可能地防止微生物的污染，又要防止检验过程对人员和环境造成危害，同时还应考虑活动区域的合理规划及区分，避免混乱和污染。

微生物实验室的设计和建筑材料应考虑其适用性，以利清洁、消毒、灭菌并减少污染的风险。无菌室应配备独立的空气机组或空气净化系统，以满足相应的检验要求，微生物实验的各项工作应在专属的区域进行，将污染的风险降到最低，一般情况下，药品微生物实验室应有符合无菌检查、微生物限度检查、无菌采样等检测活动的无菌室，并配备相应的培养室、实验用具准备室、洗涤区、灭菌区、标准菌株储藏室（区）、污染物处理区和文档处理区等辅助区域，阳性对照、无菌检查、微生物限度检查和抗生素微生物检定等实验室应分开设置（图 1-1）。一更、二更室内除有风淋设备外，还配有消毒药品；更衣室、操作间、缓

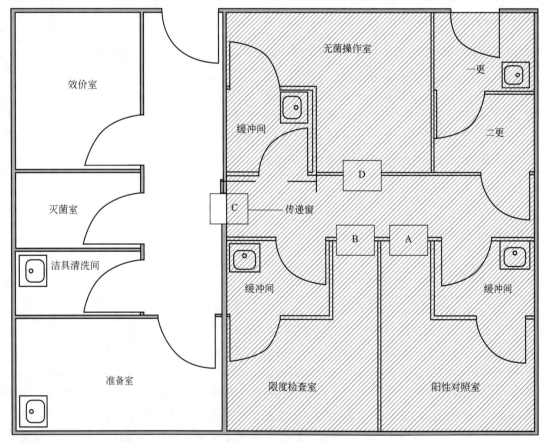

图 1-1　微生物实验室布局示意

冲通道上均应设置适当数量的紫外线灯进行灭菌；操作间的空气是经过高效微粒空气滤器处理的层流空气，净化级别要求达到 D 级及以上；限度检查室、无菌操作室、阳性对照室局部操作区域的净化级别必须达到 A 级；操作间应有恒温装置（18～26℃）和除湿装置（相对湿度 45％～65％）。

同时，应对上述区域明确标识。无菌室是实验室的核心部分，主要为样品提供保护，保证实验结果的准确和人员的安全。

为了保证微生物实验室洁净室（区）和隔离系统环境维持适当的水平，除保持空调系统的良好运行状态，对设施进行良好维护外，洁净室内人员应严格遵守良好的行为规范，人进出洁净区域按标准操作规程，物流通过传递窗进入。对可能影响实验结果的活动（如洁净度验证及监测、消毒、清洁维护等）有效地控制、监测并记录。

微生物实验室按相关国家标准制定有洁净室（区）环境监测标准操作规程，监测项目包括对空气悬浮粒子、浮游菌、沉降菌、物理参数（温度、相对湿度、压差等）的有效控制和监测。实验室在使用前和使用后应进行消毒，并定期监测消毒效果，选用的消毒剂既能杀死广泛的微生物，对人体无毒害，又不会腐蚀或污染设备，有洗手和手消毒设施，有对有害微生物发生污染的处理规程。

三、微生物实验室规则

在微生物实验室进行教学活动中，可能要接触实验标本、培养物、带菌材料或器具，为了防止实验室感染和保证实训（验）顺利进行，学生必须遵守以下规则。

（1）进入实验室人员应建立有菌观念，严格无菌操作。

（2）每次实训（验）前必须预习实训（验）内容，工作服穿戴规范，生活物品禁止带入实验室，必要资料和书籍带入后，应远离操作台。未经许可不能随便进入检验工作区域。实验室需保持安静、整洁，尽量减少室内活动，以免引起风动。不准吸烟、吃东西及用手触摸面部。

（3）凡接触生物的实训（验）均应小心操作，确保安全，使用后必须用消毒剂消毒手和台面，实验过程中，如污染了实验台或地面，应用 3％来苏儿或其他适宜的消毒液覆盖其上半小时，然后清洗；如污染工作服，应立即脱下，高压灭菌。

（4）实训（验）中如果出现菌液溢出、皮肤受损等意外事故时，应立即报告教师，并及时处理。

（5）标本（样品）处理及各项实验应在操作间进行，所有微生物培养物，均用消毒液浸泡灭菌后，才能清洗或丢弃。使用后的载玻片、盖玻片、培养皿、吸管、试管等用消毒液浸泡，经煮沸后清洗。接种环用完后应立即火焰灭菌。

（6）爱护实验仪器，遵守仪器使用规程，并做好仪器使用记录，定期清洁、维护，注意防尘和防潮。对实验室的各种耗材和药品等要节约使用，减少浪费。实验室的各种物品（培养物、药品等）未经指导教师许可，不得带出实验室。

（7）每次实训（验）过程都需要有认真、详实的记录，尤其是对需要连续观察的实训（验），则需及时记下每次观察的现象和结果，保证实训（验）结果的连续性、科学性，便于分析。未发出报告前，请勿丢弃标本；以实事求是的科学态度书写实验报告，认真思考各种实训（验）现象出现的原因。

（8）做完实训（验）后需养成良好的习惯，将实验室收拾整齐，打扫干净。对用过的仪器及各种器皿需及时清洗消毒，并归回原位。

（9）实验结束时检查电器、酒精灯、门窗等是否关闭。并将试剂、用具等放回原处，清理台面，用浸有消毒液的抹布将操作台擦拭干净，未污染的废弃物扔进污物桶，有菌废弃物高压灭菌后处理。离开实验室前应将双手用消毒液消毒，并用肥皂和清水冲洗干净。

知识拓展　　　　　　　**微生物检验安全操作要求**

1. 用电安全要求

① 离开实验室应检查用电部位，除培养箱、电冰箱保留电源外，其他电源一律切断。

② 定期请专业人员检查线路，新增用电设备请专业人员安装。

③ 在工作时，不能用湿手触摸正在工作的电器，不用湿手拔、插电源插头。

2. 高压蒸汽灭菌器使用安全要求

① 操作高压蒸汽灭菌器前要进行专门培训，合格后才能使用。

② 每次使用前均需检查安全阀。

③ 灭菌工作完成后，必须待温度压力降到常温常压后才能开启门。

④ 高压灭菌工作过程中要有人看管温度表及压力表。

3. 微生物检验操作的生物安全要求

① 实验室中一次性使用的污染材料，如手套、口罩、一次性培养皿等可用高压蒸汽灭菌后焚烧或直接焚烧。

② 可反复利用的已被污染的材料（玻璃制品等）应先消毒再高压灭菌，灭菌后的材料经洗涤、干燥、包扎、灭菌后重复使用。

③ 每个实验室的工作台上或角落中均应有盛放实验废弃材料的容器。根据需要，容器中放入规定浓度的新配制的消毒液。

④ 实验过程中，如盛放菌液的器皿破损，菌液污染环境或污染皮肤，应立即处理，处理方法：1%～2%来苏儿液用于皮肤消毒，3%～5%来苏儿液用于器械物品消毒，5%～10%来苏儿液用于环境消毒。

任务一　认识微生物实验室

一、任务分析

微生物实验室的布局与设计应充分考虑到良好微生物实验室操作规范和实验室安全的要求。实验室布局设计的基本原则是既要最大可能地防止微生物的污染，又要防止检验过程对环境和人员造成危害。功能区域的合理规划将提高微生物实验室操作的可靠性，科学规范微生物实验室管理，发挥微生物实验室的功能，为药品生产质量保驾护航。

二、任务实施

1. 明确目标

(1) 能够根据生产实际需要正确分析微生物实验室的功能分区及仪器配置，对实验室建设能够提供有价值的设计方案。

(2) 遵守微生物实验室管理制度，规范个人行为。

(3) 培养良好的安全意识及责任意识，牢固树立"有菌观念"，严格执行"无菌操作"，严格防止"杂菌污染"。

2. 任务准备

[案例 1] 图 1-2 是某药品生产企业微生物实验室布局平面图。

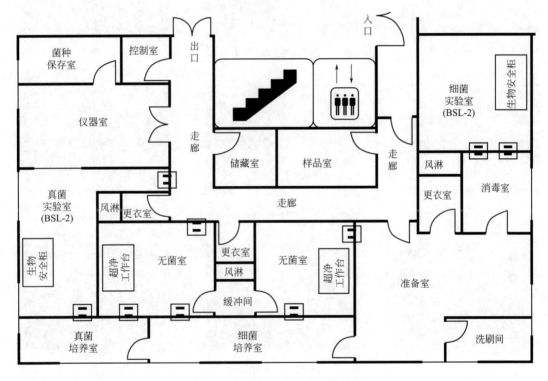

图 1-2 微生物实验室平面设计图

[案例 2] 分析我们正在使用的微生物实验室的结构布局。

(1) 操作规程　药品生产企业微生物实验室工作人员进入无菌室的更衣、消毒程序见图 1-3。

(2) 设备、仪器　微生物实验室常用设备（表 1-1，图 1-4～图 1-15）：红外接种环灭菌器、超净工作台、生物安全柜、高压灭菌器、电子天平、电热恒温培养箱、恒温振荡培养箱、离心机、冷冻干燥机、酸度计、集菌仪、智能抗生素效价测量仪、恒温干燥箱、恒温水浴锅、显微镜、液氮罐、高效过滤器、抗生素效价测量仪等。

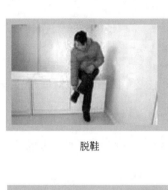

脱鞋

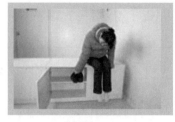

将鞋放入鞋柜

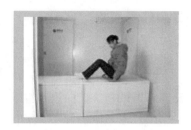

转身

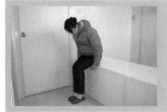

穿拖鞋

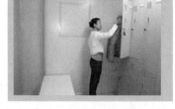

将衣服饰物放入衣柜

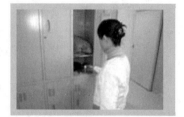

关柜门

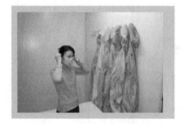

戴口罩

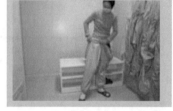

穿洁净衣（下身）

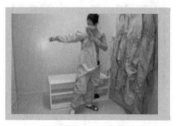

穿洁净衣（右袖）

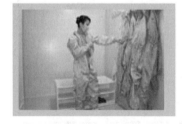

穿洁净衣（左袖）

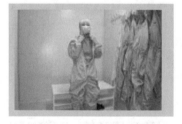

穿洁净衣（系帽带）

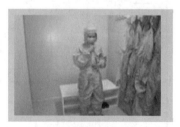

穿洁净衣（拉拉链）

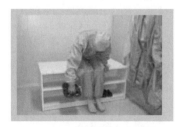

脱拖鞋

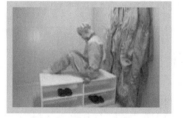

转身

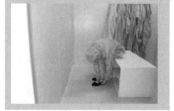

穿工鞋

图 1-3　微生物实验室工作人员进入无菌区的更衣、消毒程序

表 1-1 微生物实验室常用设备

名称	主要用途	注意事项
超净工作台	无菌操作台,在操作区内洁净度可达 100 级,适用于药品微生物检测,可保护操作样本不被外界污染	安放在洁净度较高、不受外界风力影响处
生物安全柜	无菌操作台,主要作用是在保护操作样本不被外界污染的同时,能够更好地保护操作者不被操作的病原微生物所侵害	柜内尽量不要使用明火,缓慢移动物品,减少气流改变
高压蒸汽灭菌器	培养基、器械及污染物的灭菌	被灭菌物应能直接接触饱和水蒸气,按操作规程达到灭菌标准
电热恒温培养箱	微生物的恒温培养	控制好温度,箱内培养物不宜过挤
厌氧培养箱	厌氧菌的培养	按 80% N_2、10% H_2 和 10% CO_2 进行充气,指针为"0"时关闭输气阀、减压阀、电磁阀
电热恒温干燥箱	用于玻璃器皿、金属器械的干热灭菌及干燥	严禁易燃、易爆、易挥发物品放入箱内
薄膜过滤装置	用于除菌过滤、无菌检查	滤膜孔径符合规定,无菌、干燥
离心机	用于固体颗粒与液体或液体与液体的分离	严格遵守平衡原则
普通生物显微镜	微生物的形态观察与计数分析	注意镜头的清洁,防止污染
暗视野显微镜	观察未染色的细菌、真菌等活体标本	不能让光线直接照射物镜
电冰箱	保存菌种、菌液、培养基、试剂	有毒或有感染性的物品应注明,并置专用储盒内单独存放;菌种必须包扎好以免污染
液氮罐	用于生物样品长时间存储和外出携带样品	存放在通风良好的阴凉处,要做到轻拿轻放并始终保持直立
红外接种环灭菌器	用于接种环、接种针等小型物品的高温灭菌消毒,完全替代酒精灯	交流 220V±15%,50Hz 建议灭菌温度设定为 800℃
抗生素效价测量仪	用于抑菌圈测量和抗生素药敏分析、抗生素效价分析	采用 90mm 直径的平皿

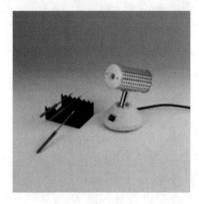

图 1-4 红外接种环灭菌器

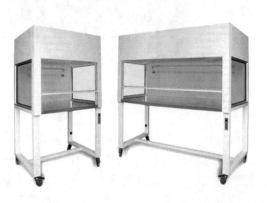

图 1-5 超净工作台

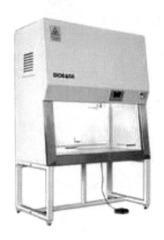
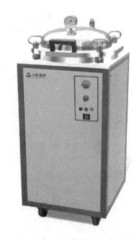

图 1-6　生物安全柜　　　　　图 1-7　立式高压蒸汽灭菌器

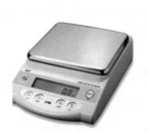
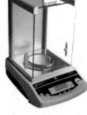
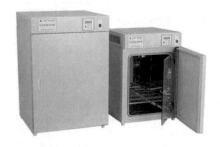

图 1-8　电子天平　　　　　　图 1-9　电热恒温培养箱

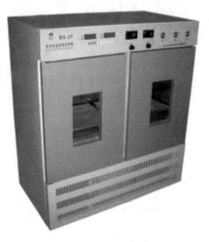
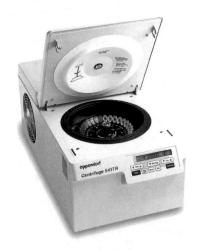

图 1-10　恒温振荡培养箱　　　　图 1-11　离心机

　　微生物实验室仪器设备应有合格证书，仪器设备应进行相应的检定、校准、确认其性能，并制订相应的操作、维护和保养的标准操作规程后方可正式使用，仪器设备使用和日常监控要有记录，保证其运行状态正常。特殊设备如高压灭菌器、隔离器、生物安全柜等实验人员应经培训后持证上岗。对于一些容易污染微生物的仪器设备如水浴锅、培养箱、摇床、冰箱和生物安全柜等应定期进行清洁和消毒。对实验需用的无菌器具应实施正确的清洗、灭菌措施，并形成相应的标准操作规程。

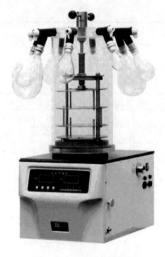

图 1-12 冷冻干燥机

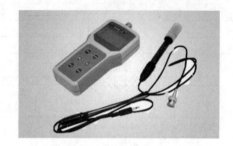

图 1-13 酸度计

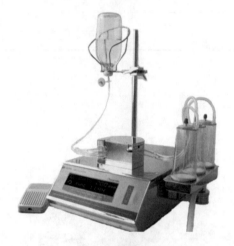

图 1-14 集菌仪

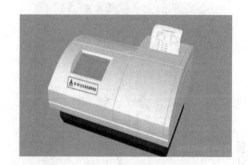

图 1-15 智能抗生素效价测量仪

微生物实验室常用器材及规格见表 1-2、图 1-16～图 1-23。

表 1-2 微生物实验室常用器材及规格

名称	规格			
接种针与接种环	柄金属杆(220mm)＋环丝长(80～90mm)			
菌液涂布棒	L形(玻璃)涂布棒、三角形(玻璃)涂布棒			
试管	12mm×100mm	16mm×160mm	18mm×180mm	
刻度试管	5mL	10mL	15mL	20mL
烧杯	10mL、50mL	150mL、100mL	250mL、200mL	500mL
锥形瓶	100mL	250mL	500mL	1000mL
移液管	1mL	2mL	5mL、	10mL
离心管	0.5mL	1mL	5mL	10mL
培养皿	ϕ75cm(玻璃)	ϕ90cm(玻璃)	ϕ75cm(陶瓷)	ϕ90cm(陶瓷)
广口瓶	50mL	100mL	250mL	500mL
细口瓶	100mL	250mL	500mL	1000mL

续表

名称	规格			
微量移液枪	$0.5\sim2.5\mu L$	$2\sim10\mu L$	$10\sim100\mu L$	$100\sim1000\mu L$
移液枪吸头	$10\mu L$	$20\mu L$	$200\mu L$	$1000\mu L$
滴管	0.5mL	1mL	5mL	10mL
容量瓶	100mL	250mL	500mL	
量筒	10mL、5mL	25mL	50mL	100mL
滴瓶	30mL	50mL	30mL(棕色)	50mL(棕色)
称量瓶	70mm×35mm	60mm×30mm	50mm×30mm	40mm×25mm
载玻片	75mm×25mm	凹玻片 75mm×25mm		
盖玻片	18mm×18mm	20mm×20mm (血盖片)		
德汉小管(杜氏小管)	玻璃 6mm×30mm			
牛津杯	内径 6mm，外径 8mm，高 10mm			
细胞计数板	16×25 型、25×16 型			
酒精灯	150mL、250mL			
目镜测微尺	量程 1mm，分值度 0.01mm			
镜台测微尺	量程 1mm，分值度 0.01mm			

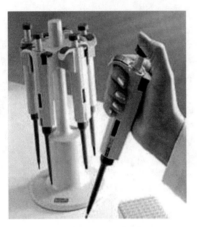

图 1-16　微量移液枪

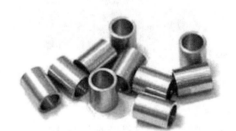

图 1-17　牛津杯

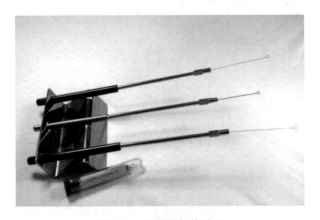

图 1-18　接种针与接种环

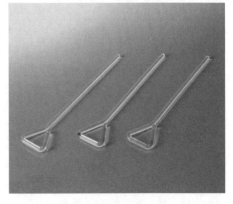

图 1-19　菌液涂布棒

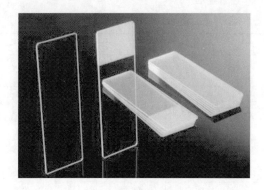

图 1-20　载玻片

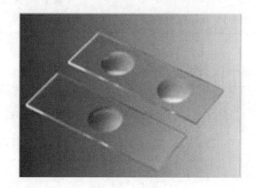

图 1-21　凹玻片

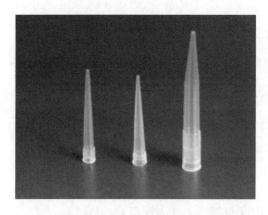

图 1-22　移液枪吸头

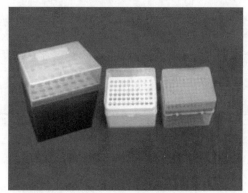

图 1-23　移液枪吸头盒

3. 实施方案

（1）学习"微生物实验室安全守则""微生物实验室规则"。

（2）观察识别微生物实验室设备、仪器，了解其主要功能。

（3）依据"药品微生物实验室质量管理指导原则"分析［案例 1］，请指出各区域的名称和功能，指出此设计的优点及不足。

（4）分析正在使用的微生物实验室的布局设计、仪器配置、管理制度，请指出各区域的名称和功能，你认为在微生物实验室进行学习应注意哪些事情。谈谈你对"牢固树立'有菌观念'，严格执行'无菌操作'，严格防止'杂菌污染'"的理解。

（5）每个学习小组依据"微生物实验室安全守则""微生物实验室规则"，制订本小组在微生物实验室学习过程中，对实训物品使用、维护、卫生清理及预习准备等工作细则，做到"人人管理""人人负责""人人提升"。

三、任务评价

对照标准（表 1-3）自我评价，小组评价，检查任务完成情况。

表 1-3 实训操作评价标准

任务：认识微生物实验室

姓名：	班级：	小组：		成绩：	
评价内容	操作要求		分值	扣分	合计
操作准备 （20分）	态度端正、着装规范		10		
	2015年版《中国药典》、文件、操作规程、教材等相关学习资料 （领会透彻、基本领会、没有领会）		10		
操作程序 （40分）	识别微生物实验室分区及功能		10		
	识别微生物实验室各区域主要设备仪器及功能		10		
	正确分析药品微生物实验室布局设计的科学性与合理性		10		
	熟知微生物实验室规则		10		
职业素质 （10分）	积极参与小组活动，合作互助		5		
	自觉遵守微生物实验室规则，具备良好的职业习惯		5		
质量评价 （30分）	按时完成实训任务，达到预期效果		10		
	微生物实验室学习小组工作守则制订科学合理，实训报告书 写规范		10		
	正确描述药品微生物实验室的主要功能及各区域布局设计 原理		10		

任务二 常用玻璃器皿的清洗、烘干、包扎

一、任务分析

为保证微生物实验操作的安全性、可靠性，实验所用的物品在灭菌前均需进行清洗、烘干、包扎。如玻璃器皿、接种针、注射器、吸管、试管、烧杯、培养基、无菌衣、口罩等。根据器皿的实际状态：使用过的、新购置而未使用过的，器皿的污染程度、是否接触菌液等，选择适宜的清洗方法，并进行干燥、包扎。包扎可使灭菌后的器皿在一定时间内保持无菌状态。因此，器皿的清洗、烘干、包扎是微生物实验前的一项重要准备工作。

二、任务实施

1. 明确目标

（1）能依据器皿的污染程度选择正确的方法完成器皿清洗。

（2）能完成培养皿、试管、锥形瓶、移液管等常用玻璃器皿的包扎。

（3）规范操作培养学生良好的职业道德，增强责任意识。

2. 任务准备

（1）试剂　新洁尔灭，75％酒精，95％酒精，5％石炭酸，2％来苏儿，2％盐酸，二甲

苯，浓硫酸，重铬酸钾，洗衣粉，肥皂。

（2）器材　高压灭菌器，电炉子，烧杯，试管，吸管，培养皿，锥形瓶，载玻片，试管刷，棉花，牛皮纸或报纸，线绳，剪刀，纱布，壁纸刀。

（3）文件　药品生产企业《玻璃器皿的清洁标准操作规程》（表1-4）。

表 1-4　＊＊＊药厂玻璃器皿的清洁标准操作规程

题目:玻璃器皿的清洁标准操作规程	文件编号:SOP-ZL-＊＊＊＊
起草人及日期:	审核人及日期:
批准人及日期:	生效日期:
颁发部门:	收件部门:
分发部门:	

1. 目的

规范玻璃器皿清洁的标准操作,保证检验工作质量。

2. 引用标准

《药品生产质量管理规范》《中国药典》(2015 年版)。

3. 适用范围

玻璃器皿的清洁。

4. 责任

质管部清洁员、质管部 QC 人员、质管部管理人员。

5. 内容

清洁的玻璃器皿是实验得到正确结果的先决条件,因此,玻璃器皿的清洗是实验前的一项重要准备工作。清洗方法根据实验目的、器皿的种类、所盛放的物品、洗涤剂的类别和沾污程度等的不同而有所不同。现分述如下。

5.1　新玻璃器皿的洗涤方法

新购置的玻璃器皿含游离碱较多,应在酸溶液内先浸泡数小时。酸溶液一般用 2% 的盐酸或洗涤液。浸泡后用自来水冲洗干净。

5.2　使用过的玻璃器皿的洗涤方法

5.2.1　试管、培养皿、锥形瓶、烧杯等　可用瓶刷或海绵沾上肥皂或洗衣粉或去污粉等洗涤剂刷洗,然后用自来水充分冲洗干净。热的肥皂水去污能力更强,可有效地洗去器皿上的油污。洗衣粉和去污粉较难冲洗干净而常在器壁上附有一层微小粒子,故要用水多次甚至 10 次以上充分冲洗,或可用稀盐酸摇洗一次,再用水冲洗,然后倒置于铁丝框内或有空心格子的木架上,在室内晾干。急用时可盛于框内或搪瓷盘上,放烘箱烘干。

玻璃器皿经洗涤后,若内壁的水是均匀分布成一薄层,表示油垢完全洗净,若挂有水珠,则还需用洗涤液浸泡数小时,然后再用自来水充分冲洗。

装有固体培养基的器皿应先将其刮去,然后洗涤。带菌的器皿在洗涤前先浸入 2% 煤酚皂溶液(来苏儿)或 0.25% 新洁尔灭消毒液内 24h 或煮沸半小时,再用上法洗涤。带病原菌的培养物最好先进行高压蒸汽灭菌,然后将培养物倒去,再进行洗涤。

盛放一般培养基用的器皿经上法洗涤后,即可使用,若需精确配制化学药品,或做科研用的精确实验,要求自来水冲洗干净后,再用蒸馏水淋洗三次,晾干或烘干后备用。

5.2.2　玻璃吸管　吸过指示液、指示剂、染料溶液等的玻璃吸管(包括毛细吸管),使用后应立即投入盛有自来水的量筒或标本瓶内,免得干燥后难以冲洗干净。清洗后用蒸馏水淋洗。洗净后,放瓷盘中晾干,若要加速干燥,可放烘箱内烘干。

吸过含有微生物培养物的吸管亦应立即投入盛有 2% 煤酚皂溶液或 0.25% 新洁尔灭消毒液的量筒或标本瓶内,24h 后方可取出冲洗。

吸管的内壁如果有油垢,同样应先在洗涤液内浸泡数小时,然后再进行冲洗。

5.2.3　砂芯玻璃滤器的洗涤

5.2.3.1　新的滤器使用前应以热的盐酸或铬酸洗液边抽滤边清洗,再用蒸馏水洗净。

5.2.3.2　针对不同的沉淀物采用适当的洗涤剂先溶解沉淀,或反复用水抽洗沉淀物,再用蒸馏水冲洗干净,在 110℃ 烘箱中烘干,然后保存在无尘的柜内或有盖的容器内。若不然,积存的灰尘和沉淀堵塞滤孔很难洗净。

5.3　洗涤液的配制与使用

5.3.1　洗涤液的配制　洗涤液分浓溶液与稀溶液两种,配方如下:

续表

浓溶液　重铬酸钠或重铬酸钾(工业用)50g＋自来水 150mL＋浓硫酸(工业用)800mL。

稀溶液　重铬酸钠或重铬酸钾(工业用)50g＋自来水 850mL＋浓硫酸(工业用)100mL。

配法都是将重铬酸钠或重铬酸钾先溶解于自来水中,可慢慢加温,使溶解,冷却后徐徐加入浓硫酸,边加边搅动。

配好后的洗涤液应是棕红色或橘红色。储存于有盖容器内。

5.3.2　原理　重铬酸钠或重铬酸钾与硫酸作用后形成铬酸,铬酸的氧化能力极强,因而此液具有极强的去污作用。

5.3.3　使用注意事项

5.3.3.1　洗涤液中的硫酸具有强腐蚀作用,玻璃器皿浸泡时间太长,会使玻璃变质,因此切忌到时忘记将器皿取出冲洗。另外,洗涤液若沾污衣服和皮肤应立即用水洗,再用苏打水或氨液洗。如果溅在桌椅上,应立即用水洗去或用湿布抹去。

5.3.3.2　玻璃器皿投入前,应尽量干燥,避免洗涤液稀释。

5.3.3.3　此液的使用仅限于玻璃和瓷质器皿,不适用于金属和塑料器皿。

5.3.3.4　有大量有机质的器皿应先行擦洗,然后再用洗涤液,这是因为有机质过多,会加快洗涤液失效,此外,洗涤液虽为很强的去污剂,但也不是所有的污迹都可清除的。

5.3.3.5　盛洗涤液的容器应始终加盖,以防氧化变质。

5.3.3.6　洗涤液可反复使用,但当其变为墨绿色时即已失效,不能再用。

5.4　玻璃仪器的干燥和保管

5.4.1　玻璃仪器的干燥　做实验经常要用到的仪器应在每次实验完毕之后洗净干燥备用。用于不同实验的仪器对干燥有不同的要求,一般定量分析中的烧杯、锥形瓶等仪器洗净即可使用,而用于有机化学实验或有机分析的仪器很多是要求干燥的,有的要求无水迹,有的要求无水。应根据不同要求来干燥仪器。

5.4.1.1　晾干　不急用的,要求一般干燥,可在纯水刷洗后,在无尘处倒置晾干水分,然后自然干燥。可用安有斜木钉的架子和带有透气孔的玻璃柜放置仪器。

5.4.1.2　烘干　洗净的仪器控去水分,放在电烘箱中烘干,烘箱温度为 105～120℃,烘 1h 左右。也可放在红外线灯干燥箱中烘干。此法适用于一般仪器。称量用的称量瓶等烘干后要放在干燥器中冷却和保存。带实心玻璃塞的及厚壁仪器烘干时要注意慢慢升温并且温度不可过高,以免烘裂,量器不可放于烘箱中烘。硬质试管可用酒精灯烘干,要从底部烘起,把试管口向下,以免水珠倒流把试管炸裂,烘到无水珠时,把试管口向上赶净水汽。

5.4.1.3　热(冷)风吹干　对于急于干燥的仪器或不适合放入烘箱的较大的仪器可用吹干的办法,通常用少量乙醇、丙酮(或最后再用乙醚)倒入已控去水分的仪器中摇洗、控净溶剂(溶剂要回收),然后用电吹风吹,开始用冷风吹 1～2min,当大部分溶剂挥发后吹入热风至完全干燥,再用冷风吹残余的蒸汽,使其不再冷凝在容器内。此法要求通风好,防止中毒,不可接触明火,以防有机溶剂爆炸。

5.4.2　玻璃仪器的保管　在储藏室内玻璃仪器要分门别类地存放,以便取用。经常使用的玻璃仪器放在实验柜内,要放置稳妥,高的、大的放在里面,以下提出一些仪器的保管办法。

5.4.2.1　移液管　洗净后置于防尘的盒中。

5.4.2.2　滴定管　用后,洗去内装的溶液,洗净后装满纯水,上盖玻璃短试管或塑料套管,也可倒置夹于滴定管架上。

5.4.2.3　比色皿　用毕洗净后,在瓷盘或塑料盘中下垫滤纸,倒置晾干后装入比色皿盒或清洁的器皿中。

5.4.2.4　带磨口塞的仪器　容量瓶或比色管最好在洗净前就用橡皮筋或小线绳把塞和管口拴好,以免打破塞子或互相弄混。需长期保存的磨口仪器要在塞间垫一张纸片,以免日久粘住。长期不用的滴定管要除掉凡士林后垫纸,用皮筋拴好活塞保存。

5.4.2.5　成套仪器　如索氏萃取器、气体分析器等用完要立即洗净,放在专门的纸盒里保存。

3. 实施方案

（1）玻璃器皿及用具的清洗

① 使用过玻璃器皿的清洗　玻璃器皿使用后,应在未干燥之前洗涤,尤其是试管、培养皿、锥形瓶、烧杯、试剂瓶等玻璃器皿,如不能立即洗,也应立即放入洗涤液中浸泡,然后用瓶刷（试管刷）内外刷洗,最后用清水或蒸馏水冲洗 2～3 次,晾干备用。如有油污时

可用热碱水（或热肥皂水等）洗涤，再用清水冲洗干净，当倒置仪器，器壁形成一层均匀的水膜，无成滴水珠，也不成股向下流时，即已洗净。然后倒置控水自然干燥，急用时可放干燥箱烘干。若需要更洁净的器皿，可用铬酸洗涤液浸泡（试管、烧杯、培养皿等浸泡10min，吸管、滴定管则要1～2h），然后用自来水冲洗干净，最后用蒸馏水清洗，器皿洁净、光亮。

装固体培养基的玻璃器皿应先将其基质刮去，然后洗涤。接触过菌液或微生物培养物的玻璃器皿，使用后应立即投入2%的来苏儿或0.25%的新洁尔灭或5%的石炭酸消毒24h，然后高压蒸汽灭菌，然后用瓶刷内外刷洗，自来水冲洗干净后再用蒸馏水冲洗。

吸过血液、血清、菌液或含糖溶液的玻璃吸管，使用后应立即投入盛有自来水的量筒或标本瓶内，免得干燥后难以冲洗干净。量筒或标本瓶底应垫以脱脂棉花，否则吸管投入时容易破损。待实验完毕再集中清洗。若吸管顶部塞有棉花，则冲洗前先将吸管尖端与装在水龙头上的橡皮管连接，用水将棉花冲出来。

洗涤载玻片、盖玻片时，先看是否使用了香柏油，载玻片上如滴有香柏油，要先用吸水纸擦拭去油，再用吸水纸沾少许二甲苯擦拭，然后放入肥皂水中煮沸5～10min，用自来水冲洗干净，干燥后可保存在95%的酒精中备用。用时可在火焰上烧去酒精。此方法洗涤和保存的载玻片清洁透亮，没有水珠。检查过致病菌的载玻片及盖玻片，应先用2%的来苏儿或0.25%的新洁尔灭浸泡消毒，高压蒸汽灭菌后按上述方法洗涤保存。

② 新购置的玻璃器皿的清洗　新购置的玻璃器皿常含有较多的游离碱，最好用1%～2%的盐酸溶液浸泡2～6h，再用清水洗涤，也可浸在肥皂水中12h，再用自来水冲洗。

③ 橡胶类物品的清洗　未接触有害微生物的，可用自来水洗干净，用蒸馏水浸泡并煮沸、晾干、包装。

接触了有害微生物的，应先用自来水煮15～20min或高压蒸汽灭菌后，再按上述方法处理。

④ 金属器械的清洗　未接触有害微生物的，可直接清洗，擦干。接触了有害微生物的，应用高压蒸汽灭菌器121℃灭菌20min，急用时可灼烧灭菌。

几种常用的洗涤液见表1-5。洗涤砂芯玻璃滤器的常用洗涤液见表1-6。

表1-5　几种常用的洗涤液

洗涤液	配方	使用方法	备注
铬酸洗液	研细的重铬酸钾20g溶于40mL水中，慢慢加入360mL浓硫酸	用于去除器壁残留油污，用少量洗液刷洗或浸泡一夜	洗液可重复使用
工业盐酸	浓或1∶1	用于洗去碱性物质及大多数无机物残渣	
碱性洗液	10%氢氧化钠水溶液或乙醇溶液	水溶液加热(可煮沸)使用,其去油效果较好	煮的时间太长会腐蚀玻璃,碱-乙醇洗液不要加热
碱性高锰酸钾洗液	4g高锰酸钾溶于水中,加入10g氢氧化钠,用水稀释至100mL	洗涤油污或其他有机物,洗后容器沾污处有褐色二氧化锰析出,再用浓盐酸或草酸溶液、硫酸亚铁、亚硫酸钠等还原剂去除	
草酸洗液	5～10g草酸溶于100mL水中,加入少量浓盐酸	洗涤高锰酸钾洗液后产生的二氧化锰,必要时加热使用	
碘-碘化钾洗液	1g碘和2g碘化钾溶于水中,用水稀释至100mL	洗涤用过硝酸银滴定液后留下的黑褐色沾污物,也可用于擦洗沾过硝酸银的白瓷水槽	

续表

洗涤液	配方	使用方法	备注
有机溶剂	苯、乙醚、二氯乙烷等	可洗去油污或可溶于该溶剂的有机物质,使用时要注意其毒性及可燃性	用乙醇配制的指示剂干渣、比色皿,可用盐酸-乙醇(1：2)洗液洗涤
乙醇、浓硝酸	于容器内加入不多于2mL的乙醇,加入10mL浓硝酸,静置即发生激烈反应,放出大量热及二氧化氮,反应停止后再用水冲,洗涤操作应在通风橱中进行,不可塞住容器,做好防护	用一般方法很难洗净的少量残留有机物	注意:不可事先混合!

表 1-6　洗涤砂芯玻璃滤器的常用洗涤液

沉淀物	洗涤液
AgCl	1：1氨水或10％ $Na_2S_2O_3$ 水溶液
$BaSO_4$	100℃浓硫酸或用EDTA-NH_3水溶液(3％EDTA二钠盐500mL与浓氨水100mL混合)加热近沸
汞渣	热浓硝酸
有机物质	铬酸洗液浸泡或温热洗液抽洗
脂肪	四氯化碳或其他适当的有机溶剂
细菌	化学纯浓硫酸5.7mL,化学纯亚硝酸钠2g,纯水94mL充分混匀,抽气并浸泡48h后,以热蒸馏水洗净

（2）玻璃器皿的干燥　洗净的玻璃器皿，一般是在室温下自然干燥，若需要高温干燥或急需，可使用电热干燥箱干燥，温度一般在80～120℃为宜，使用干燥箱时应注意，要在温度下降到60℃以下再打开箱门，取出器材使用。

（3）玻璃器皿的包扎　包扎是灭菌前的一项重要工作，其目的是使灭菌后的器材在一定时间内保持无菌状态。

微生物实验
玻璃器皿包扎法

① 培养皿的包扎　将洗净干燥的培养皿，每5～10套叠在一起，用牛皮纸或报纸边滚动边压住报纸卷起培养皿，将其包扎成圆筒状，两个端头随着滚动要让两边的纸进行折叠（图1-24），折叠的大小尽量一致，使其两端的纸折叠成底与盖，再用棉纱线捆扎好，以免散开。然后进行干热灭菌。使用时在无菌室中打开取出培养皿。

② 试管、锥形瓶的包扎　试管和锥形瓶灭菌，都需要做合适的棉塞，棉塞可起过滤作用，避免空气中的微生物进入容器。制作棉塞时，一般用纤维长的棉花，不用脱脂棉，因为脱脂棉易吸水变湿，造成污染。要求棉塞紧贴玻璃管壁，

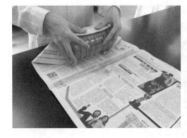
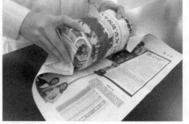
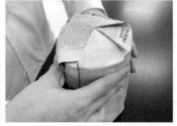

图 1-24　培养皿的包扎

没有缝隙，松紧适宜。过紧容易挤破管口且不易塞入；过松易掉落和污染。制作棉塞时，应选用大小、厚薄适中的普通棉花一块，铺展于左手拇指和食指扣成的圆孔上，用右手食指将棉花从中央压入圆孔中制成棉塞，然后直接压入试管或锥形瓶口，也可借用玻璃棒塞入。通常会选用折叠卷塞法制作棉塞（图1-25）。棉塞的长度不小于管口直径的2倍，约2/3塞进管口（图1-26）。若干支试管用绳扎在一起，在棉花部分外包裹油纸或牛皮纸，再用绳打一个活结。锥形瓶加棉塞后单个用报纸或牛皮纸包扎，进行干热或湿热灭菌。若试管和锥形瓶中装有培养基，包扎后应用笔标记培养基的名称、制备时间等。为了节省棉花或节省时间，在配制实验临时所用的无菌水和培养基时，也可以用硅胶试管塞代替棉塞。装液体培养基的锥形瓶口，可包扎6～8层纱布以代替棉花。其他如无菌抽滤瓶和细菌滤器等的灭菌可采用同样的方法进行包扎。

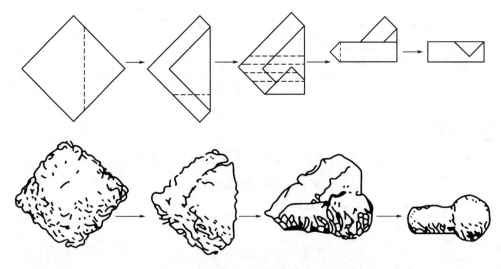

图1-25　折叠卷塞法制作棉塞的过程

③ 吸管的包扎（图1-27）　洗涤干净且烘干后的吸管，在口吸的一端用尖头镊子或针塞入少许脱脂棉花（距管口0.5～1cm处），以防止使用时将外界的杂菌吹入管中或将管内的菌液吸出管外，塞入棉花的量要适宜（1～2cm长），松紧要合适，既可使吹吸气体流畅且棉花不易滑落。管口有棉絮纤维外露时可用火焰烤去。每支吸管用一条宽4～5cm的纸条（旧报纸或牛皮纸），吸管的尖端在头部，将纸条一端折叠成3～4cm的双层区，以30°～40°的夹角折叠纸条包住尖端（夹角太小则纸条易松开，夹角太大则纸条长度要求长），然后用手压紧吸管在桌面上向前搓转，吸管以螺旋形包扎起来，吸

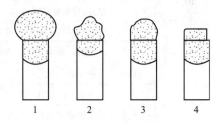

图1-26　试管棉塞
1—正确；2—管内太短，外部太大；3—棉塞太松；4—管内太大，外部太小

管的尾部用剩余纸条打结，防止纸卷松开，并在结上标注吸管的规格。常常是若干支吸管扎成一束放入移液管筒中，进行干热或湿热灭菌，或将多支包好的吸管用报纸或牛皮纸总包裹后再扎好，进行干热灭菌或湿热灭菌，备用。要在使用时才从吸管中间拧断纸条抽去吸管，切忌从头部打开，禁止手指接触吸管尖部至吸管的1/3处。

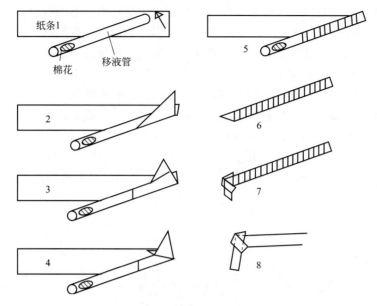

图 1-27　吸管的包扎方法

三、任务评价

对照标准（表 1-7）自我评价，小组评价，检查任务完成情况。

表 1-7　实训操作评价标准

任务：常用玻璃器皿的清洗、烘干、包扎

姓名：　　　　班级：　　　　小组：　　　　　　成绩：

评价内容	操作要求	分值	扣分	合计
操作准备 （20分）	工作态度、卫生习惯	10		
	领会文件、操作方法、教材等相关学习资料 熟悉仪器、器材选择准确熟练	10		
操作程序 （40分）	规范完成使用过玻璃器皿的清洗（带菌器皿）	10		
	规范完成新购置玻璃器皿的清洗及干燥	5		
	规范完成培养皿的包扎	5		
	规范完成移液管的包扎	5		
	规范完成试管棉塞的制备及包扎	5		
	规范完成锥形瓶棉塞的制备及包扎	5		
	规范使用仪器、设备，正确标记	5		
职业素质 （10分）	积极参与小组活动，合作互助	5		
	自觉遵守微生物实验室规则，物品归位合理 有安全意识，有无菌意识	5		
质量评价 （30分）	按时完成实训任务，达到预期效果 时间每超过30s扣1分 记录规范	10		
	实训结果符合质量标准，质量分析合理	10		
	正确描述玻璃器皿清洗的重要性，包扎的必要性	10		

四、注意事项

（1）接触过微生物的器皿洗涤前一定要先进行灭菌处理。

（2）玻璃器皿使用后应及时进行清洗，一方面有利于选择合适的洗涤剂，因为在当时容易判断残留物的性质；另一方面，仪器内壁不留有难去除的附着物，但搁置一段时间后，就有残留物附着到仪器内壁，使洗涤变得困难。

（3）切不可任意使用各种试剂来洗涤玻璃仪器，根据实验目的选择适宜的试剂及方法，以达到洗涤标准。

知识拓展　　　　　　　　　　**使用铬酸洗涤液的注意事项**

重铬酸钾是强酸氧化剂洗涤液，有很强的氧化能力，对玻璃仪器又极少有侵蚀作用，所以这种洗涤液在实验室内的使用最广泛。新配制的洗涤液为红褐色，氧化能力很强。当洗涤液用久后变为黑绿色，即说明洗涤液无氧化洗涤作用。使用铬酸洗涤液进行洗涤时，应尽量避免稀释。若想加快作用速度，可将洗涤液加热至40～50℃进行洗涤。当器皿上带有大量有机质时（如沾有油渍、凡士林和石蜡等），不可直接用洗涤液来洗涤，应尽量先行清除污物，否则洗涤液很快会失效。金属器皿不能用此洗涤液洗涤。洗涤液有强腐蚀性，如溅到桌椅上，应立即用水冲洗或用湿布擦拭。皮肤或衣服上粘有洗涤液，应立即用水冲洗，然后再用碳酸钠溶液或氨水洗。

自我提高

一、单选题

1. 微生物学的奠基人是（　　　）。

A. 弗莱明　　　　　　　B. 柯赫　　　　　　　C. 巴斯德　　　　　　　D. 李斯特

2. 带菌的器皿在洗涤前应先用（　　）消毒24h，或用沸水煮0.5h后，再洗涤。

A. 1%的来苏儿　　　　　　　　　　B. 2%的来苏儿

C. 10%的来苏儿　　　　　　　　　　D. 0.5%的来苏儿

3. 包扎是灭菌前的一项重要工作，可使灭菌后的器材（　　　）保持无菌状态。

A. 始终　　　　　　　　　　　　B. 长久

C. 在一定时间内　　　　　　　　D. 均不正确

二、多选题

1. 常用的洗涤液包括（　　　）。

A. 浓盐酸　　　　　B. 10%氢氧化钠　　　C. 重铬酸洗涤液

D. 5%来苏儿　　　　E. 95%酒精　　　　　F. 3%来苏儿

2. 一般微生物实验室应包括（　　　）。

A. 准备室　　　　　B. 一次更衣室　　　　C. 缓冲通道

D. 无菌接种室　　　E. 培养室　　　　　　F. 阳性对照菌培养室

三、实训练习

1. 微生物实验室安全意识检测。

微生物实验室规则（不少于三个主要内容）	
实验废弃物的处置方法	
操作安全要求	

2. 清洗带菌试管的基本操作步骤。

第一步：	→	第二步：	→	第三步：	→	第四步：

3. 用废报纸练习包扎培养皿、试管、移液管。

项目二

微生物形态观察

【项目介绍】 >>>

　　药品生产企业的技术研发人员在菌种培育过程中以及发酵生产岗位的技术人员为了保证产品的质量都需要定时观察微生物的大小、形态及变化，依据微生物的观察调控温度、pH值、培养基组分、溶解氧浓度等参数，保证微生物具有良好的生长优势。因此，熟练使用显微镜观察微生物形态是药品生产企业相关岗位人员的基本技能。

【学习目标】 >>>

知识目标　1. 掌握光学显微镜的基本结构和使用方法、油镜的工作原理。

　　　　　　2. 掌握工业常用霉菌、放线菌、酵母菌个体形态特征。

　　　　　　3. 掌握测微尺的结构及使用方法。

　　　　　　4. 熟悉微生物的分类和形态特征。

　　　　　　5. 了解常见霉菌、放线菌、酵母菌的群体菌落特征。

能力目标　1. 会使用显微镜并合理维护。

　　　　　　2. 会用显微镜观察并记录微生物的形态特征。

　　　　　　3. 能够使用测微尺测量微生物的大小。

　　　　　　4. 会用悬滴法观察细菌的运动，会用载玻片培养法观察霉菌的形态，会用插片法观察放线菌的形态。

素质目标　1. 培养学生严谨的工作作风，认真踏实的工作态度。

　　　　　　2. 培养学生善于观察及分析思考的良好习惯。

　　　　　　3. 牢固树立"有菌观念"，严格执行"无菌操作"，严防"杂菌污染"。

【必备知识】 >>>

一、光学显微镜的基本构造

　　光学显微镜的构造见图 2-1。

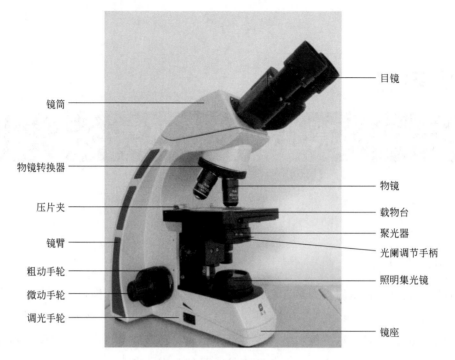

目镜

镜筒

物镜转换器

压片夹

镜臂

粗动手轮

微动手轮

调光手轮

物镜

载物台

聚光器

光阑调节手柄

照明集光镜

镜座

图 2-1　光学显微镜的构造

1. 机械部分

（1）镜座　镜座位于显微镜底部，呈马蹄形，它支持全镜。

（2）镜臂　位于镜筒的后面，为弓形，为支持镜筒和搬移显微镜时握持部位。镜臂有固定式和活动式两种，活动式的镜臂可改变角度。

（3）镜筒　位于显微镜的前上方，上接目镜，下接转换器。有单筒和双筒两种，双筒上端有两个目镜，使用时眼睛不易疲劳。

（4）物镜转换器　位于镜筒下方，为两个金属碟所合成的一个转盘，其上有 4～6 个圆孔，可装配不同放大率的物镜。为了使用方便，物镜应按低倍到高倍的顺序安装。转换物镜时，必须用手按住圆盘旋转，勿用手指直接推进物镜，以防物镜和转换器间螺旋松脱而损坏显微镜。每个物镜通过镜筒与目镜构成一个放大系统。

（5）载物台　位于镜筒的下方，中央有一孔，为光线通路，台面上装有一对压片夹，或推进器，其作用是推动和固定标本的位置，使镜检标本恰好位于视野的中心。

（6）调焦装置　调焦装置即安装在镜臂基部两侧的粗动手轮和微动手轮，是用于调节物镜和标本间距离的部件，利用它们使镜台或镜筒上下移动，当物体在物镜和目镜焦点时，则得到清晰的图像。在用粗动手轮未找到物像前，不要使用微动手轮，以免磨损微动手轮。

2. 光学部分

（1）物镜　物镜是安装在镜筒下端转换器上的接物透镜。其作用是将物体第一次放大，是决定成像质量和分辨能力的重要部件。

物镜的种类很多，可从不同角度来分类：根据物镜前透镜与被检物体之间的介质不同，可分为：

① 干燥系物镜　以空气为介质，如常用的 40× 以下的物镜，数值孔径均小于 1。

② 油浸系物镜　常以香柏油为介质，此物镜又叫油镜头，其放大率为 $90\sim100$，数值孔径大于 1。

物镜的性能取决于物镜的数值孔径（numerical aperture，NA），每个物镜的数值孔径都标在物镜的外壳上，数值孔径越大，物镜的性能越好。

物镜上通常标有数值孔径、放大倍数、镜筒长度、所用盖玻片的最大厚度（mm）等主要参数（图 2-2）。如 NA 0.25，$10\times$，160/0.17，其中"NA 0.25"表示数值孔径；"$10\times$"表示放大倍数为低倍，"$40\times$"表示放大倍数为高倍，"$100\times$"表示油镜；"160/0.17"分别表示镜筒机械长度和所用盖玻片的最大厚度（mm）。一般放大倍数小者，镜头较短，镜片口径大；放大倍数大者，镜头较长，镜片口径小。

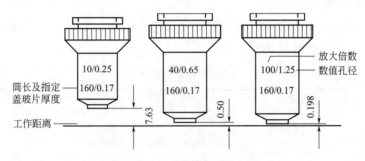

图 2-2　光学显微镜的主要参数

（2）目镜　目镜的作用是把物镜放大了的实像再放大一次，不增加分辨力，并把物像映入观察者的眼中。目镜的结构较物镜简单，普通光学显微镜的目镜通常由两块透镜组成，上端的一块透镜称"接目镜"，下端的透镜称"场镜"。上下透镜之间或在两个透镜的下方，装有由金属制的环状光阑或叫"视场光阑"，物镜放大后的中间像就落在视场光阑平面处，所以其上可安置目镜测微尺。上面一般标有 $5\times$、$10\times$、$15\times$ 等放大倍数，可根据需要选用。

（3）聚光器　聚光器起汇聚光线的作用，可上下移动。当用低倍镜时聚光器应下降，当用油镜时聚光器应升到最高位置。在聚光器的下方安装有可变光阑（光圈），它由十几张金属薄片组成，可放大和缩小，用以调节光强度和数值孔径的大小。在观察较透明的标本时，光圈宜缩小些，这时分辨率虽降低，但反差增强，从而使透明的标本看得更清楚。但也不宜将光圈关得太小，以免光干涉现象而导致成像模糊。

（4）光源　较新型的显微镜其光源通常是安装在显微镜的镜座内，通过按钮开关来控制；老式的显微镜大多采用外置在镜座上的反光镜收集光源，有的显微镜两者兼有。反光镜的一面是平面镜，另一面是凹面镜，应根据光源的强度及所用物镜的放大倍数选用凹面或平面反光镜并调节其角度，使视野内光线均匀，亮度适宜。

二、微生物分类及形态特征

（一）概述

1. 微生物的概念

微生物不是生物分类学中的名词，而是指所有形体微小，具有单细胞或简单多细胞结构，或没有细胞结构的一群低等生物的总称。微生物个体微小，小到必须用微米（μm，即 $10^{-6} m$）级甚至纳米（nm，即 $10^{-9} m$）级来作计量单位。大多数需借助光学显微镜或电子显微镜才能观察到。只有少数微生物如地衣、低等藻类、大型食用真菌用普通肉眼能观察到。

2. 微生物的特点

① 种类繁多，分布广泛。

② 个体体积微小，结构简单。

③ 代谢能力强，繁殖速度快。

④ 适应性强。

⑤ 受环境影响大，变异快。

3. 微生物的分类

根据微生物的大小、结构和组成不同可分为三大类型（表 2-1）：非细胞型微生物、原核细胞型微生物、真核细胞型微生物。

表 2-1 微生物的种类

细胞结构	核结构	微生物类群
无细胞结构	无核（非细胞型）	病毒
		亚病毒（类病毒、朊粒、卫星病毒）
有细胞结构	原核细胞型	细菌、放线菌、支原体、衣原体、螺旋体、立克次体
	真核细胞型	酵母菌、霉菌、藻类

4. 微生物的分类单位

微生物的分类单位（表 2-2）和其他生物的分类单位一样，都是门、纲、目、科、属、种。性质相似、相互有关的种组成属，相近似的属合并为科，近似的科合并为目，近似的目归纳为纲，综合各纲成为门，由此构成一个完整的分类系统。在两个主要分类单位之间，可添加亚门、亚纲、亚科、亚属。

表 2-2 种和种以下的分类单位

种（species）	一个最基本的分类单位，是一大群表型特征高度相似、亲缘关系极其接近、与同属内的其他物种有着明显差异的一大群菌株的总称
亚种（subspecies）	指除某一明显而稳定的特征外，其余鉴定特征都相同的种
型（type）	表示细菌内的细分，目前是以"型"作后缀，如生物型（biotype）、血清型（serotype）、噬菌体型（phagotype）等
菌株（strain）	表示任何由一个独立分离的单细胞繁殖而成的纯种群体。因此，一种微生物的每一个不同来源的纯培养物均可称为该菌种的一个株

5. 微生物与医药学的关系

微生物与医药学的关系特别密切，微生物的发展极大地促进了医药学的发展。许多微生物或微生物产品就是药品，可直接用于临床，如马勃、灵芝、猴头、冬虫夏草等真菌；另外，可用微生物生产药品，如利用青霉菌生产青霉素，利用大肠埃希菌、酵母菌生产胰岛素、干扰素、白细胞介素-2 等细胞因子；微生物还可以生产预防传染病的菌苗、疫苗、类毒素的抗毒素。现在微生物在多糖领域、微生物免疫制剂、酶抑制剂、微生物毒素药物等方面都有广泛的应用，其发展前景也更加广阔。

　　微生物与药品生产也有密切的关系，不同制剂的药品生产环境对微生物的限度有不同的要求，为了防止药品在生产过程中被污染，国家对各种药品生产的操作过程都有严格的规定，2015 年版《中国药典》中对所有上市的药品都有严格的检验标准，微生物检验是一项重要的内容，国家不仅对各种药品制剂的微生物检验项目有了明确的规定，而且对微生物检验的方法及所用设备、材料、设备材料的检验也做了明确规定；微生物与药品的储藏也有很大的关系。

知识拓展　　　　　　　　一组数据帮你认识微生物

1. 个体小

　　杆菌的平均长度是 $2\mu m$；1500 个杆菌首尾相连等于一粒芝麻的长度；100 亿个细菌加起来的重量等于 1mg。

　　面积与体积之比：人的比值若为 1，大肠埃希菌的比值则是 30 万。这样大的比表面积特别有利于它们和周围环境物质、能量、信息交换，微生物的其他很多属性与此特点有关。

2. 胃口大

　　比较大肠埃希菌和人消耗自身重量 2000 倍食物的时间。大肠埃希菌需要 1h，人类需要 500 年（按 400 斤/年计算）。

3. 繁殖快

　　大肠埃希菌一个细胞重约 10^{-12} g，平均 20min 繁殖一代。24h 后 4722366500 万亿个后代，重量达到 4722t；48h 后 2.2×10^{43} 个后代，重量达到 2.2×10^{25} t；相当于 4000 个地球的重量！

　　一头 500kg 的食用公牛，24h 生产 0.5kg 蛋白质，而同样重量的酵母菌，以质量较次的糖液（糖蜜）和氨水为原料，24h 可以生产 50000kg 优质蛋白质。

4. 数量大

　　分析表明，微生物占地球生物总量的 60%。

5. 种类多

　　虽然目前已定种的微生物只有大约 10 万种，远较动植物为少，但一般认为目前为人类所发现的微生物还不到自然界中微生物总数的 1%。

6. 变异易

　　突变率：$10^{-5} \sim 10^{-10}$，短时间内产生大量的变异后代。

7. 食谱广

　　纤维素、木质素、几丁质、角蛋白、石油、甲醇、甲烷、天然气、塑料、酚类、氰化物、各种有机物均可被微生物作为粮食。

8. 起源早

　　38 亿年前，生命出现 26 亿年前，陆地上就有微生物存在。

（二）微生物的形态特征

1. 细菌

细菌是单细胞原核微生物，个体微小，结构简单，进行二分裂繁殖。在一定的环境条件下，其经常保持着一定的形态。细菌具有三种基本形态：球状、杆状、螺旋状，分别称为球菌、杆菌和螺旋菌（图 2-3）。

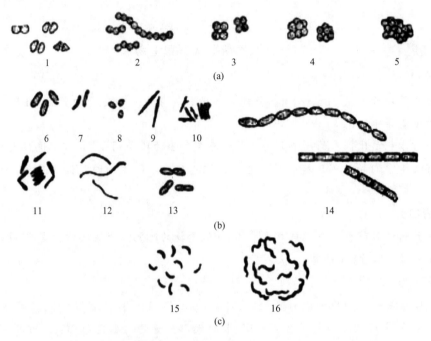

图 2-3　各种细菌的外形及排列

（a）球菌：1—双球菌；2—链球菌；3—四联球菌；4—八叠球菌；5—葡萄球菌

（b）杆菌：6～12—单杆菌；13—双杆菌；14—链杆菌

（c）螺菌：15—弧菌；16—螺旋菌

细菌的形态与环境条件和菌龄有关。当菌体细胞衰老或环境条件不适宜时，如养分缺乏、自身代谢产物积累过多、温度过高、培养基中含有抗生素、过高的盐分等，细菌常表现出不正常的形态。表现为多形性，或呈梨状、丝状。

细菌的长度单位常用微米，细菌的大小差别很大，但一般不超过几个微米。球菌的大小以其直径表示，杆菌、螺旋菌的大小以长度宽度表示。螺旋菌以其自然弯曲的长度来计算。

（1）球菌　球形或近似球形的细菌，大多数球菌的直径为 $0.8\sim1.2\mu m$，按其分裂方向和分裂后的排列状态可分为以下几种（表 2-3）。

表 2-3　球菌的分类

单球菌	分裂后细胞分散而单独存在	如尿素微球菌
双球菌	分裂后两个细胞成对排列	如脑炎双球菌
链球菌	分裂沿一个平面进行，分裂后细胞排列呈链状	如乳链球菌
四联球菌	分裂沿两个相互垂直的平面进行，分裂后每四个细胞在一起呈田字形	如四联微球菌

续表

八叠球菌	分裂沿三个相互垂直的平面进行,分裂后每八个细胞在一起呈立方体状	如尿素八叠球菌
葡萄球菌	分裂面不规则,分裂后多个细胞聚在一起而呈葡萄状排列	如金黄色葡萄球菌

（2）杆菌 杆状的细菌,一般长度为 $1\sim 5\mu m$,宽 $0.5\sim 1.0\mu m$,其细胞外形较球菌复杂。杆菌的长短、粗细差别很大。常有长杆菌、短杆菌;形如棒状的棒状杆菌（北京棒状杆菌）,形如梭状的梭状杆菌（肉毒梭状芽孢杆菌）;有的呈分枝状（结核分枝杆菌）,有的呈纺锤状;形成芽孢的称为芽孢杆菌。杆菌是细菌中种类最多的类型。大肠埃希菌俗称大肠杆菌,是人类肠道菌群的重要成员。细胞平均长度为 $2\mu m$,宽 $0.5\mu m$,菌体呈短杆状或长杆状,革兰染色阴性,多数有鞭毛,能运动,有菌毛,无芽孢,菌落呈白色或黄白色,光滑。

（3）螺旋菌 菌体弯曲呈螺旋状,根据其弯曲程度不同分为弧菌和螺菌。

① 弧菌 菌体略弯,螺旋不足一环,呈逗号状或弧状。如副溶血性弧菌。

② 螺菌 菌体回转如螺旋状、坚硬,螺旋满 $2\sim 6$ 环。如迂回螺菌。

2. 真菌

真菌是微生物中种类最多的一大类,是真核细胞型微生物,真菌细胞由细胞壁、细胞核、细胞膜、细胞质组成,细胞核有分化完全的核膜、核仁、染色体。细胞壁成分主要为几丁质。因此,真菌多数对抗生素不敏感。多为发达的菌丝体组成（如霉菌）,少数为单细胞（如酵母菌）,寄生或腐生生活。

（1）霉菌 霉菌由菌丝体和孢子组成。霉菌大多数是多细胞的微生物,而且细胞已有功能上的分化。构成霉菌营养体的基本单位是菌丝,其直径通常为 $3\sim 10\mu m$,霉菌的菌丝有两种类型（图 2-4）。

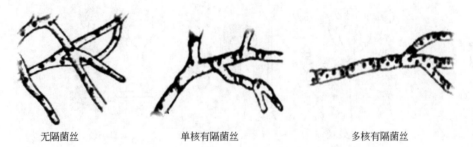

无隔菌丝　　　　　　　　单核有隔菌丝　　　　　　　　多核有隔菌丝

图 2-4 霉菌的菌丝结构

一种是菌丝中无隔膜的,整个菌丝体就是一个单细胞,含有多个细胞核,为低等真菌所具有的菌丝类型（如毛霉属和根霉属）（表 2-4）;另一种是有隔膜的菌丝,被隔膜隔开的一段菌丝就是一个细胞,菌丝体由多个细胞组成,为高等真菌所具有的菌丝类型（如青霉属和曲霉属）。

表 2-4 毛霉属和根霉属形态比较

特征	毛霉属	根霉属
菌丝	一种(无匍匐枝和假根)	两种菌丝(匍匐枝和假根)
孢子囊梗着生部位	任何地方	只在假根和匍匐枝处
孢子囊梗形状	长而纤细	短、粗、坚硬
孢囊孢子的飞散	不易	易随风飞散,常引起实验室污染
减数分裂	在接合孢子休眠期之前	在接合孢子发芽时

霉菌的菌丝可伸长并可产生分枝，许多分枝的菌丝相互交织在一起，称为菌丝体。固体培养基上霉菌的菌丝体在生理功能上有一定的分化（图 2-5），深入到培养基内的菌丝，称为基内菌丝或营养菌丝。营养菌丝是伸入培养基内或匍匐生长于培养基表面的具有吸收营养物质和排泄代谢废物功能的菌丝。当营养菌丝发育到一定阶段，向空间长出的菌丝称为气生菌丝。气生菌丝中有一部分菌丝能形成生殖细胞或生殖细胞保护组织，故又称为繁殖菌丝。气生菌丝可形成各种形态的子实体，有些霉菌菌丝会产生色素，呈现不同的颜色，有的色素也可以分泌到细胞外。适应环境的需要，霉菌菌丝特化形成各种特殊的结构和组织（如吸器、假根、子座、菌核、匍匐菌丝、菌索等），具有各自的特殊功能。因此，霉菌呈现出不同的形态特征（图 2-6）。

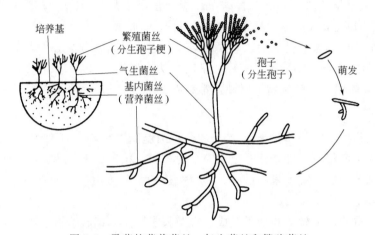

图 2-5 霉菌的营养菌丝、气生菌丝和繁殖菌丝

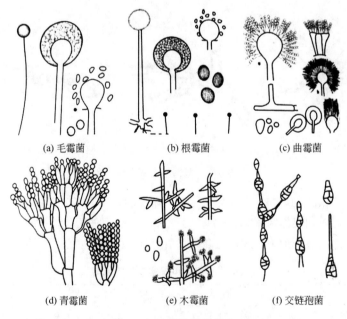

(a) 毛霉菌　　　(b) 根霉菌　　　(c) 曲霉菌

(d) 青霉菌　　　(e) 木霉菌　　　(f) 交链孢菌

图 2-6 几种常见的霉菌

毛霉是一种较低等的真菌，菌丝体发达，像毛发一样很长，颜色为白色，故称之为毛霉，毛霉属真菌的菌丝无隔且多核，是单细胞真菌，有性孢子是接合孢子，无性孢子是孢囊

孢子，孢囊梗直接由菌丝长出。毛霉属的代表种如高大毛霉，菌丝管状无隔且多核，气生菌丝单生，菌丝末端膨大形成孢子囊，囊内充满多核的原生质，发育出许多孢囊孢子。孢子囊以下的菌丝称为孢子梗，孢囊梗伸入囊内的部分称为囊轴。孢囊梗（30～70μm）直立，孢囊顶生，直径70～200μm，初始为黄色，后变灰褐色，孢子囊壁表面有刺（图2-7）。高大毛霉最大的特点就是菌丝高大。

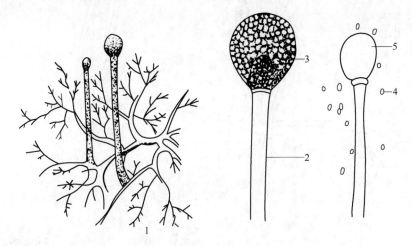

图 2-7　高大毛霉的结构示意

1—菌体全图；2—孢子梗；3—孢子囊；4—孢囊孢子；5—囊轴

　　毛霉的分布很广，会使各种食品、药品、纺织品、皮革等物品发霉变质。毛霉的用途广泛，能产生蛋白酶，具有强的蛋白分解能力，多用于制作腐乳、豆豉；有的可产生淀粉酶，工业上常用作糖化菌或用来生产淀粉酶，有些还用来生产柠檬酸、草酸等有机酸。

　　根霉与毛霉有许多相似处：菌丝无隔且多核，形成孢囊孢子，有性生殖为接合孢子。菌丝为白色，常呈絮状。

　　根霉属的代表匍枝根霉，由营养菌丝产生弧形的匍匐菌丝，向四周蔓延，匍匐菌丝是一种气生菌丝，向下产生丛生的假根，伸入培养基中吸收营养。由假根向相反方向伸出数根孢子囊梗，顶端膨大形成孢子囊，孢子囊呈球形（直径50～360μm），其内充满孢囊孢子，孢囊孢子近球形，表面有线状网纹，成熟后多呈黑色（图2-8）。

　　根霉的分布广泛，空气、土壤及各种器皿表面都存在，常见于淀粉类食品上，引起食物、水果、药品发霉变质。根霉的应用很多，因为它能产生一些酶类（淀粉酶、果胶酶、脂肪酶等），是工业上有名的生产菌种。另外，在我国酿酒生产用根霉作糖化菌种已有悠久的历史，在乳酸、延胡索酸等有机酸的生产中被广泛利用。

　　曲霉菌丝有隔膜且多核，为多细胞丝状真菌。无性孢子为分生孢子，菌丝细胞特化成厚壁而膨大的足细胞，其上可垂直生出分生孢子梗。分生孢子梗顶端膨大成为顶囊，一般呈球形或椭球形，顶囊表面辐射长出一层或两层杆状小梗，小梗顶端着生一串分生孢子，小梗顶端着生的分生孢子颜色有多样，绿、黄、橙、褐、黑等，是鉴别分类的重要依据。

　　曲霉属的代表黄曲霉、黑曲霉，菌丝发达多分枝，为有隔菌丝且多核的多细胞真菌，分生孢子梗（宽10～20μm，长400～1000μm）由特化了的菌丝细胞（足细胞）上垂直生出，顶端膨大呈球形或椭球形的顶囊（25～45μm），顶囊表面辐射长出一层或两层杆状小梗，小梗顶端着生一串分生孢子，整体形如"菊花"（图2-9）。

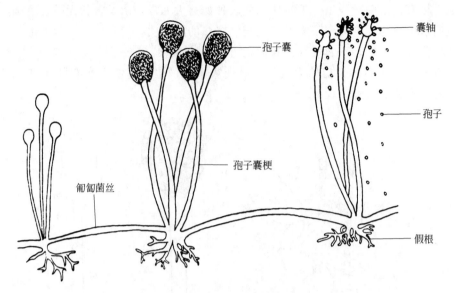

图 2-8　根霉的结构示意

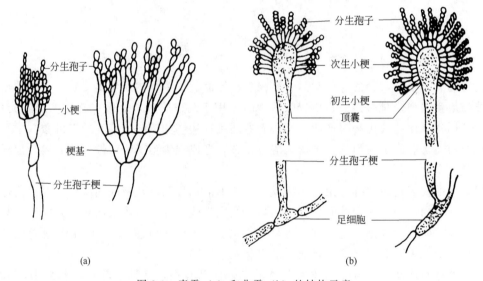

(a)　　　　　　　　　　　(b)

图 2-9　青霉（a）和曲霉（b）的结构示意

　　曲霉广泛分布于土壤、空气和谷物上，可引起谷物、食物、果蔬变质，有的可产生致癌的黄曲霉毒素。

　　曲霉在发酵工业和酿造工业上起着重要作用，曲霉是制酱、制醋、酿酒的主要菌种；用于蛋白酶、淀粉酶、果胶酶等酶制剂的生产；还用于柠檬酸、葡萄糖酸等有机酸的生产。

　　青霉菌丝与曲霉菌丝相似，菌丝也是有隔膜且多核的细胞，但无足细胞，分生孢子梗从基生菌丝或气生菌丝上生出，有横隔，分生孢子梗顶端不膨大，2～3 次分枝，呈扫帚状分生孢子头（青霉穗），分生孢子梗往上依次称为梗基、小梗、分生孢子，排成链状。扫帚枝有单轮、双轮和多轮，对称或不对称。青霉的分生孢子呈球状或椭球状，生长时呈蓝绿色。

　　青霉属的青霉是产生抗生素的重要菌种，代表菌有产黄青霉、点青霉。菌丝为有隔菌丝且由多核的多细胞构成。分生孢子梗光滑（直径 3～3.5μm），从基内菌丝或气生菌丝生出，有隔，2～3 次分枝，梗基直径 2～3μm，小梗轮生，直径 2～2.5μm，分生孢子椭圆形，排成链状（图 2-9）。

霉菌是丝状真菌的俗称，在潮湿的气候条件下，可在有机物上大量繁殖，从而引起食物、药材、工农业产品的霉变（表 2-5）。

表 2-5 易引起中药霉变的主要微生物类群

微生物群体			分布特点	菌落特征
霉菌	曲霉	灰绿曲霉群	党参、人参、麦冬、黄芪、甘草等	菌落呈现绒毛状，灰绿色、鲜黄色或橙色，菌丝发达
		棒曲霉群	薏苡仁、花粉、水蛭等	菌落呈现绒毛状，淡蓝绿色，气生菌丝顶部具棒状顶囊，上有分生孢子
		黑曲霉群	水分含量高的中药	菌落呈现絮状或绒毛状，黑色或黑褐色
		黄曲霉群	蛋白含量高的中药	菌落呈现黄色，以后变为黄绿色，最后变为棕绿色，表面平坦或有放射状沟纹，产生黄曲霉素
	毛霉	高大毛霉总状毛霉	富含淀粉、蛋白质，潮湿的中药	菌落呈现絮状，初为白色或灰白色，继为灰褐色，菌丝无隔，生长快速
	青霉	灰绿青霉黄绿青霉	分布广，潮湿的中药	菌落呈现绒毛状，灰绿色或黄绿色，分生孢子呈扫帚状
	木霉	木霉群	木质的根、茎类及种子类中药	菌落较薄，初为白色，后为绿色或铜绿色
	根霉	根霉群	富含淀粉和脂肪的中药	菌落呈现絮状，初为白色，后为灰褐色，产生淀粉酶和脂肪酶
酵母菌	酵母	酵母菌群	含蜂蜜的中药及果实类中药	表面黏稠，多带酒香味

（2）酵母菌 酵母菌不是分类学上的名称，是一类非丝状真核微生物，是以出芽繁殖为主的单细胞真菌。多数酵母菌为单细胞，一般为卵圆形、圆形或圆柱形（图 2-10）。酵母菌细胞具有细胞壁、细胞核、细胞膜、细胞质、液泡及线粒体等，细胞壁的主要成分是酵母多糖（葡聚糖和甘露糖）、几丁质、蛋白质等物质。酵母菌的细胞直径约为细菌的 10 倍，直径为 3～5μm，长为 5～30μm，酵母细胞的形状、大小即使在纯培养中也有差异。有些酵母细胞与其子细胞连在一起形成链状，形状与霉菌菌丝相似，称为假菌丝。如热带假菌丝酵母（图 2-11）。

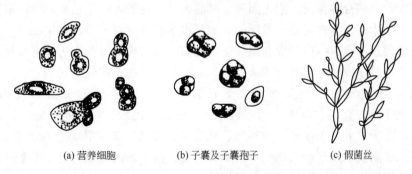

(a) 营养细胞 (b) 子囊及子囊孢子 (c) 假菌丝

图 2-10 几种常见酵母菌形态示意

3. 放线菌

放线菌是一类有丝状分枝的单细胞原核微生物，以孢子进行繁殖，无典型的细胞核，无

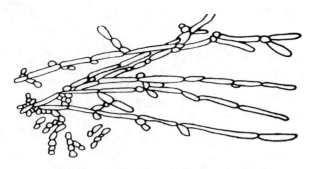

图 2-11　假丝酵母的假菌丝形态示意

核膜、核仁、线粒体等。分布广泛，主要以孢子或菌丝状态存在于土壤中，在表层土壤（距地面 5～10cm）中数量最大，深层土壤中数量降低。中性或偏碱性肥沃土壤中数量最多，放线菌的理化特性不同，其在自然界的分布也有差异。革兰染色呈阳性。

　　放线菌是抗生素的主要生产菌。目前临床应用的链霉素、阿米卡星等十几种抗生素都是由放线菌产生的，还用于制造维生素、酶制剂及污水处理等。放线菌在自然界的物质转化中起着重要作用。

　　放线菌菌丝体依形态与功能不同可分为三种类型（图 2-12）。

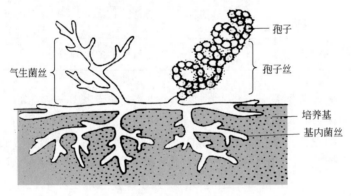

图 2-12　放线菌的一般形态构造

　　（1）基内菌丝　匍匐生长于培养基表面或深入培养基内的菌丝具有吸收营养物质和排泄代谢废物功能，又称营养菌丝。它无隔膜，有的无色，有的可产生色素，可呈不同颜色，所产生的色素可是脂溶性的也可是水溶性的，如是水溶性的可在培养基内扩散。

　　（2）气生菌丝　当基内菌丝发育到一定阶段向空间长出的菌丝称为气生菌丝，较基内菌丝粗，一般颜色较深，可铺盖整个菌落表面，呈绒毛状、粉粒或颗粒状。

　　（3）孢子丝　气生菌丝发育到一定阶段分化出可形成孢子的菌丝称为孢子丝（图 2-13）。孢子丝有直立、弯曲、丛生和轮生。形态直线状、环状或螺旋状等。在孢子丝上长出孢子，孢子的形状为球形、卵圆形、椭圆形、杆状、瓜子状等。孢子表面有的光滑，有的带小疣、带刺或毛发状的。孢子也常具有色素。孢子丝的着生情况、形态以及孢子的形状、颜色等特征是放线菌分类鉴定的重要依据。

　　放线菌的主要代表有链霉菌属、诺卡菌属、小单孢菌属等，其中链霉菌属是最大属，据统计，现在临床使用的抗生素有 80% 是由放线菌产生的，其中 90% 是由链霉菌属的菌产生的，如链霉素、土霉素、四环素、金霉素、红霉素、万古霉素、新霉素等。

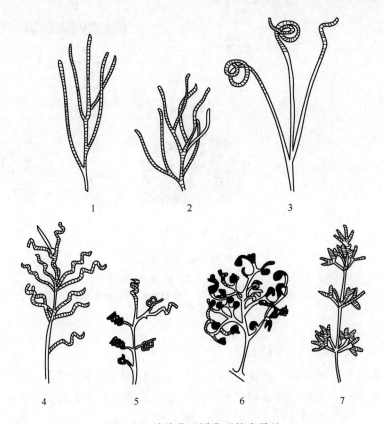

图 2-13　放线菌不同类型的孢子丝

1—孢子丝直；2—孢子丝丛生；3—孢子丝顶端大螺旋；4—孢子丝螺旋；

5—孢子丝紧螺旋；6—孢子丝紧螺旋成团；7—孢子丝轮生

4. 病毒

病毒是一类超显微、结构极其简单、专性活细胞寄生和增殖的非细胞型微生物。病毒主要由核酸和蛋白质组成，核酸位于病毒中心，构成了核心；蛋白质包围在周围，构成了衣壳，核心和衣壳合称核衣壳，构成了病毒的基本结构。最简单的病毒是裸露的核衣壳体，较复杂的病毒还具有包膜、刺突等辅助结构（图 2-14）。

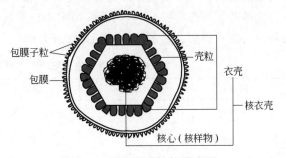

图 2-14　病毒的结构模式图

病毒具有 5 种基本形态（图 2-15）。

（1）球状或多面体　人、真菌、动物病毒多为球状，如腺病毒、脊髓灰质炎病毒等。

（2）杆状或丝状　许多植物病毒多呈杆状，如烟草花叶病毒等。

（3）砖形　如痘病毒、天花病毒等。

（4）子弹状　如植物弹状病毒、水泡性口膜炎病毒、狂犬病毒等。

（5）蝌蚪形　如细菌病毒（噬菌体）。

当病毒大量聚集并使宿主细胞发生病变时，有时可形成肉眼可见的形态，如噬菌斑、枯

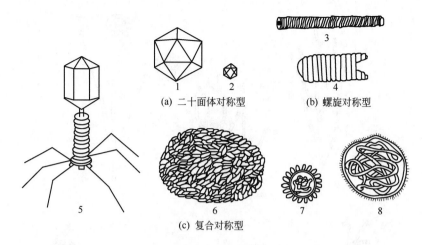

图 2-15　病毒的形态

1—单纯疱疹病毒；2—脊髓灰质炎病毒；3—烟草花叶病毒；4—狂犬病毒；

5—噬菌体；6—痘病毒；7—冠状病毒；8—流感病毒

斑、空斑等。

（三）微生物群体的形态特征

区分和识别各大类微生物，通常不外乎包括细胞形态（个体形态）和菌落形态（群体形态）等两方面的观察。细胞的形态构造是群体形态的基础，群体形态则是无数细胞形态的集中反映，故每一大类微生物都有一定的菌落特征，即它们在形态、大小、色泽、透明度、致密度和边缘等特征上都有所差异，一般根据这些差异就能识别大部分菌落。

1. 微生物的菌落

如果菌落是由一个单细胞发展而来的，则它就是一个纯种细胞群或克隆（clone）。如果将某一纯种的大量细胞密集地接种到固体培养基表面，结果长成的各"菌落"相互连接成一片，这就是菌苔。

描述菌落特征时须选择稀疏、孤立的菌落，各种细菌在一定的培养条件下形成的菌落具有一定的特征（图 2-16），包括菌落的大小、形状、光泽、颜色、硬度、透明度等等。菌落的特征对菌种识别、鉴定有一定意义（表 2-6）。

表 2-6　四大类微生物细胞形态特征和菌落形态特征的比较

	比较项目	细菌	酵母菌	放线菌	霉菌
	形态特征	单细胞微生物	单细胞微生物	菌丝状微生物	菌丝状微生物
细胞形态特征	相互关系	单个分散或按一定方式排列	单个分散或假丝状	丝状交织	丝状交织
	细胞形态	小，均匀一团	大，可看到细胞内部的一些模糊轮廓	细而均匀	大、粗，可看到细胞内部的一些模糊轮廓
	生长速度	一般很快	较快	慢	一般较快
菌落形态特征	含水状态和菌落表面	很湿或较湿表面黏稠	较湿表面黏稠	干燥或较干燥表面粉末状	干燥，表面棉絮状
	透明度	透明或稍透明	稍透明	不透明	不透明
	与培养基结合	不结合	不结合	结合牢固	较牢固结合

续表

比较项目		细菌	酵母菌	放线菌	霉菌
菌落形态特征	正反面颜色	相同	相同	一般不同	一般不同
	颜色	多样	单调，多乳白色，少红色或黑色	十分多样	十分多样
	气味	一般有臭味	多带酒香味	常有泥腥味	往往有霉味
	大小	小扁平、小隆起	大扁平、大隆起	小致密	大致密、大疏松

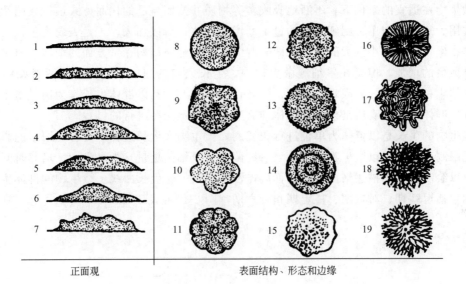

图 2-16　细菌菌落特征

正面观：1—扁平；2—隆起；3—低凸起；4—高凸起；5—脐状；6—草帽状；7—乳头状
表面结构、形态和边缘：8—圆形、边缘完整；9—不规则、边缘波浪；10—不规则、颗粒状、
边缘叶状；11—规则、放射状、边缘呈扇叶状；12—规则、边缘呈扇边状；13—规则、边缘呈齿状；
14—规则、有同心环、边缘完整；15—不规则、似毛毯状；16—规则、似菌丝状；
17—不规则、卷发状、边缘波状；18—不规则、呈丝状；19—不规则、根状

　　一般细菌形成较小的圆形菌落，颜色有白色、黄色等，表面光滑或不光滑。产荚膜的细菌在琼脂培养基上形成的菌落，表面湿润，有光泽，黏液状，称为光滑型（S型）菌落。不产荚膜的细菌所形成的菌落，表面较干燥、粗糙，称为粗糙型（R型）菌落。无鞭毛的细菌，常形成较小较厚、边缘较整齐的菌落；有鞭毛的细菌则形成大而扁平、边缘呈波状或锯齿状的菌落。

　　大多数酵母菌的菌落特征与细菌相似，但比细菌菌落大而厚，菌落表面光滑、湿润、黏稠，容易挑起，菌落质地均匀，正反面和边缘、中央部位的颜色都很均一，菌落多为乳白色，少数为红色，个别为黑色。

　　放线菌菌落由菌丝体和孢子形成，其菌落特征可作为放线菌鉴别的依据。放线菌的基内菌丝体伸入培养基内，与培养基结合紧密，不易被接种针挑起。气生菌丝又紧贴在培养基的表面相互交织成网状，所以菌落表面坚实多皱、致密牢固。当孢子丝成熟形成大量孢子后，就成为带有各种颜色的粉末状或颗粒状菌落。水溶性色素扩散到培养基中，脂溶性色素局限在菌落表面上。放线菌的正面为气生菌丝和孢子丝的颜色，背面为营养菌丝或可溶性色素渗

透到培养基内的颜色，不同菌种的颜色各不相同。

根霉与毛霉在固体培养基上生长快，菌丝迅速蔓延，可覆盖整个培养基表面，铺满整个容器，不形成固定菌落。曲霉形成圆形毛毡状菌落，菌落表面平展或有放射状沟纹，菌落生长较快，10～14天直径可达3～7cm，菌落随孢子颜色的不同而呈多样化。青霉的菌落一般呈蓝绿色，菌落表面有明显的放射状沟纹。长时间培养菌落呈现灰色至紫褐色，因能分泌黄色色素，故培养基背面呈黄色。

2. 微生物的生长曲线

微生物在适宜的条件下，不断地吸收营养物质并按照自己的代谢方式进行代谢活动，如同化作用大于异化作用，则细胞质的量不断增加，体积得以加大，于是表现为生长。所谓生长就是指生物个体由小到大的增长，即表现为细胞组分与结构在量方面的增加；繁殖是指生物个体数目的增加。但是在单细胞微生物中，生长繁殖的速度很快，而且两者始终交替进行，个体生长与繁殖的界限难以划清，因此，通常情况下是以群体生长作为衡量微生物生长的指标。群体生长的实质是包含着个体细胞生长与繁殖交替进行的过程。

微生物的生长是以群体为单位进行研究的，微生物在生长过程中受各种因素的影响，不可能无限制地增殖。以微生物的数量（活细菌个数或细菌重量）为纵坐标，培养时间为横坐标，可以绘制出一条描述细菌生长过程规律性的曲线——生长曲线。微生物的群体生长的四个时期包括迟缓期、对数期、稳定期和衰亡期（图2-17、表2-7）。

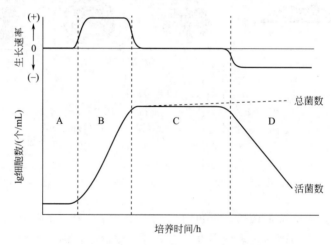

图2-17　单细胞微生物典型生长曲线

A—迟缓期；B—对数期；C—稳定期；D—衰亡期

表2-7　微生物群体生长的四个时期及各自的特征

生长时期	各期特点	形成原因	菌体特征	生产应用与控制
迟缓期	不立即分裂	适应新环境	代谢活跃，体积增长快，产生ATP、酶及其他初级代谢产物	该期长短与菌种、培养条件以及接种量有关，缩短调整期的方法有采用与原培养基相同的培养基；增大菌种的接种量；接处于对数期的菌种
对数期	繁殖速度快，以等比数列的形式增殖	生存条件适宜	代谢最旺盛，个体形态和生理特征较稳定	可作为生产菌种（也叫种子）或科研材料

续表

生长时期	各期特点	形成原因	菌体特征	生产应用与控制
稳定期	细菌分裂速度减慢,新产生的细胞数目与死亡的细胞数目达到动态平衡,活菌数目最多	生存条件恶化(pH的变化、代谢产物的积累、营养物质的消耗)	代谢产物积累,尤其是次级代谢产物(存在于细胞内或细胞外),有些种类形成芽孢	通过添加新的培养基,放出老的培养基及控制其他条件来延长稳定期。此时,种内斗争最激烈
衰亡期	新产生的细胞数目小于死亡的细胞数目,活菌数急剧下降	生存条件极度恶化	出现多种畸形,因此,细胞形态最多,与无机环境的斗争最激烈	裂解,释放代谢产物

知识拓展 "微生物学之父"

路易·巴斯德(Louis Pasteur,1822—1895)是法国著名的微生物学家。

一、巴斯德否定了微生物的自然发生说

巴斯德设计了一个鹅颈瓶(曲颈瓶),现称巴斯德烧瓶。烧瓶有一个弯曲的长管与外界空气相通。瓶内的溶液加热至沸点,冷却后,空气可以重新进入,但因为有向下弯曲的长管,空气中的尘埃和微生物不能与溶液接触,使溶液保持无菌状态,溶液可以较长时间不腐败。实验得到了令人信服的结论:腐败物质中的微生物是来自空气中的微生物,这个实验也导致了巴斯德创造了一种有效的灭菌方法——巴氏灭菌法。

巴氏灭菌法又称低温灭菌法,先将要求灭菌的物质加热到65℃ 30min 或72℃15min,随后迅速冷却到10℃以下。这样既不破坏营养成分,又能杀死细菌的营养体,巴斯德发明的这种方法解决了酒质变酸的问题,拯救了法国酿酒业。现代的食品工业多采取间歇低温灭菌法进行灭菌。可见,巴斯德的功绩有多大!

二、巴斯德和疾病的病菌说

巴斯德从研究蚕病开始,逐步解开了较高等动物疾病之谜,即由病菌引起的疾病,最后征服了长期威胁人类的狂犬病。

1865—1870年,他把全部的精力都集中到蚕病的研究上,从而使法国的丝绸工业摆脱了困境。而后,巴斯德又专心研究动物的炭疽病,他成功地从患炭疽病的动物(如牛、羊)的血液中分离出一种病菌并进行纯化,证实就是这种病菌使动物感染疾病而亡。这就是动物感染疾病的病菌说观点。巴斯德虽然不是一名医生,但他对医学的贡献也是无法估量的,他为医学生物学奠定了基础。

三、巴斯德与免疫学

巴斯德除了研究炭疽病外,还研究了鸡的霍乱病。巴斯德是世界上最早成功研制出炭疽病减毒活性疫苗及鸡的霍乱疫苗的人,从而使畜牧业免受灭顶之灾。

巴斯德晚年对狂犬病疫苗的研究是他事业的光辉顶点。

狂犬病虽然不是一种常见病,但当时的死亡率为100%。巴斯德是世界上第一个能从狂犬病中挽救生命的人。1888年,为表彰他的杰出贡献,成立了巴斯德研究所,他亲自担任所长。

巴斯德淡泊名利的高尚情操,为追求真理而不顾个人安危的献身精神将永远留在我们的心中。巴斯德为微生物学、免疫学、医学,尤其是为微生物学,做出了不朽的贡献,"微生物学之父"的美誉当之无愧。

罗伯特·科赫（Robert Koch，1843—1910）是 1905 年诺贝尔生理学和医学奖得主。

科赫 1843 年 12 月 11 日出生在德国汉诺威州，从小喜欢搜集地衣、苔藓、昆虫、铁矿等观察。1862 年中学毕业，考入格廷根大学，先学植物学、物理和数学，2 个学期后转学医学。1866 年大学毕业，两个月后在汉诺威通过国家考试取得医学博士学位。1871 年通过区医生资格考试，1872 年 8 月任命为沃尔斯顿县医院外科医生。以后 8 年，这个家庭幸福地生活在湖边的树林镇农村，并建立了小实验室。当他 30 岁生日时，夫人埃米送给他一架显微镜，从此科赫开始了显微镜下世界的探险。1880 年受聘到柏林帝国卫生局，专心致力于研究工作，1885 年任柏林大学卫生系、细菌学教授及该校卫生研究所所长，1891 年任该校传染病研究所所长。1892 年成为英国皇家学会会员，1902 年被选为法国科学院的国外院士。

科赫是细菌学研究的许多基本原则和技术的奠基人。

从 1872 年就开始研究细菌学，他提出了判断某种微生物是否为某种传染病病原体的准则，即"科赫原则"：①必须在每一个病例证明存在一种微生物；②该微生物能获得纯培养；③用培养物接种的动物发生同一种疾病；④从接种动物可以发现同一种微生物，并再次获得纯培养。

他建立了悬滴标本检查法、组织切片染色法、显微镜摄影等技术，尤其是发明了固体培养基，从而建立了"细菌纯培养法"。

1876 年分离出竹节状的炭疽杆菌，证明了是炭疽热的病原体，第一次证明了一种特色的微生物是引起一种特定疾病的原因，并于 1879 年发表了《创伤感染的病原学》论文。1880 年他与埃伯特分离出伤寒杆菌。

科赫的名字与结核病联系在一起，他在 1882 年 3 月 24 日于柏林召开的生理学年会上，发表了确定结核杆菌是结核病病原体的报告，并提出结核患者的痰是重要的传染源之一。1890 年还研制成结核菌素，为此，获 1905 年诺贝尔生理学和医学奖。

他的主要著作还有《炭疽病病原学——论炭疽杆菌发展史》（1876），《论结核病》（1882），《抗结核药物》（1891），《与伤寒病的斗争》（1902）等。他还在 1901 年获得哈本奖章，1906 年获得普鲁士荣誉勋章。

1910 年 5 月 27 日，科赫因积劳成疾，医治无效，在德国巴登温泉村一家疗养院，因心脏病发作，与世长辞，终年 67 岁。骨灰被运回柏林，安葬在柏林传染病研究所。那台作为生日礼物的显微镜，至今仍然珍藏在柏林大学。

任务一 光学显微镜的使用

一、任务分析

1. 显微镜的成像原理

显微镜的基本放大原理如图 2-18 所示。其放大作用主要由焦距很短的物镜和焦距较长的目镜来完成。为了减少像差，显微镜的目镜和物镜都是由透镜组构成复杂的光学系统，其中物镜的构造尤为复杂。为了便于说明，图中的物镜和目镜都简化为单透镜。物体 AB 位于物镜的前焦点外但很靠近焦点的位置上，经过物镜形成一个倒立放大的实像 $A'B'$，这个像位于目镜的物方焦距内但很靠近焦点的位置上，作为目镜的物体。目镜将物镜放大的实像再放大成虚像 $A''B''$，位于观察者的明视距离（距人眼 250mm）处，供眼睛观察，在视网膜上成最终的实像 $A'''B'''$。

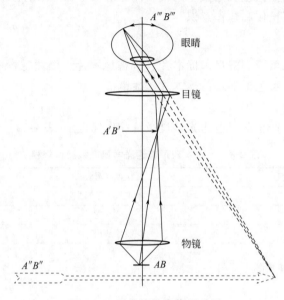

图 2-18　显微镜的成像原理图

2. 油镜工作原理

使用油镜时需在载玻片上滴加香柏油，其原因是：油镜的透镜很小，自标本片透过的光线，因载玻片和空气介质的密度不同（空气折射率 $n=1$）而使部分光线经过载玻片和空气折射后不能进入接物镜，致使射入光线较少，物像不清晰。在油镜与载玻片之间滴加与玻璃折射率（$n=1.52$）相近的香柏油（$n=1.515$），光线通过载玻片后，可直接通过香柏油进入物镜而较少发生折射，视野的光亮度增强，物像清晰（图 2-19）。

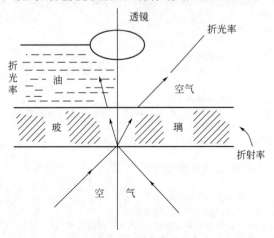

图 2-19　油镜工作原理

被观察物体的放大倍数是目镜放大倍数和物镜放大倍数的乘积。

二、任务实施

1. 明确目标

（1）学习并掌握显微镜油镜的原理和使用方法。

（2）学习并掌握用显微镜观察微生物代表性标本及正确绘图的方法。

（3）培养学生规范操作和合作意识。

2. 任务准备

（1）器材　光学显微镜、酵母菌标本片、青霉标本片、黑曲霉标本片、黑根霉标本片、大肠埃希菌标本片、金黄色葡萄球菌标本片，擦镜纸。

（2）试剂　香柏油、二甲苯。

（3）文件　药品生产企业《普通光学显微镜操作规程》（表2-8）。

表 2-8　＊＊＊药厂普通光学显微镜操作规程

题目:普通光学显微镜操作规程	文件编号:SOP-ZL-＊＊＊＊
起草人及日期:	审核人及日期:
批准人及日期:	生效日期:
颁发部门:	收件部门:

1. 目的

　　规范普通光学显微镜标准操作。

2. 范围

　　生产过程检测岗位。

3. 责任者

　　本岗位操作人员。

4. 程序

4.1　检查

4.1.1　检查生产场地、设备、容器是否清洁。

4.1.2　检查显微镜的光学部分和机械部分。

4.2　取镜

4.2.1　正确拿取显微镜,做到"一握、一托、镜身直"。

4.2.2　将显微镜放置于距桌边10cm的距离。

4.3　对光及低倍镜使用

4.3.1　转动粗调,使载物台上升,转动物镜转换器,使低倍镜与镜筒成一直线,打开光圈,左眼观察,调节反光镜、聚光器和光圈,使整个视野亮度均匀适宜。

4.3.2　缓慢转动粗调直到看清,再转微调。

4.4　高倍镜使用

4.4.1　先在低倍镜下找到物像,将物像调到视野中央。

4.4.2　转换物镜转换器移高倍镜到位,缓慢转粗调直到出像,然后转用微调。

4.5　油镜使用

4.5.1　先用低倍镜找到被观察物,将观察物移入中央。

4.5.2　转动油镜,载玻片内加香柏油一滴,从右观察,使镜头进入油中,几乎接近载玻片。

4.5.3　开大光圈,轻调粗调,再用微调看清为止。

4.5.4　观察完毕,用二甲苯擦净油镜,然后用干净的擦镜纸擦净。

4.6　还原

　　物镜转离通光孔呈"八"字,下降载物台至底部,反光镜水平。

5. 注意事项

5.1　拿显微镜要做到"一握,一托,镜身直",取用过程应避免碰撞。

5.2　显微镜是精密、贵重仪器,应注意细心爱护,不得随便拆卸。

5.3　从高倍镜和油镜下取出标本时,必须先下降载物台,将镜头转离通光孔,方可取出。

5.4　保持清洁,禁止用手触摸一切光学部分,尤其是物镜和目镜镜头。

3. 实施方案

（1）低倍镜观察

① 显微镜的安置　右手握镜臂，左手托镜座，保持镜身直立，使镜座距实验台边沿约为 3～4cm。镜检者姿势要端正，使用显微镜时应双眼同时睁开观察，既可减少眼睛疲劳，也便于边观察边绘图记录。

② 打开光源　打开显微镜电源，转动物镜转换器，将低倍物镜旋转到工作位置，通过调节调光手轮调节光亮度。上升聚光器，将可变光阑完全打开。

③ 调节聚光器和物镜数值孔径相一致　双眼对着目镜根据瞳距调节双筒显微镜的目镜间距。根据视野的亮度和标本的明暗对比度来调节光圈大小，达到较好的效果。

显微镜的使用和细菌涂片观察法

④ 放置标本　下降镜台或上升镜筒，将标本片置于载物台上，用压片夹固定，移动纵向调节手轮和横向调节手轮，将要观察的部分对准通光孔。

⑤ 调焦　用目镜观察，旋转粗动手轮缓慢下降载物台或升起镜筒到看见模糊物像时，再转动微动手轮，调节到物像清晰为止。

⑥ 观察　用纵向调节手轮和横向调节手轮移动标本片，观察标本的各部位，找到适合的目的物像，仔细观察并记录观察结果。

（2）高倍镜观察

① 寻找视野　将在低倍物镜下找到的合适观察目标移到视野中心。

② 转换高倍镜　侧面注视，轻轻转动物镜转换器将高倍镜移至正下方。根据视野的亮度和标本的明暗对比度通过调节调光手轮调节光亮度和光阑调节手柄来调节光圈大小，达到较好的效果。

③ 调焦　使用齐焦物镜时，只要从低倍转到高倍再稍调一下微动手轮就可看清物像。若用不齐焦的物镜时，每转换一次物镜都要进行调焦，调焦时要从侧面观察，避免镜头与玻璃片相撞。然后从目镜观察，缓慢调节粗动手轮，使载物台上升（或镜筒下降），直至物像出现，再用微动手轮调至物像清晰为止。

④ 观察　找到需观察的部位，移至视野中央进行观察并记录结果。

（3）油镜观察

① 找合适的视野　先用低倍镜寻找合适的视野，并将欲观察的部位移到视野中央。

② 转换油镜　将油镜转到工作位置。

③ 调节聚光器与油镜数值孔径一致　将聚光器上升到最高位置，可变光阑开到最大。

④ 加香柏油　先用粗动手轮将载物台下降（或镜筒提升）约 2cm，并将油镜转出。在标本片的镜检部位滴上一滴香柏油，然后将油镜转到工作位置。从侧面注视，用粗动手轮将载物台缓缓地上升（或镜筒下降），使油浸物镜浸入香柏油中，使镜头几乎与标本片接触。

⑤ 调焦　双眼从目镜观察，同时缓慢转动粗动手轮使载物台徐徐下降（或镜筒上升），至出现模糊的物像时再用微动手轮调节，至物像最清晰为止。如油镜已离开油面而仍未见到物像，必须再从侧面观察，重复上述操作。

⑥ 观察　观察并记录结果。

（4）光学显微镜使用后的处理

① 关闭显微镜　关闭显微镜电源开关，下降载物台或上升镜筒，取下玻璃片。

② 清洁显微镜　清洁油镜，先用擦镜纸擦去镜头上的香柏油，再用蘸少许二甲苯的擦镜纸擦掉残留的香柏油，最后再用干净的擦镜纸抹去残留的二甲苯。清洁目镜和其他物镜，用干净的擦镜纸擦净。用软的绸布擦净机械部分的灰尘。

③ 还原　将物镜转至"八"字式，下降载物台，使载物台下降至最低位置，或缓慢下降镜筒，使物镜靠置在镜台上。将聚光器降至最低位置。

④ 除去涂片上的香柏油　用蘸少许二甲苯的擦镜纸擦去香柏油，再用干净的擦镜纸在涂片上擦拭干净。

4. 结果分析

将观察到的微生物形态绘画于表 2-9 中。

表 2-9　显微镜观察结果记录表

菌名	低倍(放大倍数)	高倍(放大倍数)	油镜(放大倍数)
青霉菌			
黑曲霉菌			
黑根霉菌			
酵母菌			
大肠埃希菌			
金黄色葡萄球菌			

三、任务评价

对照标准（表 2-10）自我评价，小组评价，检查任务完成情况。

表 2-10　实训操作评价标准

任务：光学显微镜的使用

姓名：	班级：	小组：	成绩：		
评价内容	操作要求		分值	扣分	合计
操作准备 （20分）	工作态度、卫生习惯		10		
	显微镜取放规范,器材选择、摆放合理(准确熟练、不熟练)		10		
操作程序 （40分）	规范完成低倍镜的调试与观察		10		
	规范完成高倍镜的调试与观察		10		
	规范完成油镜的调试与观察		10		
	正确维护显微镜		10		
职业素质 （10分）	积极参与小组活动,合作互助		5		
	自觉遵守微生物实验室规则,爱护仪器设备,物品归位合理		5		
质量评价 （30分）	按时完成实训任务,达到预期效果 时间每超过30s扣1分		10		
	观察结果记录规范,实事求是		10		
	正确描述显微镜操作过程的注意事项		10		

四、注意事项

（1）显微镜是精密仪器，操作时要小心，尽可能避免物理振动。

（2）避免将显微镜放置在有阳光直射、高温或高湿、多尘以及容易受到强烈振动的地方，确保工作表面平坦并水平。

（3）当移动显微镜时，双手分别、始终要抓住显微镜后盖扣手处和镜体前端，小心轻放。

（4）工作时，集光镜表面会变得非常热，应确保集光镜周围有足够的散热空间。

（5）光学显微镜的维护和保养

① 使用纱布轻轻擦拭清洁透镜。如果要除去指纹和油渍，用极少量的乙醚（70%）和酒精（30%）的混合液或二甲苯沾湿纱布轻轻拭去。

② 不要使用有机溶剂擦拭显微镜的非光学件，如要清洁，请使用中性去污剂。

③ 使用时，如果显微镜被黏液沾湿，应立即切断电源，并擦干。

④ 不要随便拆开显微镜的部件。这样会影响显微镜的功能，甚至损坏显微镜。

⑤ 不使用显微镜时，应用防尘罩盖上。

任务二 测定微生物大小

一、任务分析

微生物细胞大小是微生物的基本形态特征之一，也是分类鉴定的依据之一。测量微生物细胞或孢子的大小可用显微镜测微尺。

显微镜测微尺由目镜测微尺和镜台测微尺两部分组成（图 2-20），镜台测微尺是一块特制的载玻片，其中央部分刻有精确等分线，一般将 1mm 等分为 100 小格，每小格等于 0.01mm（等于 10μm），上面贴有一圆形盖玻片，镜台测微尺并不直接用来测量细胞的大小，是用来校正目镜测微尺每小格长度的。

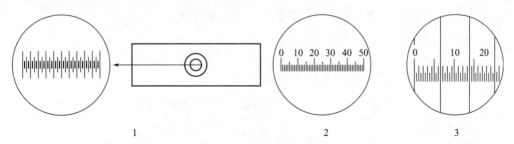

图 2-20 显微镜测微尺

1—镜台测微尺及其放大部分；2—目镜测微尺；3—镜台测微尺和目镜测微尺的刻度相重叠

目镜测微尺是一块可放在目镜内的圆形玻璃片，其中央刻有 50 等分或 100 等分的小格。每小格的长度随目镜、物镜放大倍数的大小而变动。在测量微生物菌体中孢子的大小之前，应预先用镜台测微尺来校正并计算出在某一放大倍数物镜下，目镜测微尺每小格所代表的实际长度，再以它作为测量微生物细胞的尺度。

镜台测微尺放在载物台上，与细胞标本同位置，因此与细胞同放大倍数，从镜台测微尺上得到的读数是细胞的真实大小。首先用镜台测微尺校正目镜测微尺，求出目镜测微尺每小格所代表的实际长度，然后移去镜台测微尺，换上待测标本，用目镜测微尺测出细胞的大小，根据目镜测微尺每格所代表的实际长度，就可计算出细胞或孢子的实际大小。

$$目镜测微尺每格长度(\mu m)=\frac{两重合线间镜台测微尺所占格数\times10}{两重合线间目镜测微尺所占格数}$$

例如，油镜下目镜测微尺 20 小格与镜台测微尺 3 小格正好重叠，也就是说，目镜测微尺的 20 小格等于镜台测微尺的 3 小格（图 2-21），因为镜台测微尺每小格为 0.01mm（等于 10μm），所以，目镜测微尺每小格的长度为 30/20＝1.5μm。

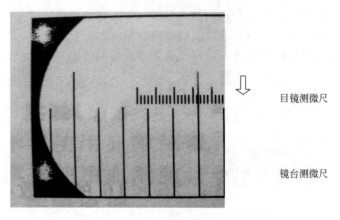

图 2-21　目镜测微尺与镜台测微尺校正

二、任务实施

1. 明确目标

（1）能够使用测微尺测量微生物的大小。

（2）规范操作培养学生良好的职业道德，增强责任意识。

2. 任务准备

（1）**器材**　显微镜、镜台测微尺、目镜测微尺、擦镜纸。

（2）**试剂**　香柏油、二甲苯等。

（3）**材料**　细菌染色涂片、酵母菌、枯草芽孢杆菌。

（4）**文件**　《显微镜测微尺标准操作规程》（表 2-11）。

表 2-11　＊＊＊药厂显微镜测微尺标准操作规程

题目:显微镜测微尺标准操作规程	文件编号:SOP-ZL-＊＊＊＊
起草人及日期:	审核人及日期:
批准人及日期:	生效日期:
颁发部门:	收件部门:

1. 目的
　　建立显微镜测微尺标准操作规程,确保显微镜测微尺的操作符合规定要求。

续表

2. 范围

本标准适用于显微镜测微尺使用的管理。

3. 职责

3.1 质量部 QC 负责该设备的日常使用和维护。

3.2 质量部 QA 负责监督检查本标准的实施情况。

4. 目的

使用目镜测微尺和镜台测微尺在显微镜下观察目标物的细胞和后含物，测量其直径、长短。

5. 原理

5.1 目镜测微尺

目镜测微尺是一块圆形玻璃片，在玻璃片中央把 N(mm)长度刻成 $N×10$ 等分。根据需要可以选用 C-2、C-3、C-4、C-5、C-6、C-7 型号。

5.2 镜台测微尺

镜台测微尺是中央部分刻有等分线的载玻片，将 1mm 等分为 100 格，每格长 $10\mu m$，专门校正目镜测微尺。在镜台测微尺上得到的读数就是目标物细胞的真实大小。本实验室用 C-1 型号。

6. 操作步骤

6.1 目镜测微尺的校正

将目镜测微尺装入目镜筒内的隔板上，使刻度朝下（字体呈正面）。把镜台测微尺置于载物台上，使刻度朝上，并对准光源。先用低倍镜找到镜台测微尺的刻度，改用高倍镜观察，当看清镜台测微尺的刻度后，转动目镜，使目镜测微尺与镜台测微尺的刻度平行，移动推动器，使目镜测微尺的"0"点与镜台测微尺的某一刻度重合，然后仔细寻找两尺第 2 个完全重合的刻度。计数两重合刻度之间目镜测微尺的格数和镜台测微尺的格数。

6.2 计算公式

因为镜台测微尺刻度每格长 $10\mu m$，所以由下式计算出所校正的目镜测微尺每格所代表的长度：

$$目镜测微尺的每格长度(\mu m)=\frac{镜台测微尺格数×10}{目镜测微尺格数}$$

例如：目镜测微尺 20 小格等于镜台测微尺 3 小格，镜台测微尺每格 $10\mu m$，则 3 小格的宽度为 $3×10=30\mu m$，那么，相应地在目镜测微尺上每小格的大小为：

$$\frac{3×10}{20}=1.5\mu m$$

6.3 目标物大小的测定

取下镜台测微尺，将目标物制片置于载物台上，先在低倍镜和高倍镜下找到目标物。然后在高倍镜下用目镜测微尺测量标本的长和直径。

测定目标物时，测量 10 个。用最大和最小的数值来表示目标物大小的范围。

6.4 实验结果

6.4.1 分别求出使用低倍镜（10×）、高倍镜（40×）时目镜测微尺每格代表的长度：

低倍镜：目镜测微尺每格代表的长度＝ ____ ×10（μm）＝ ____ μm

高倍镜：目镜测微尺每格代表的长度＝ ____ ×10（μm）＝ ____ μm

6.4.2 测量 10 个目标物的大小并记录：

编号	1	2	3	4	5	6	7	8	9	10
标本格数										
标本实际尺寸										

7. 注意事项

7.1 目标物的测量重复 4 次，取平均值。

7.2 先低倍再高倍。

7.3 重叠线格数越多误差越小。

7.4 当更换不同放大倍数的目镜或物镜时，必须校正目镜测微尺每一格所代表的长度。

3. 实施方案

（1）放置目镜测微尺　取下目镜，将目镜测微尺放入目镜的中隔板上，使有刻度的一面朝下，然后旋上接目镜，将目镜放入镜筒。

（2）安放镜台测微尺　将镜台测微尺置于显微镜的载物台上，使有刻度的一面朝上，通过调焦看清镜台测微尺的刻度。

（3）校正目镜测微尺的长度

① 先用低倍镜观察，待看清镜台测微尺的刻度后，移动镜台测微尺和转动目镜测微尺，使两者刻度相平行，并使两者间的某一段的起、止线完全重合，然后分别数出两条重合线之间的格数，用公式算出目镜测微尺每小格所代表的长度，两个重合点间的距离愈长，所测得的数值愈准确。

② 转换高倍镜校正，观察刻度线起、止的重合。

③ 转换油镜校正，在镜台测微尺圆形盖玻片上滴加香柏油，调准焦距。

（4）测量菌体大小　取下镜台测微尺，放上待测菌染色涂片（枯草芽孢杆菌或酿酒酵母），调整焦距，待物像清晰后，转动目镜测微尺或移动菌体涂片，分别测量菌体的长、宽各占几格。将测得的格数乘以目镜测微尺每格的长度即可求得该菌的大小。杆菌的大小以长（μm）×宽（μm）表示，为了提高准确率，可测5～10个细胞求平均值。

（5）清理　按要求及时擦拭油镜上的香柏油。取下目镜测微尺，并用擦镜纸擦拭上面的手印及油腻，将目镜放回镜筒。将显微镜安放原处。

4. 结果分析

（1）将不同放大倍数物镜下测得的目镜测微尺每格的长度记录在表 2-12 中。

表 2-12　目镜测微尺长度记录表

显微镜编号	镜筒长度/cm	目镜测微尺每格长度/μm		
		低倍(10×)	高倍(40×)	油镜(90×)

（2）将测得的菌体大小记录在表 2-13 中。

表 2-13　菌体大小记录表

枯草芽孢杆菌			酵母菌		
细胞序号	长/μm	宽/μm	细胞序号	长/μm	宽/μm
1			1		
2			2		
3			3		
4			4		
5			5		
6			6		
7			7		
8			8		
平均值			平均值		

三、任务评价

对照标准（表 2-14）自我评价，小组评价，检查任务完成情况。

表 2-14 实训操作评价标准

任务：测定微生物大小

姓名：	班级：		小组：	成绩：		
评价内容	操作要求			分值	扣分	合计
操作准备 （20分）	工作态度、卫生习惯			10		
	显微镜拿取、安置操作正确，器材选择、摆放准确熟练			10		
操作程序 （40分）	放置目镜测微尺，安放镜台测微尺			5		
	正确完成目镜测微尺校正			10		
	正确完成菌体大小测量			10		
	正确记录测量结果			10		
	显微镜操作规范			5		
职业素质 （10分）	积极参与小组活动，合作互助			5		
	自觉遵守微生物实验室规则，爱护仪器设备，物品归位合理			5		
质量评价 （30分）	按时完成实训任务，达到预期效果 时间每超过 1min 扣 1 分			10		
	测量结果记录规范，科学有效			10		
	正确解释目镜测微尺必须用镜台测微尺来校正的原因			10		

四、注意事项

（1）镜台测微尺上的圆形盖玻片是用胶封合的，当清理除去香柏油时不宜用过多的二甲苯，以免胶溶解使盖玻片脱落。

（2）标定好的目镜测微尺只适用于标定时所用显微镜的目镜及物镜的放大倍数，如若更换目镜或物镜，必须重新进行校正。

任务三 悬滴法观察细菌的运动

一、任务分析

细菌是否具有鞭毛是细菌分类鉴定的重要特征之一。若需了解某菌是否具有鞭毛可采用悬滴法直接在光学显微镜下检查活细菌是否具有运动能力。另外，此法还可以检查微生物对化学物质的趋化性。

悬滴法就是将细菌液滴加在洁净盖玻片中央，在其四周涂上凡士林，覆盖上凹载玻片，菌液正处于凹槽中央，然后翻转玻璃片，由于细菌不受盖玻片的压力影响，所以此法常用于观察并区别细菌运动的方式，也可观察细菌的繁殖方式及孢子萌发等。细菌未染色时无色透明，在显微镜下主要靠细菌的折光率与周围环境的不同来进行观察。有鞭毛的细菌运动活泼，细菌的运动有一定的前进方向，并可转弯，极生单鞭毛菌类多为直线运动，周生鞭毛菌类多做波浪式运动。无鞭毛的细菌则呈不规则布朗运动。悬滴法是不染色的显微检查法。

二、任务实施

1. 明确目标

（1）学会用悬滴法观察细菌的运动性。

（2）培养学生规范操作和无菌意识。

2. 任务准备

（1）器材　显微镜、凹载玻片、盖玻片、镊子、接种环、滴管、擦镜纸、记号笔。

（2）试剂　香柏油、二甲苯、凡士林。

（3）材料　枯草芽孢杆菌的斜面菌种（15～18h），金黄色葡萄球菌、铜绿假单胞菌（14～18h）。

3. 实施方案

（1）制备菌液　在幼龄菌斜面上，挑取数环菌于盛有1～2mL无菌水的试管中，制成轻度混浊的菌悬液。

（2）涂凡士林　取一块洁净无油腻的盖玻片1片，用牙签取少量凡士林，在其四周涂上少量的凡士林。

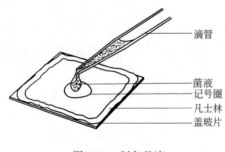

滴管

菌液
记号圈
凡士林
盖玻片

图 2-22　制备悬滴

（3）滴加菌液（图 2-22）　在盖玻片中央滴一小滴菌液，并用记号笔在菌液的边缘做一记号，以便在显微观察时，易于寻找菌液的位置。

（4）盖凹载玻片　将凹载玻片翻转向下，使凹窝中心对准盖玻片中央的菌液滴，并轻轻地盖在盖玻片上，使盖玻片与凹载玻片粘在一起。然后迅速翻转，使菌液滴正好悬浮在盖玻片下和凹窝中心。然后用牙签轻压盖玻片，使其四周边缘与凹孔边缘的凡士林粘紧封闭，液滴处于封闭的小室中，防止液滴干燥和气流的影响（图 2-23）。

（5）镜检　先用低倍镜找到标记，即可找到菌滴的边缘，然后将菌液移到视野中央换高倍镜观察（2-24）。由于菌体是透明的，镜检时可适当缩小光圈或降低聚光器以增大反差，便于观察。

镜检时要仔细辨别是细菌的运动还是分子运动（即布朗运动）。可观察到有鞭毛的枯草芽孢杆菌和假单胞菌活跃运动，从一处移到另一处；而不具有鞭毛的金黄色葡萄球菌不运动，无位置的改变，仅在原处左右摆动。

4. 结果分析

将观察到的细菌运动结果记录于表 2-15 中。

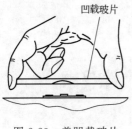

图 2-23 盖凹载玻片

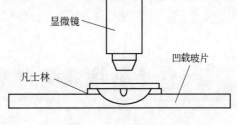

图 2-24 悬滴法侧面图

表 2-15 细菌运动结果记录

菌名	细菌运动方式	判断有无鞭毛
枯草芽孢杆菌		
铜绿假单胞菌		
金黄色葡萄球菌		

三、任务评价

对照标准（表 2-16）自我评价，小组评价，检查任务完成情况。

表 2-16 实训操作评价标准

任务：悬滴法观察细菌的运动

姓名：	班级：	小组：		成绩：	
评价内容	操作要求		分值	扣分	合计
操作准备 （20分）	工作态度、卫生习惯		10		
	显微镜拿取、安置操作正确、器材选择、摆放准确熟练		10		
操作程序 （40分）	熟练完成低倍镜下观察并正确记录		10		
	熟练完成高倍镜下观察并正确记录		10		
	熟练完成油镜下观察并正确记录		10		
	正确维护显微镜		10		
职业素质 （10分）	积极参与小组活动，合作互助		5		
	自觉遵守微生物实验室规则，爱护仪器设备，物品归位合理		5		
质量评价 （30分）	按时完成实训任务，达到预期效果 时间每超过 1min 扣 1 分		10		
	显微镜观察结果记录规范，实事求是		10		
	正确描述滴加香柏油的作用，观察到的细菌形态清晰、典型特征明显		10		

四、注意事项

（1）观察细菌运动的载玻片和盖玻片都要洁净无油腻，否则会影响细菌的运动。有些细菌温度太低时不能运动。

（2）若使用油镜观察，应在盖玻片上加一滴香柏油。

任务四 霉菌的载玻片培养观察

一、任务分析

载玻片培养法是研究霉菌、放线菌等微生物生长全过程的一种有效方法。一般是把微生物接种在载玻片中央的小块培养基上，然后盖上盖玻片，放置于有一定温度和湿度的培养皿中，让微生物在这一狭窄的空间（载玻片与盖玻片缝隙间）中进行生长发育，这样就可以看到一个使微生物朝着接近水平面生长的标本，可随时用不同放大率的光学显微镜对其进行观察或摄影；可以在不破坏其自然生长状态下研究其形态、构造，特别适用于观察某些特殊构造，如曲霉菌的分生孢子梗、小梗着生和生长情况；并且还可在同一标本观察到培养菌不同阶段的生长发育形态，即生长全过程。

由于霉菌的菌丝较粗大，细胞容易收缩变形，而且孢子很容易飞散，因此，在制片时常用乳酸石炭酸棉蓝染色液。乳酸石炭酸棉蓝染色液有如下优点：①可使菌丝细胞不变形；②具有杀菌防腐作用；③制成的片子不易干燥，且能保持较长时间；④具有一定的染色效果。

二、任务实施

1. 明确目标

（1）学习并掌握载玻片培养观察霉菌形态的基本方法。

（2）培养学生规范操作和无菌意识。

2. 任务准备

（1）器材　显微镜、恒温培养箱、水浴锅、培养皿、载玻片、盖玻片、Ⅱ形玻璃棒、接种环、接种针、酒精灯、火柴、滤纸。

（2）试剂　马铃薯 20g、蔗糖 2g、琼脂 2g、水 100mL、20％甘油等。

（3）菌种　产黄青霉、黑曲霉、黑根霉斜面菌种。

3. 实施方案

（1）准备湿室　取干燥洁净的培养皿，于皿底放一层滤纸，放进一根"Ⅱ"形玻璃棒，在玻璃棒上放一块载玻片和两块盖玻片，然后盖上皿盖。如此准备 4 套，按常规将此装置培养皿叠起，外用纸包扎好，经 121℃灭菌 30min 后，置 60℃烘箱中烘干，此培养皿为载片培养的湿室（图 2-25）。

（2）倒平板　将高压灭菌冷却到 50～60℃的马铃薯琼脂培养基 10～15mL 倒入一无菌培养皿内，制成平板，待用。

（3）制备小培养块　以无菌操作法用刀片将平板内的培养基切成 0.5cm² 的小块，用无菌镊子将小培养块放置到湿室内的载玻片上。

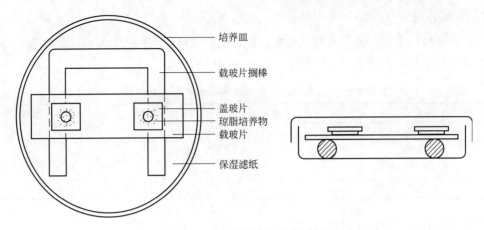

图 2-25　载片培养的湿室示意图

（4）点接孢子　依培养湿室标记，用接种针（环）分别挑取少量孢子，点种于培养小块的四边，最后用无菌盖玻片盖好，并在滤纸上滴加无菌水 5mL，以保持湿润。

（5）保湿培养　置 28℃恒温培养，36h 后即可不断观察其孢子萌发、菌丝伸展、分化和子实体等的形成过程。

（6）镜检　从湿室中取出载玻片标本，置低倍镜或高倍镜下认真观察霉菌标本中营养菌丝、气生菌丝和产孢子结构的形态及特征性构造（图 2-26～图 2-28）。

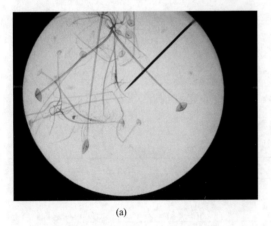

(a)

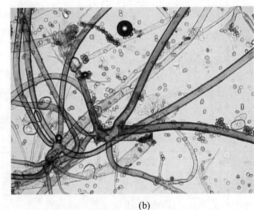

(b)

图 2-26　根霉（a）和根霉假根（b）

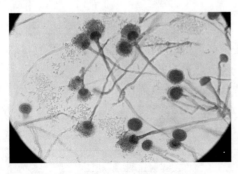

图 2-27　曲霉

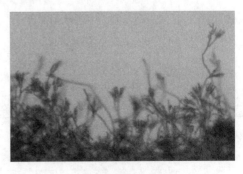

图 2-28　青霉

4. 结果分析

（1）把显微镜下观察到的曲霉、青霉、根霉的菌丝特征性构造（假根、足细胞、分生孢子头、分生孢子梗、分生孢子等）记录在表 2-17 中。

表 2-17　显微镜观察记录表

菌名	根霉	黑曲霉	青霉
有无假根			
菌丝形态			
孢子梗形态			
孢子特征			

（2）绘出曲霉、青霉、根霉的形态图。

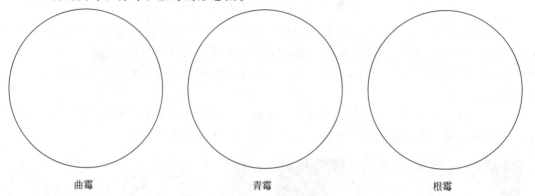

曲霉　　　　　　　　　　青霉　　　　　　　　　　根霉

三、任务评价

对照标准（表 2-18）自我评价，小组评价，检查任务完成情况。

表 2-18　实训操作评价标准

任务：霉菌的载玻片培养观察

姓名：　　　　班级：　　　　小组：　　　　成绩：

评价内容	操作要求	分值	扣分	合计
操作准备（20分）	工作态度、卫生习惯	10		
	显微镜拿取、安置操作正确，器材选择、摆放准确熟练	10		
操作程序（40分）	培养皿、载玻片清洗并灭菌、培养基制备	10		
	制备培养块，点种，保湿培养	10		
	熟练完成低倍镜下观察并正确记录	10		
	熟练完成高倍镜下观察并正确记录	10		
职业素质（10分）	积极参与小组活动，合作互助	5		
	自觉遵守微生物实验室规则，爱护仪器设备，物品归位合理	5		
质量评价（30分）	按时完成实训任务，达到预期效果 时间每超过 1min 扣 1 分	10		
	显微镜观察结果记录规范，实事求是	10		
	通过镜检正确识别霉菌个体，通过观察菌落形态正确识别霉菌	10		

四、注意事项

（1）做载片培养时，点种的菌种量不宜多，小培养块不易太厚，盖上盖玻片时，不要把培养基压碎或压平而无缝隙。因为培养的霉菌是好氧菌。

（2）观察时，应先用低倍镜沿着琼脂块的边缘寻找合适的生长区，再换高倍镜。

任务五　观察放线菌的形态

一、任务分析

放线菌是生产抗生素最重要的微生物种类之一，其形态特征是菌种选育和分类的重要依据，为此，人们曾设计多种方法来培养和观察它的形态特征，其中以插片法较为有效。在接种放线菌的琼脂平板上，插上盖玻片，由于放线菌的菌丝可以沿着培养基与盖玻片的交界线蔓延生长，从而较容易地黏附在盖玻片上，待培养物成熟后再轻轻地取出盖玻片，就能获得在自然状态下生长的直观标本，若将它置于载玻片上（让含培养物的面朝上）做显微镜检查，就可观察到放线菌在自然状态下着生的菌丝体的各种形态特征（图 2-29）。

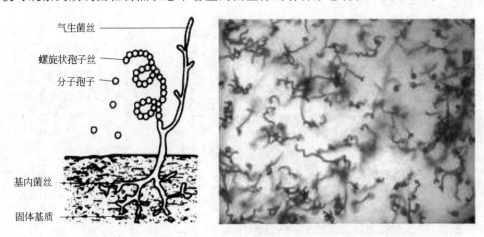

图 2-29　链霉菌属典型的菌丝体、孢子丝和分生孢子形态图

二、任务实施

1. 明确目标

（1）学习并掌握观察放线菌形态的基本方法。

（2）培养学生规范操作和无菌意识。

2. 任务准备

（1）器材　培养皿、盖玻片、载玻片、镊子、接种环、显微镜等。

（2）试剂　高氏 1 号琼脂培养基。

（3）材料　青色链霉菌（*S. glaucus*），弗氏链霉菌（*S. fradiae*）。

3. 实施方案

插片法

（1）倒平板　取熔化后冷却至 50℃ 的高氏 1 号琼脂培养基约 20mL 倒平板，冷凝待用。

（2）接种　无菌操作，用接种针挑取菌种培养物在平板上划线接种，划线要密，不能交叉。

（3）插片　以无菌操作法用镊子将无菌盖玻片在接种线处以 45°倾斜插入培养基内，深度约为盖玻片的 1/3 长度即可（图 2-30），每个平板插入 3 个盖玻片。

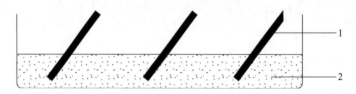

图 2-30　放线菌的插片法
1—载玻片；2—培养基

（4）培养　将插片平板倒置于 28℃ 恒温箱中培养 3～7 天。

（5）镜检　用镊子小心取出盖玻片，并将其背面附着的菌丝体擦净，然后将盖玻片无菌丝体的面放在洁净的载玻片上，用低倍镜、高倍镜或油镜观察，并与图 2-31、图 2-32 的链霉菌菌丝形态做一比较。

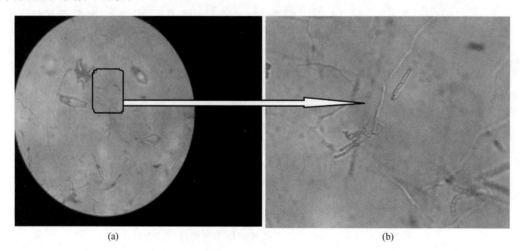

(a)　　　　　　　　　　　　　　(b)

图 2-31　弗氏链霉菌（a）和弗氏链霉菌孢子丝（b）

4. 结果分析

（1）将放线菌的形态观察结果记录在表 2-19 中。

表 2-19　放线菌的形态观察结果记录

菌名	基内菌丝形态	气生菌丝形态	孢子丝形态
青色链霉菌			
弗氏链霉菌			

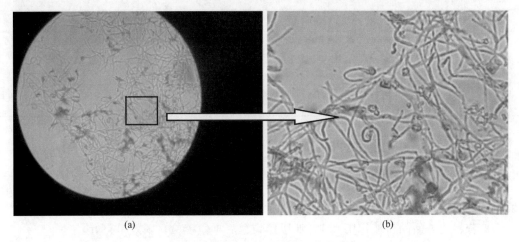

图 2-32　青色链霉菌（a）和青色链霉菌孢子丝（b）

（2）绘图表示孢子丝。

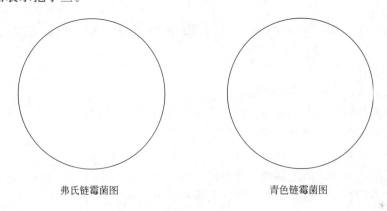

弗氏链霉菌图　　　　　　　　　　　青色链霉菌图

三、任务评价

对照标准（表 2-20）自我评价，小组评价，检查任务完成情况。

表 2-20　实训操作评价标准

任务：观察放线菌的形态

姓名：	班级：	小组：	成绩：		
评价内容	操作要求		分值	扣分	合计
操作准备 （20分）	工作态度、卫生习惯		10		
	显微镜拿取、安置操作正确，器材选择、摆放准确熟练		10		
操作程序 （40分）	培养皿、载玻片清洗并灭菌、培养基制备		10		
	制备培养块，点种，保湿培养		10		
	熟练完成低倍镜下观察并正确记录		10		
	熟练完成高倍镜下观察并正确记录		10		
职业素质 （10分）	积极参与小组活动，合作互助		5		
	自觉遵守微生物实验室规则，爱护仪器设备，物品归位合理		5		

评价内容	操作要求	分值	扣分	合计
质量评价 （30分）	按时完成实训任务，达到预期效果 时间每超过 1min 扣 1 分	10		
	显微镜观察结果记录规范，实事求是	10		
	通过镜检正确识别放线菌个体，通过观察菌落形态正确识别 放线菌	10		

四、注意事项

（1）放线菌的生长速度较慢，培养周期较长。操作时应特别注意无菌操作。严防污染杂菌。

（2）若将培养后的盖玻片用 0.1% 亚甲蓝染色后再做镜检，则效果更好。

（3）镜检时请特别注意放线菌的基内菌丝、气生菌丝的粗细和色泽差异。

<h2 style="text-align:center">自我提高</h2>

一、判断题

1. 物镜的镜头越长，放大倍数越小。（　　　）

2. 显微镜对物体的放大倍数是目镜放大倍数和物镜放大倍数的和。（　　　）

3. 放线菌是由菌丝和孢子组成的多细胞微生物。（　　　）

4. 根霉与毛霉有许多相似处，菌丝无隔且多核，形成孢囊孢子。（　　　）

5. 放线菌孢子和细菌的芽孢都是繁殖体。（　　　）

6. 不同种霉菌在同一培养基上生出的菌落特征有差异。（　　　）

7. 在放线菌中，链霉菌属的种类最多。（　　　）

8. 油镜使用完后，必须先用擦镜纸擦去香柏油，然后用擦镜纸蘸取少量二甲苯擦拭，最后用干净的擦镜纸擦干。（　　　）

二、填空题

1. 根据微生物的大小、结构和组成不同可分为三大类型：_____ 微生物、_____ 微生物、_____ 微生物。

2. 显微镜的光学部分包括：_____、聚光器、光源。

3. 放线菌的菌丝体分为基内菌丝、_____ 和 _____。在放线菌发育过程中，吸收水分和营养的菌丝为 _____。

4. 显微测微尺由 ____ 测微尺和 ____ 测微尺两部分组成，镜台测微尺是一块特制的载玻片，其中央部分刻有精确等分线，一般将 1mm 等分为小格，每小格等于 0.01mm（等于 $10\mu m$），上面贴有一圆形盖玻片，镜台测微尺并不直接用来测量细胞的大小，是用来 _____ 每小格长度的。

三、单选题

1. 细菌中最常见和种类最多的是（　　　）。

A. 球菌　　　　　B. 杆菌　　　　　C. 弧菌　　　　　D. 螺菌

2. 形成的菌落具有泥腥味的是 (   )。

A. 细菌   B. 放线菌   C. 酵母菌   D. 霉菌

3. 表示微生物大小的常用单位是 (   )。

A. mm   B. μm C. cm   D. nm

4. 细菌的基本形态是 (   )。

A. 杆状   B. 球状   C. 螺旋状   D. 以上都是

5. 以芽殖为主要繁殖方式的微生物是 (   )。

A. 细菌   B. 酵母菌   C. 霉菌   D. 病毒

6. 下列代表曲霉特殊结构的是 (   )。

A. 扫帚状分生孢子头、菌丝有隔且多核

B. 分生孢子形如 "菊花"、足细胞

C. 匍匐菌丝、假根

D. 菌丝有隔膜且多核、假根

7. 生产上选用细菌作为菌种的最佳时期是 (   )。

A. 迟缓期   B. 对数期   C. 稳定期   D. 衰亡期

8. 形态观察具有扫帚状分生孢子头、菌丝有隔且多核结构的是 (   )。

A. 根霉   B. 毛霉   C. 曲霉   D. 青霉

9. 微生物群体生长状况的测定方法可以是 (   )。

①测定样品的细胞数目   ②测定次级代谢产物的总含量

③测定培养基中细菌的体积   ④测定样品的细胞重量

A. ②④   B. ①④   C. ①③   D. ②③

四、简答题

1. 微生物学与药学的关系是什么？

2. 比较细菌、放线菌、酵母菌、霉菌的菌落特征。

3. 如何在显微镜下识别曲霉、青霉？

4. 使用高倍显微镜观察的基本步骤是什么？

项目三

微生物染色技术

【项目介绍】 ▶▶▶

药品生产企业的研发人员、一线岗位技术人员，在进行菌种培养、卫生学检查、药品质量检查等技术操作时均需要观察微生物的形态特征，为了达到较好的观察效果，完成鉴别和研究工作，需要根据观察对象及观察目的选择适宜的染色方法，这就要求相关岗位人员掌握微生物染色的基本原理和微生物染色技术。

【学习目标】 ▶▶▶

知识目标　1. 了解细菌染色的原理及目的。

2. 理解革兰阴性菌与革兰阳性菌的异同。

3. 掌握细菌的基本结构及特殊结构。

4. 掌握革兰染色的原理、操作方法及意义。

能力目标　1. 会识别细菌的基本结构及特殊结构。

2. 能完成细菌涂片及简单染色的技术操作。

3. 会革兰染色并能鉴别革兰阴性菌与革兰阳性菌。

4. 掌握简单染色的操作方法。

素质目标　1. 培养学生虚心好学、善于观察及分析思考的良好习惯。

2. 树立无菌意识、生物安全意识及环保意识。

3. 具有严格执行操作规程、实事求是书写原始记录的职业习惯。

【必备知识】 ▶▶▶

细菌属于原核细胞型微生物，个体微小、无色、半透明，具有独特的形态结构及化学组成，这些与细菌的致病性、抗原性、对药物的敏感性及染色效果有关，因此，为了更好地利用显微镜对细菌进行观察、鉴别和研究，通常要对细菌进行染色。

细菌细胞的基本结构有细胞壁、细胞膜、细胞质、核区及内含物等，有些细菌还有鞭毛、荚膜（糖被）、芽孢、菌毛等特殊结构（图 3-1）。

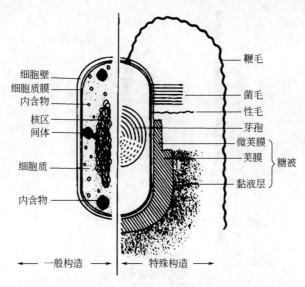

图 3-1　细菌细胞结构模式

一、细菌的基本结构

1. 细胞壁

细胞壁在菌体的最外层，又称外膜，为无色、透明、坚韧、略有弹性的结构，起到固定细胞外形的作用，为细胞的生长、分裂和鞭毛运动所必需；阻拦大分子有害物质（某些抗生素和水解酶）进入细胞；赋予细菌特定的抗原性以及对抗生素和噬菌体的敏感性。

通过革兰染色可将细菌分为革兰阳性菌和革兰阴性菌两大类，这与细胞壁的化学组成及结构有关。

（1）革兰阳性菌细胞壁　壁较厚（20～80nm），主要由肽聚糖（约占 90%）和磷壁酸（约占 10%）组成（图 3-2）。

肽聚糖是革兰阳性菌的主要成分，是由 N-乙酰葡糖胺、N-乙酰胞壁酸以及短肽聚合成多层网状结构的大分子化合物。短肽包括四肽链和五肽桥两种，N-乙酰葡糖胺、N-乙酰胞壁酸通过 β-1,4-糖苷键重复交替连接成肽聚糖骨架。β-1,4-糖苷键很容易被溶菌酶所水解，从而导致细菌因细胞壁肽聚糖的"散架"而死亡。由 4 个氨基酸分子按 L 型与 D 型交替方式连接而成四肽侧链，借肽键连接在聚糖骨架的 N-乙酰胞壁酸上。五个甘氨酸组成的五肽桥，将两个相邻的聚糖骨架上的四肽链连接在一起，形成三维立体网状结构（图 3-3）。

磷壁酸是大多数革兰阳性菌细胞壁所特有的化学成分，与细菌的抗原性及致病性有关，脂类含量低。

（2）革兰阴性菌细胞壁　较薄（10～15nm），由肽聚糖和外膜组成（图 3-4）。

肽聚糖仅 1～3 层，骨架与革兰阳性菌相同，但其他成分有明显不同，四肽侧链的第三位发生了变化，且没有五肽桥，仅成单层平面网状的二维结构，因此结构较疏松薄弱（图 3-5）。

外膜包围在细胞壁肽聚糖层外侧，由内向外依次为脂蛋白、脂质双层、脂多糖等成分，脂多糖又称热原质，位于革兰阴性菌细胞壁的最外层，包括类脂 A、核心多糖及特异性多糖三部分。其中类脂 A 耐热，是革兰阴性菌内毒素的主要成分，对机体有致热作用。

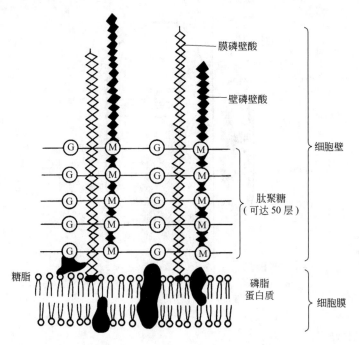

图 3-2　革兰阳性菌细胞壁结构模式图

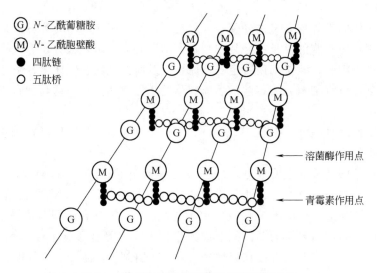

图 3-3　革兰阳性菌细胞壁肽聚糖结构示意

由于革兰阳性菌与革兰阴性菌细胞壁的结构及化学组成有明显区别（图 3-6、图 3-7、表 3-1），因此，对药物的敏感性存在很大差异。利用革兰染色法可鉴别革兰阳性菌与革兰阴性菌。

表 3-1　革兰阳性菌与革兰阴性菌细胞壁成分的比较

项目	革兰阳性菌	革兰阴性菌
结构	三维结构	二维结构
强度	较坚韧	较疏松
厚度	厚，20～80nm	薄，10～15nm

续表

项目	革兰阳性菌	革兰阴性菌
肽聚糖	含量很高（30%～95%）	含量很低（5%～20%）
磷壁酸	含量较高（<50%）	无
外膜	无	含量较高
类脂质	一般无（<2%）	含量较高（约20%）
蛋白质	无	含量较高

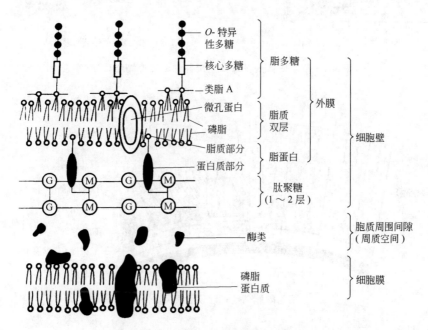

图 3-4　革兰阴性菌细胞壁结构模式图

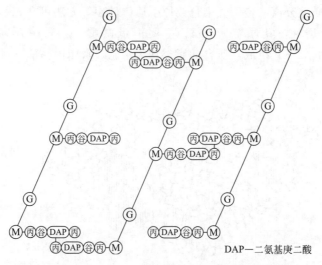

图 3-5　革兰阴性菌细胞壁肽聚糖结构示意

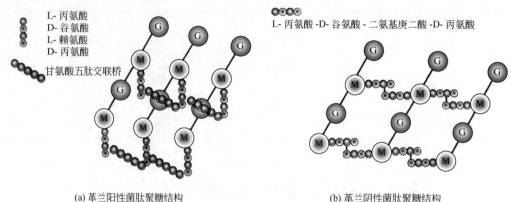

(a) 革兰阳性菌肽聚糖结构 　　　　　(b) 革兰阴性菌肽聚糖结构

图 3-6　革兰阳性细菌与革兰阴性细菌肽聚糖结构比较

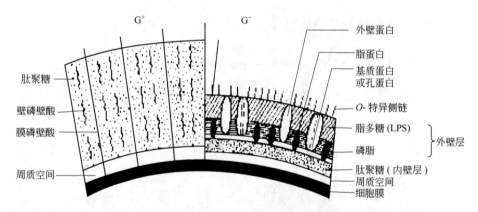

图 3-7　革兰阳性菌与革兰阴性菌细胞壁结构比较

2. 细胞膜

细胞膜又称细胞质膜，简称质膜，是紧靠在细胞壁内侧，包围细胞质的一层柔软而富有弹性的薄膜。通过质壁分离、鉴别性染色或原生质体破裂等方法可在光学显微镜下观察到。

细胞膜具有半透性，其厚 7～8nm。主要由蛋白质（50％～70％）、脂类（20％～30％）、少量的多糖（2％）组成，所含的脂类均为磷脂。磷脂由磷酸、甘油、脂肪酸和含氮的碱基构成（图 3-8）。

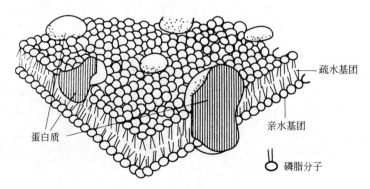

图 3-8　细胞膜结构示意

细胞膜能选择性地控制细胞内、外营养物质和代谢产物的运送，是维持细胞内正常渗透压的结构屏障，是合成细胞壁和糖被有关成分的重要场所。膜上含有与氧化磷酸化或光合磷酸化等能量代谢有关的酶系，是细胞的产能基地，是鞭毛基体的着生部位，并可提供鞭毛旋转运动所需的能量。

3. 细胞质

细胞质是位于细胞内的无色透明黏稠胶体，是细菌细胞的基础物质。其基本成分有水、蛋白质、核酸、脂类，也有少量的糖和无机盐类。细菌细胞质与其他生物细胞质的主要区别是其核糖核酸含量高。幼龄菌核糖核酸含量高，嗜碱性强，易被碱性和中性染料所着色；老龄菌核糖核酸含量减少，着色力降低。细胞质具有生命物质所有的各种特征，含有丰富的酶系，是营养物质合成、转化、代谢的场所，不断地更新细胞内的结构和成分，使细菌细胞与周围环境不断地进行新陈代谢。

4. 核区与质粒

细菌具有比较原始形态的核，无核膜包裹，无固定形态的原始细胞核，无核仁。它的化学成分是一个大型的环状双链 DNA 分子，一般不含蛋白质。质粒是游离于原核生物核区以外，存在于细胞质中具有独立复制能力的环状的双链 DNA 分子，质粒具有麻花状的超螺旋结构，大小一般为 $1.5\sim300kb$，分子量为 $10^6\sim10^8$，仅相当于 1% 核区的大小。细菌质粒上携带着决定细菌某些遗传特性的基因，如接合、抗药、产毒、致病、降解樟脑和二甲苯等毒物、生物固氮、气泡形成、芽孢形成、产生抗生素和色素等。含质粒的细胞在正常的培养基上受紫外线、利福平、重金属离子或高温等因子处理时，由于其复制受抑而核染色体的复制仍继续进行，从而引起子代细胞中不带质粒，此即质粒消除。某些质粒具有与核染色体发生整合与脱离的功能。所谓整合，是指质粒等小型非染色体 DNA 插入核区等大型 DNA 分子中的现象。

二、细菌的特殊结构

1. 鞭毛

某些细菌能从体内长出纤细呈波状的蛋白质附属物，称为鞭毛，其数目为一至数十条，具有运动功能。如果在普通光学显微镜下观察，需要经过特殊的染色法使染料沉积到鞭毛表面上后，这种加粗的鞭毛才能观察到。此外，根据观察细菌在水浸片或悬滴标本中的运动情况，生长在琼脂平板培养基上的菌落形态或在半固体直立柱穿刺线上群体扩散的情况，都可判断有无鞭毛。大多数球菌不生鞭毛，杆菌中少数生鞭毛，弧菌和螺菌都生鞭毛。鞭毛的着生位置、数目是菌种的特征。

依鞭毛的着生位置、数目可将细菌分类（如图 3-9 所示）。

2. 糖被

有些细菌在其生命活动过程中，在一定的营养条件下，能向细胞壁的表面上分泌出一层黏液，形成一层厚度不定的透明胶状物质，称为糖被。主要成分是水分约占 90%，还有多糖和多肽聚合物等。

糖被可分以下几类（图 3-10）：①荚膜（约 200nm）、②微荚膜（<200nm）、③黏液层、④菌胶团。

产糖被的细菌在固体培养基上形成表面湿润、有光泽、黏液状的光滑型菌落，不产糖被

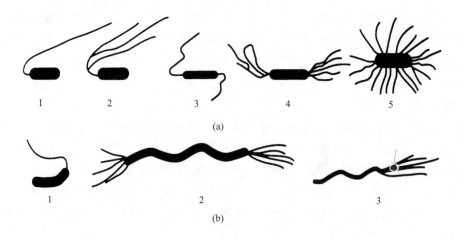

图 3-9　细菌鞭毛着生方式

（a）杆菌：1—偏端单生；2—亚极端生；3—两端单生；4—两端丛生；5—周生

（b）弧菌：1—偏端单生；2—两端丛生；3—偏端丛生

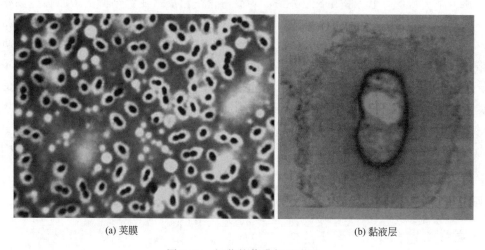

(a) 荚膜　　　　　　　　　　　　　(b) 黏液层

图 3-10　细菌的荚膜与黏液层

的细菌形成表面干燥、粗糙的粗糙型菌落。

3. 芽孢

有些细菌当生长到一定时期繁殖速度下降，菌体细胞内细胞质出现浓缩聚集现象，逐步形成一个圆形、椭圆形或圆柱形的孢子，系对不良的环境条件具有较强抗性的休眠体，称为芽孢（图 3-11），又称内生孢子。当菌体未形成芽孢前即称为繁殖体或营养体。

形成芽孢的细菌多为杆菌，细菌芽孢的着生位置、形状、大小因菌种而异（图 3-12），是分类鉴定的依据。芽孢具有厚的壁和高度的折光性，一般染料不易着色，需要采用特殊的芽孢染色法才能在光学显微镜下观察到菌体内的芽孢。

芽孢是生命世界中抗逆性最强的一种结构，芽孢的形成需要一定的外界条件，芽孢一旦形成，对热、干燥、低温、辐射、化学杀菌剂等恶劣环境条件均具有很强的抵抗能力。有些芽孢在一定条件下可保存几十年不丧失生活力，芽孢之所以具有这样高度的抗逆性，与其结构和成分有关（图 3-13）。目前杀灭芽孢最可靠的方法是高压蒸汽灭菌法，进行消毒灭菌时往往以芽孢是否被杀死作为判断灭菌效果的指标。

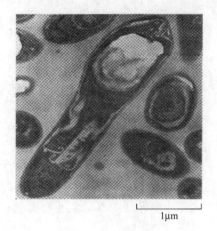

1μm

图 3-11 细菌芽孢

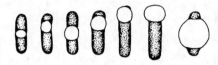

图 3-12 细菌芽孢位置及菌体形态

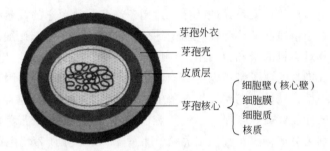

图 3-13 细菌芽孢结构模式图

4. 菌毛

多数革兰阴性菌及少数革兰阳性菌的细胞表面有一些比鞭毛更细、较短而直硬的丝状物，称为菌毛。菌毛必须用电子显微镜才能观察到。菌毛不具运动功能，根据形态及功能可分为普通菌毛和性菌毛两种类型。

（1）普通菌毛　毛短直，周身分布，数目可达上百根以上，主要与细菌的黏附性有关，是细菌致病性的重要因素。

（2）性菌毛　比普通菌毛粗而长，数量少，一个细胞仅具 1～4 根，性菌毛是在性质粒（F 因子）控制下形成的，故又称 F 菌毛，能在细菌之间传递 DNA，细菌的毒性及耐药性即可通过这种方式传递，这是某些肠道杆菌容易产生耐药性的原因之一。

趣味知识　　　　　　　　　　**细菌的大小**

一个典型细菌的大小可用大肠埃希菌代表，它的细胞平均长度约为 $2\mu m$，宽度约为 $0.5\mu m$。若把 1500 个细胞的长径相连，仅等于一颗芝麻的长度（3mm）；如把 120 个细胞的短径相连，才抵得上一根人发的粗细（$60\mu m$）。

最大的细菌和最小的细菌

1997 年，德国等国的科学家在非洲西部大陆架土壤中发现了一种迄今为止最大的细菌——纳米比亚嗜硫珠菌，它的细胞直径为 0.32～1.00mm，肉眼清楚可见。芬兰学者等又在 1998 年报道了一种最小的细菌——纳米细菌，其细胞直径为 50nm，仅为大肠埃希菌的 1/10。

任务一 细菌涂片及简单染色

细菌的涂片和染色是微生物实验中的一项基本技术，细菌小而半透明，在普通光学显微镜下不易识别，必须对它们进行染色，使染色后的菌体与背景形成明显差别，从而能清楚地观察到其形态结构。涂片过程必须保证无菌操作，这样才能保证观察对象的真实准确。

一、任务分析

细菌简单染色是指用单一染料处理菌体，适用于细菌一般形态的观察。染色前需用无菌操作法将细菌均匀涂于洁净载玻片上并且固定细菌，其目的之一是杀死细菌使细菌黏附于玻璃片上；二是增加其对染料的亲和力。用于生物染色的染料主要有碱性染料、酸性染料和中性染料三大类。碱性染料的离子带正电荷，能与带负电荷的物质结合，因细菌蛋白质等电点较低，当它生长于中性、碱性或弱碱性培养基中时常带负电荷，所以通常采用碱性染料（如亚甲蓝、结晶紫、碱性复红或孔雀绿等）使其着色。酸性染料的离子带负电荷，能与带正电荷的物质结合，当细菌分解糖类产酸使培养基 pH 下降时，细菌所带正电荷增加，因此易被伊红、酸性复红或刚果红等酸性染料着色。中性染料是前两者的结合，又称复合染料，如伊红亚甲蓝和伊红天青等。

二、任务实施

1. 明确目标

（1）能完成细菌涂片及简单染色的技术操作。

（2）树立无菌意识、生物安全意识及环保意识。

2. 任务准备

（1）器材　显微镜、载玻片、擦镜纸、接种环、玻璃片架、滴管、洗瓶、吸水纸。

（2）试剂　吕氏碱性亚甲蓝染液或草酸铵结晶紫、香柏油、二甲苯、生理盐水。

（3）材料　大肠埃希菌、金黄色葡萄球菌等。

细菌的
简单染色法

3. 实施方案

（1）细菌涂片的制作（图 3-16）

① 涂片　取洁净载玻片 2 片，在中央各加一滴生理盐水，用接种环以无菌操作法（包括接种环的灭菌、无菌取材及带菌片的处理，图 3-14、图 3-15），分别取大肠埃希菌和金黄色葡萄球菌少许，与载玻片上的生理盐水均匀混合，涂成一薄层菌膜，菌膜直径应在 1cm 左右为宜。如用菌悬液或液体培养物制作涂片，则不加生理盐水（或蒸馏水），直接用接种环挑取 2～3 环菌液涂抹于载玻片上，涂成一个 1cm 左右的菌膜。

② 干燥　将涂片于室温中自然干燥，或将涂有菌的一面朝上，在酒精灯火焰上方略加

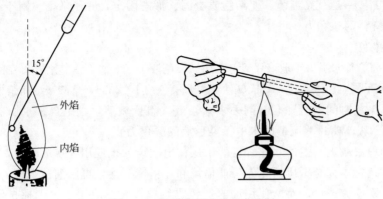

图 3-14　接种环灭菌及无菌取材

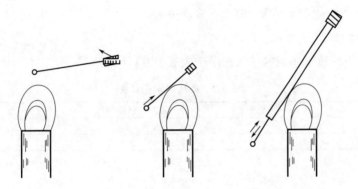

图 3-15　接种环（针）灭菌方法

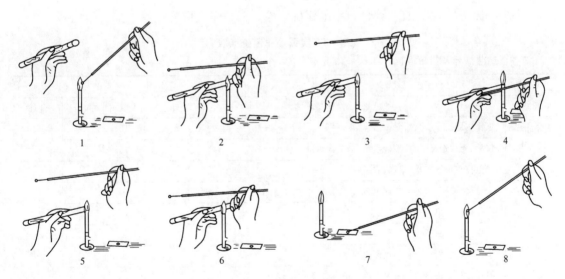

图 3-16　无菌操作过程示意

1—灼烧接种环；2—打开试管塞；3—灼烧管口；4—取菌；5—灼烧管口；6—塞上棉塞；
7—涂片；8—烧去接种环上的残菌

温加速干燥（温度不宜过高），也可用吹风机吹干。

　　③ 固定　将已干燥的载玻片（涂菌面朝上），用拇指及食指捏住载玻片一端的两侧，置于火焰高处微热烘干或迅速通过火焰 3 次，约 3s，用手皮肤触及载玻片反面，以热而不烫

为度。目的有二：一是杀死细菌，使细胞质凝固、形态固定，并使细菌黏附于载玻片上；二是增强菌体对染料的亲和力。

（2）简单染色

① 染色　将涂片水平置于玻璃片架上，滴加染色液 1 或 2 滴，使其刚好覆盖涂片薄膜为宜。染色时间长短随不同染色液而定，吕氏碱性亚甲蓝染色约 1～2min，草酸铵结晶紫染色约 1min。

② 水洗　染色时间到后，倾斜倒去多余染液，斜置玻璃片，用自来水由载玻片上端冲洗，直到冲洗至从玻璃片上流下的水中无染色液的颜色为止。

③ 干燥　甩去载玻片上的水珠，自然干燥或电吹风吹干或用吸水纸吸干，均可以。

④ 镜检　待标本完全干燥后，先用低倍镜和高倍镜观察，再用油镜观察。

⑤ 清理　实验完毕后，对所使用的显微镜进行整理，及时用二甲苯擦拭油镜头，再用擦镜纸抹去残留的二甲苯；有菌的涂片放入消毒液中浸泡，然后用洗衣粉水煮沸，用自来水冲洗并沥干。实验台面清理干净，用消毒液洗手。

4. 结果分析

将细菌简单染色后观察到的结果记录于表 3-2 中。

表 3-2　染色结果记录表

菌名	染色液名称	菌体颜色	菌体形态（图示）
大肠埃希菌			
金黄色葡萄球菌			

三、任务评价

对照标准（表 3-3）自我评价，小组评价，检查任务完成情况。

表 3-3　实训操作评价标准

任务：细菌涂片及简单染色

姓名：　　　　　班级：　　　　　小组：　　　　　成绩：

评价内容	操作要求	分值	扣分	合计
操作准备 （20分）	工作态度、卫生习惯	10		
	仪器、器材选择、摆放准确熟练；试剂配制准确熟练	10		
操作程序 （40分）	规范完成消毒工作（手部、载玻片）	5		
	手持接种环及菌种方法规范，严格无菌操作取菌，取菌量适宜，不破坏菌种	10		
	涂片操作规范，菌膜薄厚适宜、均匀，菌膜大小符合标准	10		
	干燥，固定操作规范	5		
	染色，水洗操作规范，颜色便于观察	5		
	镜检操作熟练、规范，及时正确维护显微镜	5		
职业素质 （10分）	积极参与小组活动，合作互助	5		
	自觉遵守实验室规则，及时清理物品，归位合理；规范处理带菌器皿	5		
质量评价 （30分）	按时完成实训任务，达到预期效果 时间每超过 1min 扣 1 分	10		
	染色均匀、单菌散开，形态	10		
	染色结果记录正确，报告规范	10		

四、注意事项

(1) 涂片时加的生理盐水要少，多了不易干燥。

(2) 涂片时取菌量不要过多，水滴微浊即可，否则菌体聚集在一起不便于观察菌体的形态和大小。

(3) 固定时温度不要太高，千万不得将载玻片停留于火焰上灼烤，否则菌体会变形。

(4) 从试管中取菌时要严格按无菌操作方法操作。

(5) 干燥时如用吸水纸，要吸干而不是擦干，以免将菌膜擦掉。

任务二　革兰染色

染色法的实际意义在于：①通过该染色法可将所有的细菌分为革兰阳性菌（G$^+$）和革兰阴性菌（G$^-$）两大类，此法是细菌学上最常用的鉴别性染色法；②革兰染色的差异，在某种程度上反映了细菌的某些生物学性状差异，如革兰阳性菌大多能分泌产生外毒素，而革兰阴性菌多数具有内毒素，这有助于了解细菌的致病性；③革兰阳性菌和革兰阴性菌细胞壁结构的不同，导致其对某些抗生素的敏感性不同，如大多数革兰阳性菌对作用于细胞壁的青霉素、头孢菌素等抗生素敏感，而革兰阴性菌大多对作用于细胞内核糖体的红霉素、链霉素等抗生素敏感。这些特性对指导临床用药有一定的参考价值。

一、任务分析

革兰染色的原理解释有多种说法，一般认同与细胞壁的组分与结构有关。革兰阳性菌细胞壁结构比革兰阴性菌细胞壁结构致密，肽聚糖层厚，脂类含量低，乙醇不易透入，故菌体内的结晶紫-碘复合物不被乙醇脱色。革兰染色法的主要步骤是先用结晶紫进行初染，再加媒染剂——卢戈碘液，以增加染料与细胞的亲和力，使结晶紫和碘在细胞膜上形成分子量较大的复合物——结晶紫-碘复合物；然后用脱色剂（95％乙醇或丙酮）脱色；最后用石炭酸复红（番红染色液）复染。显微镜下观察，细菌不被脱色而保留初染剂的颜色（紫色）者为革兰阳性菌（G$^+$），如被脱色后又染上复染剂的颜色（红色）者则为革兰阴性菌（G$^-$）。革兰染色法之所以能将细菌区分为革兰阳性菌（G$^+$）和革兰阴性菌（G$^-$），是因为革兰阴性菌（G$^-$）的细胞壁中含有较多易被乙醇溶解的类脂质，而且肽聚糖层较薄，交联度低，故用乙醇或丙酮脱色时，易将初染的结晶紫-碘复合物脱去，再经番红染色液复染后细菌就染成红色。革兰阳性菌（G$^+$）细胞壁中肽聚糖层较厚且交联度高，类脂质含量少，经脱色剂处理后反而使肽聚糖层的孔径缩小，通透性降低，因此细菌保留初染时的紫色。

二、任务实施

1. 明确目标

(1) 会革兰染色。

（2）能鉴别革兰阴性菌与革兰阳性菌。

（3）树立无菌意识、生物安全意识及环保意识。

2. 任务准备

（1）器材　显微镜、染色缸、载玻片、擦镜纸、接种环、玻璃片架、滴管、洗瓶、香柏油、二甲苯、生理盐水、吸水纸等。

（2）菌种　大肠埃希菌、金黄色葡萄球菌、细菌未知菌株 18～24h 斜面培养。

（3）试剂　草酸铵结晶紫染色液，卢戈碘液，95％乙醇，番红染色液。

（4）文件　药品生产企业《革兰染色技术标准操作规程》（表3-4）。

表 3-4　＊＊＊药厂革兰染色技术标准操作规程

题目:革兰染色技术标准操作规程	文件编号：SOP-ZL-＊＊＊＊
起草人及日期：	审核人及日期：
批准人及日期：	生效日期：
颁发部门：	分发部门：

1. 目的

　建立革兰染色法操作规程,确保革兰染色法操作规范化、科学化。

2. 范围

　适用于用革兰染色法对细菌进行分类和鉴定。

3. 职责

　临床微生物实验室当班工作人员认真按程序文件操作。

4. 试剂

　结晶紫、番红、碘化钾、碘、95％乙醇、草酸铵、香柏油。

4.1　试液及配制方法

4.1.1　结晶紫染色液:称取结晶紫 2g,溶于 20mL 95％乙醇中;称取草酸铵 0.8g,溶于 80mL 水中;将两种溶液混合,静置 48h 后使用。

4.1.2　碘染色液:称取碘化钾 2g,加 5～10mL 水使充分溶解,加碘 1g,待完全溶解后,加水至 300mL。

4.1.3　番红复染液:称取番红 0.25g 溶于 10mL 95％乙醇中,然后加水 100mL。

5. 工作程序

5.1　待检标本用无菌生理盐水涂片,经自然干燥后用火焰固定。

5.2　加结晶紫液染 1min,清水冲去染液。

5.3　加碘液染 1min,清水冲去染液。

5.4　加 95％乙醇脱色液,不时摇动 10～30s,至紫色已脱落为止,水冲洗。

5.5　加复染液(番红),染 30s,水冲洗。

5.6　待涂片自然干燥后,油镜镜检。

6. 质量控制

　金黄色葡萄球菌为革兰染色阳性,大肠埃希菌为革兰染色阴性。

3. 实施方案

实施方案如图 3-17 所示。

（1）细菌涂片的制作

① 常规涂片法　取三个洁净的载玻片，用记号笔在载玻片的左右两侧标上菌名（大肠埃希菌、金黄色葡萄球菌，金黄色葡萄球菌、细菌未知菌株，大肠埃希菌、细菌未知菌株），并在两端各滴一小滴生理盐水，以无菌操作方法制备细菌涂片，干燥、固定。载玻片要洁净无油，否则菌液涂不均匀。

② "三区"涂片法　取一个洁净的载玻片，在载玻片的左、右端各加一滴生理盐水，用

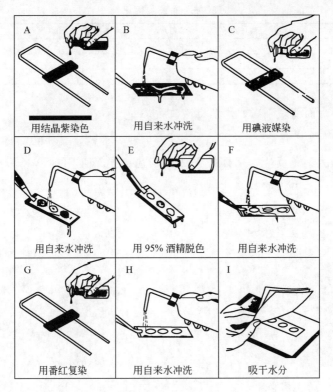

图 3-17　革兰染色过程

无菌接种环挑取少量大肠埃希菌与左边水滴充分混合成仅有大肠埃希菌的区域，并将少量菌液延伸至载玻片的中央。然后在酒精灯火焰上灼烧接种环灭菌，再用无菌的接种环挑取少量金黄色葡萄球菌与右边的水滴充分混合成仅有金黄色葡萄球菌的区域，并将少量的金黄色葡萄球菌菌液延伸到载玻片中央，与大肠埃希菌混合成含有两种菌的混合区，干燥、固定。以同样的方法完成金黄色葡萄球菌和细菌未知菌株、大肠埃希菌和未知菌株的两个"三区"涂片。

革兰染色

（2）初染　将三片制好的涂片放在玻璃片架上，滴加结晶紫染色液，使其布满菌膜，染色 1min，倾去染色液，用细水流徐徐冲洗至洗出液为无色，将载玻片的水甩净。

（3）媒染　放在涂片架上，滴加卢戈碘液，使碘液覆盖菌膜约 1min，水洗。

（4）脱色　用吸水纸吸去载玻片上的残水，在白色衬景下，将载玻片倾斜并摇动，用滴管流加 95％的乙醇脱色，摇动载玻片可以让酒精来回流动使脱色均匀，倾去紫色酒精液，直至流出的乙醇无紫色时，立即水洗，终止脱色，将载玻片上的水甩净。根据涂膜的厚薄掌握好脱色时间，一般为 0.5min。

（5）复染　滴加番红染色液于菌膜上，覆盖住菌膜，复染 1min，水洗。

（6）干燥　甩去载玻片上的水珠，自然干燥或电吹风吹干或用吸水纸吸干，均可以。

（7）镜检　先用低倍镜找到染色图像，再换高倍镜选择观察对象，在已染色的标本上滴加香柏油一滴，在油镜下观察染色结果，并将绘图记录于表 3-5 中。

（8）清理　实验完毕后，对所使用的显微镜进行整理，及时用二甲苯擦拭油镜头，再用擦镜纸抹去残留的二甲苯；有菌的涂片放入消毒液中浸泡，然后用洗衣粉水煮沸，用自来水

表 3-5　油镜观察记录

菌种	菌体颜色	菌体形态	G$^+$ 或 G$^-$
大肠埃希菌			
金黄色葡萄球菌			
细菌未知菌株			

冲洗并沥干。实验台面清理干净，用消毒液洗手。

4. 结果分析

判断三种菌体的染色反应。菌体被染成蓝紫色的是革兰阳性菌（G$^+$），被染成红色的为革兰阴性菌（G$^-$）（图 3-18、图 3-19）。

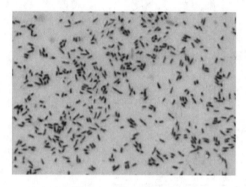

图 3-18　革兰阴性菌

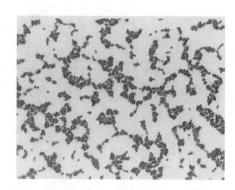

图 3-19　革兰阳性菌

三、任务评价

对照标准（表 3-6）自我评价，小组评价，检查任务完成情况。

表 3-6　实训操作评价标准

任务：革兰染色

姓名：　　　　班级：　　　　小组：　　　　成绩：

评价内容	操作要求	分值	扣分	合计
操作准备 （20分）	工作态度、卫生习惯	10		
	仪器、器材选择、摆放准确熟练；试剂配制准确熟练	10		
操作程序 （40分）	规范完成消毒工作(操作台、手部、载玻片)，标记规范	5		
	手持接种环及菌种方法规范，严格无菌操作取菌，取菌量适宜，无菌种污染及破坏	10		
	涂片操作规范，菌膜薄厚适宜、均匀，菌膜大小符合标准	10		
	干燥、固定操作规范	5		
	染色操作规范(染液使用顺序、染色时间、水洗方法)，阳性菌、阴性菌颜色显示正确	5		
	显微镜操作规范、熟练，及时正确维护显微镜	5		
职业素质 （10分）	积极参与小组活动，合作互助	5		
	自觉遵守实验室规则，及时清理物品，归位合理；规范处理带菌器皿	5		
质量评价 （30分）	按时完成实训任务，达到预期效果 时间每超过1min扣1分	10		
	染色均匀、单菌散开，阴阳菌分	10		
	实训结果记录规范，结果分析合理	10		

四、注意事项

（1）脱色时间十分重要。乙醇脱色是革兰染色操作的关键环节，如脱色过度，革兰阳性菌可被误染为阴性菌；而脱色不足，革兰阴性菌被误认为阳性菌。

（2）涂片要均匀，切忌过厚，以免脱色不完全造成假阳性。

（3）在染色过程中，不可使染液干涸。

（4）革兰染色要用活跃生长期的幼龄菌培养物，老龄菌体内核酸减少，会使阳性菌被染成阴性菌，故不能选用。

（5）实验细菌的菌龄应为 $18\sim24h$ 为宜，若取较老的培养物，则可能出现 G^+ 细菌变为 G^- 细菌。

知识拓展　　　　　　　　　**芽孢染色法**

一、基本原理

芽孢染色是根据芽孢既难以染色而一旦染色又难以脱色这一特点而设计的，原则是：除了用着色力强的染料外，还需要加热，以促使芽孢着色，再使菌体脱色，而芽孢上的染料难以渗出，故仍保留原有的颜色，然后用对比度强的染料对菌体进行复染，使菌体和芽孢呈现不同的颜色，便于观察。

二、材料准备

（1）菌种　枯草芽孢杆菌的斜面菌种。

（2）染色液　5%孔雀绿染色液、0.5%沙黄染色液。

（3）其他　显微镜、水浴锅、接种环、载玻片、盖玻片、小试管（75mm×10mm）、烧杯（300mL）、滴管、洗瓶、生理盐水、玻璃片架、镊子、二甲苯、香柏油、擦镜纸、吸水纸等。

三、操作步骤

（1）制备菌悬液　取一支洁净的小试管，加入 $2\sim3$ 滴生理盐水，用接种环从斜面上挑取 $2\sim3$ 环培养 $18\sim24h$ 的枯草芽孢杆菌菌苔于小试管中，并充分搅拌均匀，制成浓稠的菌悬液。

（2）染色　加5%孔雀绿染色液 $2\sim3$ 滴于小试管中，用接种环搅拌使其与菌液充分混合均匀，然后将试管浸于沸水浴（烧杯）中，加热染色 $15\sim20min$。

（3）涂片固定　用接种环挑取试管底部菌液数环于洁净的载玻片上，并涂成薄膜，然后将涂片通过微火3次温热固定。

（4）脱色　水洗，直至流出的水无孔雀绿颜色为止。

（5）复染　0.5%沙黄染色液染色 $2\sim3min$，倾去染液，不用水洗，直接用吸水纸吸干残液。

（6）镜检　干燥后用油镜观察。

三、结果判断

芽孢呈绿色，芽孢囊及营养体为红色。

四、注意事项

（1）供芽孢染色用的菌种应控制菌龄，以大部分芽孢仍保留在菌体上为宜。枯草芽孢杆菌培养 18～24h 效果最佳。

（2）用改良法时，欲得到好的涂片，首先要制备浓稠的菌液，其次是从小试管中取染色的菌液时，应用接种环充分搅拌，然后再挑取菌液，否则菌体沉于管底，涂片时菌体太小。

知识拓展　　　　　　　　　　　**鞭毛染色法**

一、基本原理

在染色前先经媒染剂处理，让它沉积在鞭毛上，使鞭毛直径加粗，然后再进行染色，常用的媒染剂由鞣酸和氯化铁或钾明矾等配制而成。

二、材料准备

（1）菌种　枯草芽孢杆菌的斜面菌种（15～18h）。

（2）染色液和培养基　硝酸银鞭毛染色液（A 液、B 液），牛肉膏蛋白胨培养基斜面。

（3）其他　显微镜、接种环、载玻片、盖玻片、洗衣粉、95％酒精、酒精灯、洗瓶、蒸馏水、玻璃片架、镊子、二甲苯、香柏油、擦镜纸、吸水纸等。

三、操作步骤

（1）清洗载玻片　将玻璃片插在专用金属架上，然后将玻璃片置洗衣粉过滤液中（洗衣粉煮沸后用滤纸过滤，以除去粗颗粒），煮沸 20min。取出稍冷后用自来水冲洗、晾干，再放入浓洗液中浸泡 5～6 天，使用前取出玻璃片，用自来水冲去残酸，再用蒸馏水洗。将水沥干后，放入 95％乙醇中脱水。用时用火焰烧去酒精，立即使用。

（2）配制染液　A 液：鞣酸 5g，$FeCl_3$ 1.5g，蒸馏水 100mL。待溶解后，加 1％ NaOH 溶液 1mL 和 15％甲醛溶液 2mL。B 液：硝酸银 2g，蒸馏水 100mL。待硝酸银溶解后，取出 10mL 做回滴用。往 90mL B 液中滴加浓氢氧化铵溶液，当出现大量沉淀时再继续加氢氧化铵，直到溶液中沉淀刚刚消失变澄清为止。然后用保留的 10mL B 液小心地逐滴加入，至出现轻微和稳定的薄雾为止（此操作非常关键）。在整个滴加过程中要边滴边充分摇荡。配好的染色液当日有效，4h 内效果最好。

（3）活化菌种　将待染细菌在新配制的牛肉膏蛋白胨培养基斜面上（培养基表面湿润，斜面基部含有冷凝水）连续移接 2～3 代，每次 37℃恒温培养 15～18h。

（4）制备菌悬液　取一洁净的试管，向其中滴加 1～2mL 的蒸馏水，取培养 15～18h 的营养琼脂斜面活化菌种，用接种环挑取斜面和冷凝水交接处的培养物数环，制成轻度混浊的菌悬液。挑菌时不要带培养基。

（5）涂片　用无菌操作法取一滴菌液于洁净载玻片的一端，立即将玻璃片稍倾斜，使菌液缓缓流到另一端，用吸水纸吸去玻璃片下端多余的菌液，然后平放，干后应尽快染色，不宜放置时间过长。然后，吸取少量菌液滴在洁净玻璃片的一端，立即将玻璃片倾斜，使菌液缓慢地流向另一端，用吸水纸吸去多余的菌液。涂片放室温自然干燥。

（6）染色　滴加鞭毛染色液 A 液，染 3～5min 用蒸馏水充分洗净 A 液，使背景清洁；用 B 液冲去残水，再加 B 液于涂片上；用微火加热至微冒蒸汽，染色约 0.5～1min（加热时应随时补充蒸发掉的染色液，不可使玻璃片出现干涸区）；用蒸馏水轻轻冲洗干净，自然干燥。

（7）镜检 先用低倍镜观察，再用高倍镜观察，最后用油镜观察。

四、结果观察

菌体及鞭毛均呈现深褐色。

五、注意事项

（1）鞭毛染色液最好现配现用，染色时一定要充分洗净染液后再加液。

（2）菌种活化需连续移种几次，菌龄合适，幼龄菌时鞭毛易于着色。

自我提高

一、判断题

1. 放线菌是革兰染色呈红色。（   ）

2. 革兰染色中媒染的主要作用是增加染色剂与菌体细胞的亲和力，使脱色时染色剂不易被洗脱。（   ）

3. 肽聚糖是革兰阴性细菌细胞壁中的特有成分。（   ）

4. 青霉素对革兰阴性菌的作用点是细胞壁肽聚糖四肽与五肽交联处。（   ）

5. 革兰染色的差异主要是由于阴性细菌与阳性细菌细胞壁的差异所引起的。（   ）

二、填空题

1. 细菌细胞的基本结构有_____等，有些细菌还有_____菌毛等特殊结构。

2. 通过革兰染色可将细菌分为革兰_____和革兰_____两大类。

3. 革兰染色的操作程序是涂片、干燥、固定、_____、_____、脱色、_____、干燥、镜检、清理。

三、单选题

1. 关于荚膜的叙述，正确的是（   ）。

A. 与细菌分裂有关   B. 与细菌的运动力有关

C. 与细菌的致病力有关   D. 与细菌的染色体有关

2. 细菌耐药性基因存在于（   ）。

A. 核区 DNA   B. 质粒   C. RNA   D. 染色体上

3. 细菌的休眠形式是（   ）。

A. 荚膜   B. 芽孢   C. 菌毛   D. 质粒

4. 制备细菌涂片时，菌膜的适宜大小是直径为（   ）。

A. 0.1cm   B. 1cm   C. 2cm   D. 3cm

5. 革兰染色法乙醇脱色步骤后革兰阴性菌（   ）。

A. 呈现蓝紫色   B. 呈现红色   C. 呈现无色   D. 呈现深绿色

6. 下列原核微生物经革兰染色后呈现紫色的是（   ）。

A. 大肠埃希菌   B. 立克次体   C. 衣原体   D. 金黄色葡萄球菌

7. 革兰染色法复染步骤后革兰阴性菌（　　）。

A. 呈现蓝紫色　　　　B. 呈现红色　　　C. 呈现无色　　　D. 呈现深绿色

8. 革兰染色中卢戈碘液起的作用是（　　）。

A. 初染剂　　　　　　B. 复染剂　　　　　C. 脱色剂　　　　　D. 媒染剂

四、简答题

1. 制备细菌涂片时为什么一定要无菌操作？

2. 涂片时为什么要固定，固定时要注意什么？

3. 革兰染色的结果是什么？有什么意义？

项目四

消毒与灭菌

【项目介绍】 ▶▶▶

在药品生产企业中，药品的生产、储存及药品质量检测过程对微生物的控制是非常严格的。如果药品污染了微生物，不仅会造成重大的经济损失，还会引起人体严重的疾病，甚至会导致死亡。因此，要减少微生物污染药物造成的经济损失，防止药源性疾病的发生，要控制有害微生物的分布与传播，做好消毒与灭菌工作。

【学习目标】 ▶▶▶

知识目标 1. 掌握灭菌、消毒、防腐的概念。
2. 掌握物理化学灭菌原理及常用方法。
3. 了解有害微生物对药品的影响。

能力目标 1. 正确使用与维护电热恒温干燥箱。
2. 正确使用灼烧灭菌法灭菌。
3. 正确使用与维护高压蒸汽灭菌器。

素质目标 1. 培养学生爱岗敬业的职业道德。
2. 培养学生树立"无菌操作"意识，严防"杂菌污染"。

【必备知识】 ▶▶▶

微生物只有在适合的条件下才能正常生长繁殖，若超过一定的限度，微生物的生命活动就会受到影响，如发生变异、生长抑制，甚至死亡。影响微生物生长繁殖的因素大致分为物理、化学和生物三个方面。下面主要介绍物理和化学因素对微生物生长繁殖的影响及在生产实践中的应用。

消毒与灭菌的重要性在于有效控制微生物的传播，抑制或防止物品的腐败。消毒、灭菌和防腐等的区别见表 4-1。

灭菌与消毒的常用方法如下。

一、物理消毒灭菌法

物理消毒灭菌法是利用物理因素杀灭或抑制微生物生长的方法。物理因素是影响微生物

表 4-1 消毒、灭菌和防腐等的比较

消毒	用理化方法杀灭物体上或介质中的病原微生物和微生物的繁殖体,但不一定杀死芽孢和部分非病原微生物的方法。消毒的目的是防止病原菌的传播。例如:用 75% 的酒精棉球擦拭双手
灭菌	用理化方法使物体上或介质中所有的微生物死亡的方法,称为灭菌。包括芽孢与繁殖体,病原菌与非病原菌。物品经灭菌后达到无菌状态
防腐	利用理化因素抑制或防止微生物的生长繁殖以防物品腐败的方法,称为防腐,也称抑菌。防腐一般不致微生物死亡,常用于保存药品和生物制品等
无菌操作	防止微生物进入机体或物体的操作方法。例如:细菌接种操作

新陈代谢的重要因素之一。常用的物理因素有温度、辐射、干燥、超声波、渗透压等（表 4-2）。

表 4-2 常用的物理灭菌抑菌方法及其原理、适用范围

方法名称	原理	适用范围
热力灭菌	高温可使微生物的 DNA 断裂、核蛋白体解体、蛋白质（或酶）变性和膜结构破坏,从而导致微生物死亡 包括干热灭菌(焚烧、烧灼、干烤),湿热灭菌(巴氏消毒法、煮沸法、间歇灭菌、高压蒸汽灭菌)	可用于耐高温物品及制剂的灭菌,是目前最可靠、使用最广的灭菌方式
低温	低温状态下,微生物代谢活动减慢,最后处于停滞状态,达到抑制微生物生长的作用。防止物品腐败	用于防止由于微生物生长引起的腐败,也广泛应用于菌种保存
辐射	辐射是能量通过空间传递的现象,由于辐射光的波长不同,所带能量不同,被物体吸收后发生不同的变化。包括非电离辐射(紫外线、日光、微波)和电离辐射(α射线、β射线、γ射线、X射线和快中子)	紫外线用于物品表面和空气消毒 微波常用于非金属器械的消毒 电离辐射用于不耐热的医用塑料注射器、药品等的消毒,也可用于粮食和食品的消毒
干燥	引起微生物细胞脱水和胞内盐类浓度增高,可导致其死亡	用于药材、粮食、食品等物品的储存
超声波	它通过液体时发生的空穴作用,引起细胞破裂,内含物外溢,导致细胞死亡	多数微生物都能受其破坏,革兰阴性菌更为敏感,但该法有残存者,目前主要用于粉碎细胞
渗透压	在高渗透压环境中,细胞脱水,发生质壁分离,生长受抑制甚至死亡	食物、药品的保存
过滤除菌	通过滤器机械阻留作用将液体或空气中的微生物除去	适用于不耐热、也不能以化学方法处理的液体或气体,如含毒素、抗毒素、病毒、酶、抗生素、维生素的溶液、血清及细胞培养液等

1. 温度

温度是控制微生物生长繁殖的重要因素之一。高温可使微生物的 DNA 断裂,核蛋白解体、蛋白质（包括酶类）变性和膜结构破坏,从而导致微生物死亡。用高温杀死微生物的方法称为热力灭菌,常用的热力灭菌方法有干热灭菌和湿热灭菌两大类。

低温下,多数微生物的代谢活动减慢,最后处于停滞状态,但生命力仍然存在,低温由于抑制了微生物的生长,被广泛用于菌种的保存。例如,细菌在 $4 \sim 10 \, ℃$ 冰箱内可生存数月,$-20 \sim -70 \, ℃$ 可长期冷冻保存。

2. 辐射

辐射是能量通过空间传递的一种物理现象,依被辐射物能否发生电离,可将辐射分为电离辐射和非电离辐射。非电离辐射包括可见光、日光、紫外线、微波等（图4-1）。电离辐射包括α射线、β射线、γ射线、X射线和快中子等。辐射的杀菌作用随光波波长的降低而增强，长波的可见光通常对细菌无杀伤作用。

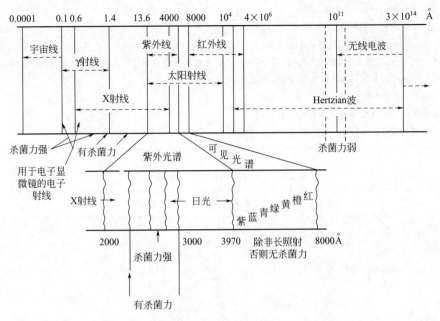

图4-1　不同波长辐射与杀菌的关系

直射日光有强烈的杀菌作用，是天然杀菌因素。波长在200～300nm的紫外线是日光杀菌作用的主要因素，其中265nm波长的杀菌作用最强。当微生物被紫外线照射时，细胞中的DNA能够吸收紫外线，并且在265nm下达到最大峰值，使DNA一条链或两条链上相邻的胸腺嘧啶之间形成二聚体，改变了DNA的分子构型，从而干扰了DNA的复制，轻则发生突变，重则导致死亡。

人工紫外线灯是将汞置于石英玻璃管中，通电后汞化为气体，放出杀菌波长的紫外线。紫外线的杀菌力强，但穿透力弱，不能透过水蒸气、普通玻璃、纸张和尘埃等，故只能用于物品表面和洁净区域如无菌室的空间灭菌。故洁净区域使用紫外线灯消毒灭菌时应注意：①紫外线灯要保持洁净，灰尘会影响灭菌效果；②相对湿度在40%～60%适宜，湿度过大影响灭菌效果；③一般紫外线灭菌照射30min即可杀死空气中的微生物（表4-3和表4-4）。

表4-3　＊＊＊药厂紫外线灯使用操作规程

题目：紫外线灯使用操作规程	文件编号：SOP-ZL-＊＊＊＊
起草人及日期：	审核人及日期：
批准人及日期：	生效日期：
颁发部门：	收件部门：

1. 目的
　　建立紫外线灯使用标准操作规程，防止污染和交叉污染。
2. 范围
　　适用于生产区内紫外线灯的使用。
3. 责任
　　各岗位操作人员对本规程的实施负责。车间班组长、质量管理部检查员负责监督。

续表

4. 程序

4.1　紫外线灯使用范围:传递窗、超净工作台。

4.2　紫外线灯使用方法:紫外线灯直接照射 30min。

4.3　紫外线灯使用完毕由使用者填写"紫外线灯使用记录"。

5. 其他

5.1　使用紫外线灯时,注意观察紫外线灯是否正常,有异常情况应及时通知设备管理员,必要时进行更换,并记录。

5.2　紫外线灯使用时间累积达到 2000h 需更换,并记录。

5.3　紫外线灯开关应有明显标志。

5.4　不得使紫外线光源直接照射到人,以免引起损伤。

5.5　使用时应保持灯管表面清洁、无尘,以免影响辐照效果。

表 4-4　某制药厂紫外线灯使用记录

紫外线灯使用记录

紫外线灯编号:

日期 年	照射物品名称	开关时间	累计时间 /h	操作人	复核人	备注
月　日		时 分~时 分				
月　日		时 分~ 时 分				
月　日		时 分~时 分				
月　日		时 分~时 分				

知识拓展

⁶⁰Co 灭菌

^{60}Co 照射灭菌是近年来发展较为迅速的一种辐射灭菌法。^{60}Co 灭菌的原理是 γ 射线的离子化作用产生大量自由基,破坏微生物 DNA,从而导致细胞死亡。被灭菌的物质一般仅升温约 5℃,因此又称"冷灭菌"。^{60}Co 所发射的高能 γ 射线经证实已成为一种实用的热敏性产品的工业灭菌方法。

一个典型的 ^{60}Co 装置可能具有高达 1MCi($3.7×10^{16}$Bq)的放射性。γ 射线照射只需数秒钟或数分钟就可达到对人类细胞的致死剂量。出于安全角度原因,这类放射源要置于钢筋混凝土建筑物中,墙体厚度约 2m。控制装置能确保只有在腔门锁定时放射源才从水中提起。待灭菌的物品经传送带或单轨系统通过辐射腔室,在辐射源下移动,通过调节物品通过的速度可以控制吸收剂量(图 4-2)。

药品、医疗用品进行辐照灭菌时,不会引起被辐照物的温度明显升高,对热敏药物常常是最佳的消毒方法。^{60}Co 释放出的 γ 射线有很强的穿透力,被处理的药品可以预先包装好,这样经辐射消毒后,有效避免了药品在最终消费者使用之前的二次污染。灭菌后的医疗用品可以长期保存。灭菌速度快,操作简便,辐照消毒工艺可连续操作,因此可实现大规模商业化生产。

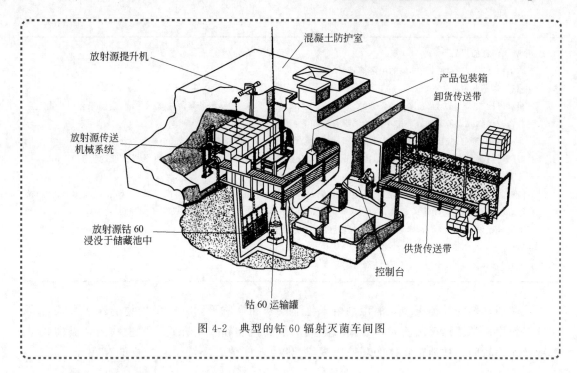

图 4-2　典型的钴 60 辐射灭菌车间图

二、化学消毒灭菌法

化学消毒灭菌法是通过药物与微生物细胞中的成分发生反应，产生蛋白质变性、酶失活等作用而达到杀灭微生物的目的。用于消毒的化学药物称为消毒剂。化学灭菌法可用于器具、皮肤表面、无菌区域的灭菌，不能用于培养基的灭菌。常用的消毒剂包括乙醇、甲醛、苯扎溴铵、环氧乙烷等。根据所用的消毒剂不同，可采用浸泡、添加、擦拭、喷洒、熏蒸等方法。洁净区域进行环境的消毒灭菌是 GMP 的基本要求，常用方法是用甲醛熏蒸等（表4-5）。

表 4-5　＊＊＊药厂洁净区甲醛熏蒸操作规程

题目：洁净区甲醛熏蒸操作规程	文件编号：SOP-ZL-＊＊＊＊
起草人及日期：	审核人及日期：
批准人及日期：	生效日期：
颁发部门：	收件部门：
分发部门：	

1. 目的

　　建立洁净区大消毒标准操作程序，保证工艺卫生，防止污染及交叉污染。

2. 范围

　　适用于洁净室及洁净区操作间、更衣室、缓冲走廊等的消毒管理。

3. 职责

　　洁净区岗位操作工对本标准的实施负责，车间各班组长、质量管理部 QA 检查员负责监督。

4. 程序

4.1　甲醛大消毒的频率和范围

4.1.1　每个生产周期开产之前或每个季度用甲醛熏蒸法大消毒一次。

4.1.2　根据室内菌检情况或异常情况，可随时进行甲醛熏蒸大消毒。

4.1.3　车间无菌室。

4.2 甲醛大消毒的用品

不锈钢桶、纱布、高锰酸钾、36%的甲醛溶液。

4.3 甲醛气体熏蒸消毒法

当相对湿度在65%以上、温度在24～40℃时,甲醛气体的消毒效果最好,但若采用过多的甲醛,会因聚合而析出白色粉末附着在建筑物或设备表面。一般甲醛的消毒方法如下:

4.3.1 在进行消毒前,应该把无菌室的卫生处理好,墙壁、设备用75%酒精消毒,擦拭。

4.3.2 计算体积(包括房间及风管体积),按 $10mL/m^3$ 的比例准备浓度为36%的甲醛溶液(甲醛密度约为 $1.1g/mL$),按 $2\sim3g/m^3$ 的比例准备高锰酸钾溶液。

4.3.3 消毒流程:进行甲醛熏蒸操作的人员应配戴防毒面具,启动甲醛发生器,启动空调系统,关闭新风和排风,让甲醛气体自循环(约20min),关闭通风系统,房间熏蒸消毒,时间不少于12h,之后房间排气,开大新风用新鲜空气置换(约6h),开启空调系统,用75%酒精喷洒环境。在消毒过程中无菌室的门必须敞开,保证流通;无菌室的外门必须关闭,防止甲醛气体外泄。

4.3.4 房间排风结束后,操作人员进入洁净区将不锈钢桶清洗干净。

化学消毒剂的种类很多,消毒剂由于化学结构和性质不同,对微生物的作用方式各异。在选择使用化学消毒灭菌法时,必须考虑消毒剂的性质和作用方式、微生物的种类和数量、浓度及作用时间、被消毒物体的环境因素(温度、pH 值、环境中有机物的存在等)等诸多因素(表 4-6)。

表 4-6 ＊＊＊药厂消毒剂的配制和使用操作规程

题目:消毒剂的配制和使用操作规程	文件编号:SOP-ZL- ＊＊＊＊
起草人及日期:	审核人及日期:
批准人及日期:	生效日期:
颁发部门:	收件部门:
分发部门:	

1. 目的

建立消毒剂配制、使用的操作程序,保证消毒剂的正确配制及使用,防止差错、污染和交叉污染。

2. 范围

适用于消毒剂配制及使用的管理。

3. 责任

车间岗位操作人员对本规程的实施负责,车间班组长、质量管理部质量检查员负责监督。

4. 程序

4.1 消毒剂配制

4.1.1 采用稀释法配制消毒剂,其公式为:

$$cV = c_1V_1$$

式中,c 为消毒剂浓度;V 为需用消毒剂的体积;c_1 为欲配制消毒剂的浓度;V_1 为欲配制消毒剂的体积。

4.1.2 75%乙醇溶液:量取无水乙醇 750mL,加水定容至 1000mL,混合均匀,置于干燥容器内密闭保存。

4.1.3 0.2%新洁尔灭溶液:量取 5%新洁尔灭溶液 40mL,加水定容至 1000mL,混合均匀,置于干燥容器内密闭保存。

4.2 注意事项

4.2.1 C级洁净区所用消毒剂用注射用水配制;D级洁净区所用消毒剂的配制用水为纯化水。

4.2.2 盛装消毒剂的容器必须有明显的状态标识,标识上填有溶液名称、浓度、配制人、复核人、配制时间和有效期,禁止不同级别容器或消毒剂交叉使用。

4.2.3 洁净区内存放的消毒剂及其容器必须放在指定位置。

4.2.4 配制消毒剂时必须双人复核。

4.2.5 配制消毒剂时必须注意保护,避免化学灼伤。

续表

4.2.6　应在洁具室配制消毒剂,避免造成污染。

4.2.7　配制后应立即填写记录。

4.2.8　配制消毒剂的容器应清洁灭菌。

4.3　消毒剂的使用

4.3.1　手部、洁净鞋、设备及室内消毒时用 75％乙醇溶液、0.2％新洁尔灭溶液,每月轮换一次。

4.3.2　地漏消毒用 0.2％新洁尔灭溶液、75％乙醇溶液,每月轮换一次。

4.3.3　消毒剂每月轮换,以防产生耐药菌。

4.3.4　洁净室内,每 1L 消毒液擦洗地面、墙壁、天棚面积不超过 70m²;手消毒器内的消毒剂要每三天更换一次,用量为 1.5L;对洁净鞋进行消毒时,每 10 双洁净鞋的消毒剂用量不少于 20L。

4.3.5　消毒剂配制后密闭保存不超过 7 天。

知识拓展　　　　　　　**巴氏消毒法**

　　巴氏消毒法的产生来源于巴斯德解决啤酒变酸的问题。当时,法国酿酒业面临着一个令人头疼的问题,那就是啤酒在酿出后会变酸,根本无法饮用。而且这种变酸现象还时常发生。巴斯德受人邀请去研究这个问题。经过长时间的观察,他发现使啤酒变酸的罪魁祸首是乳酸杆菌。营养丰富的啤酒简直就是乳酸杆菌生长的天堂。采取简单的煮沸的方法是可以杀死乳酸杆菌的,但是,这样一来啤酒也就被煮坏了。巴斯德尝试使用不同的温度来杀死乳酸杆菌,而又不会破坏啤酒本身。最后,巴斯德的研究结果是:以 50～60℃的温度加热啤酒半小时,就可以杀死啤酒里的乳酸杆菌和芽孢,而不必煮沸。这一方法挽救了法国的酿酒业。这种灭菌法也就被称为"巴氏消毒法"。

巴氏消毒的原理

　　在一定的温度范围内,温度越低,细菌繁殖越慢;温度越高,繁殖越快。但温度太高,细菌就会死亡。不同的细菌有不同的最适生长温度和耐热、耐冷能力。巴氏消毒其实就是利用病原体不是很耐热的特点,用适当的温度和保温时间处理,将其全部杀灭。但经巴氏消毒后,仍保留了小部分无害或有益、较耐热的细菌或细菌芽孢,因此,巴氏消毒牛奶要在 4℃左右的温度下保存,且只能保存3～10 天,最多 16 天。巴氏消毒法还用于消毒啤酒、白酒等酒类,经过巴氏消毒的啤酒叫干啤;不经巴氏消毒,只能冻藏保鲜的啤酒就是生啤。

任务一　过滤除菌

一、任务分析

　　过滤除菌是用物理阻留的方法将液体或空气中的细菌除去,以达到无菌的目的。主要用于含血清、抗生素、酶、维生素等不耐热液体及空气的除菌。将含菌的液体或气体样品通过一个抽气装置的过滤器，使杂菌受到滤器上滤膜的机械阻拦而滞留在滤膜上，从而达到对液体或气体样品除菌的目的。但此方法不能除去病毒、支原体等更为细小的微生物（图 4-3）。

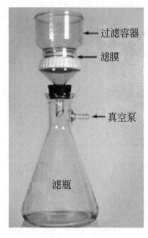
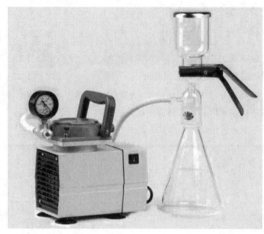

图 4-3　过滤除菌装置

可用于过滤除菌使用的滤膜很多，其材料有聚醚砜、尼龙、多聚碳酸盐、醋酸纤维素、硝酸纤维素、陶瓷等。目前常用直径 0.22～0.45μm 的微孔滤膜（图 4-4）。一般情况下采取

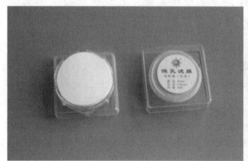
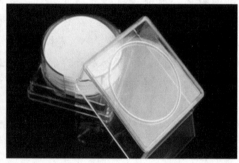

图 4-4　微孔滤膜

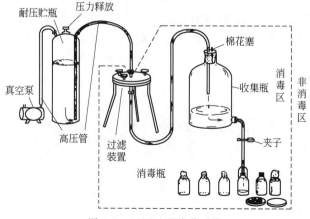

图 4-5　正压过滤除菌系统

正压过滤（图 4-5）。正压过滤较负压过滤（图 4-6）具有流速高、过滤快、不易污染等优点。

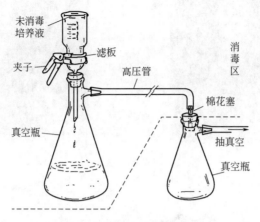

图 4-6　负压过滤除菌系统

目前大多数实验室和制药企业采用微孔滤膜过滤器除菌。微孔滤膜过滤器为不锈钢，中间可夹放滤膜。滤膜材料不得对被过滤成分有吸附作用，也不能释放物质，不得有纤维脱落，禁用含石棉的过滤材料。使用这种滤器最重要的步骤是安装滤膜及无菌过滤过程。滤器和滤膜在使用前应进行洁净处理，并用高压蒸汽进行灭菌。过滤除菌结束后，要打开滤器，检查滤膜是否完整，如果滤膜破裂，需重新进行过滤除菌过程。

过滤器有很多种，过滤少量液体常用一次性针孔过滤器（图 4-7）。

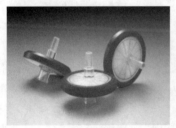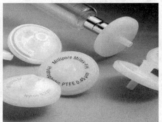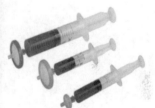

图 4-7　针孔过滤器

几种常见滤器如图 4-8～图 4-10 所示。

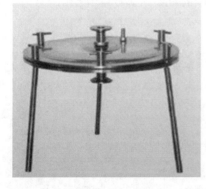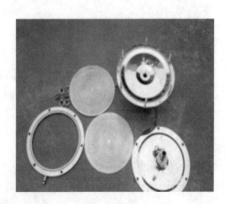

图 4-8　平板式过滤器

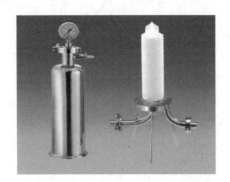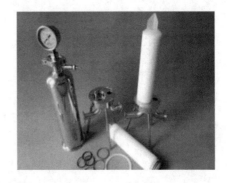

图 4-9　桶式过滤器

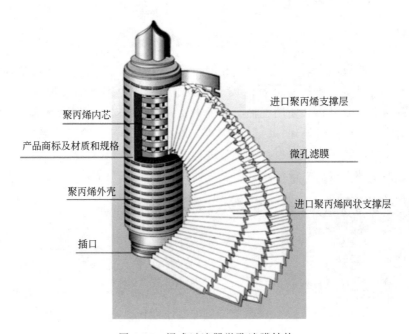

图 4-10　桶式过滤器微孔滤膜结构

聚丙烯内芯

产品商标及材质和规格

聚丙烯外壳

插口

进口聚丙烯支撑层

微孔滤膜

进口聚丙烯网状支撑层

二、任务实施

1. 明确目标

（1）能够根据生产实际需要正确进行除菌过滤。

（2）培养良好的安全意识及责任意识。

（3）严格执行"无菌操作"，严防"杂菌污染"。

2. 任务准备

（1）设备　过滤器，蠕动泵。

（2）材料　待滤药液，微孔滤膜，灭菌收集瓶，硅胶管等。

（3）文件　①药品生产企业《除菌过滤标准操作规程》（表 4-7）；②药品生产企业《过滤器清洁标准操作规程》（表 4-8）。

表 4-7 ＊＊＊制药厂除菌过滤标准操作规程

题目:除菌过滤标准操作规程	文件编号:SOP-ZL-＊＊＊＊
起草人及日期:	审核人及日期:
批准人及日期:	生效日期:
颁发部门:	收件部门:
分发部门:	

1. 目的

   建立除菌过滤标准程序,规范药液除菌过滤操作。

2. 范围

   适用于本公司非最终灭菌小容量注射剂产品生产过程中的除菌过滤操作。

3. 职责

   针剂车间配液岗位操作人员对本规程的实施负责。

4. 程序

4.1 准备

4.1.1 除菌过滤器的清洗、组装

4.1.1.1 将孔径为 0.22μm 的微孔滤膜浸泡于新制的注射用水中 15min。

4.1.1.2 将浸泡于 0.4% NaOH 溶液中 12h 以上的除菌过滤器取出,将各部件先用纯化水冲洗至 pH 试纸检测为中性,再用注射用水冲洗三遍。

4.1.1.3 将充分润湿后的 2 张滤膜平铺在除菌过滤器下部的滤盘上,位置放正。

4.1.1.4 将除菌过滤器上盖装上,拧紧固定螺栓,打开排气阀。

4.1.1.5 将注射用水管道接至进液口,打开注射用水阀门,检查除菌过滤器是否密封,若不密封应重新安装滤器并拧紧固定螺栓。

4.1.1.6 将清洗好的专用硅胶管分别连接在除菌过滤器的进、出液口和排气口,用锡箔纸包裹好端口。

4.1.2 除菌过滤器的灭菌

4.1.2.1 将组装完毕的除菌过滤器的固定螺栓略微松动,并打开排气阀;装入专用袋中放入高压蒸汽灭菌锅中经 121℃ 30min 灭菌。

4.1.2.2 灭菌后的除菌过滤器连袋传入无菌环境中。

4.1.3 确认蠕动泵完好,氮气压力充足,压力表有计量检定合格证且在有效期限内。

4.2 除菌过滤

4.2.1 以无菌操作,从灭菌袋中取出已灭菌的除菌过滤器,拧紧固定螺栓,关闭排气阀。

4.2.2 除菌过滤器的完整性测试

4.2.2.1 将进液管插入已灭菌并冷却至室温的注射用水中,开启蠕动泵,过滤约 2000mL 注射用水于一已灭菌的灭菌收集瓶中后,继续开启蠕动泵,将滤器内的残留液排尽。将进液管拆下,保护好该管两端口,防止污染。

4.2.2.2 从除菌过滤器进液口通经 0.22μm 孔径的通气口过滤器滤过的氮气,除菌过滤器出口管浸入灭菌注射用水中,打开减压阀,缓慢升压至 0.30MPa,保压约 1min,观察;若出口管无连续性气泡产生,则滤器完整性检测通过;否则需查明原因后调整并重新测试直至合格。

4.2.3 除菌过滤药液

4.2.3.1 将连接在除菌过滤器进液口的硅胶管插入待过滤药液中,滤器出液管插入灭菌收集瓶中。

4.2.3.2 开启蠕动泵,打开除菌过滤器排气阀排气,待有药液从排气口溢出时,关闭排气阀,控制蠕动泵转速,进行药液除菌过滤。

4.2.4 除菌过滤后滤器的完整性测试

   重复 4.2.2 的操作进行滤器完整性测试,若测试不合格,则本次过滤无效,需查明原因后,按同样的程序重新进行处理。

4.3 清场

4.3.1 将本次操作带入的器具及操作废弃物移出无菌环境。

4.3.2 依次用注射用水、消毒液擦拭操作台面、设备表面及传递窗、墙面、地面。

4.3.3 将无菌环境内的固定设备、设施定置摆放整齐。

4.3.4 除菌过滤器的清洗、存放:在器具清洗室内拆下除菌过滤器进、出口连接软管,松开固定螺栓,取出滤膜弃之,依次用纯化水、注射用水对滤器各部件彻底清洗后,浸泡于 0.4% NaOH 溶液,备用。

4.4 填写相应的工序操作记录。

表 4-8　＊＊＊制药厂过滤器清洁标准操作规程

题目:过滤器清洁标准操作规程	文件编号:SOP-ZL-＊＊＊＊
起草人及日期:	审核人及日期:
批准人及日期:	生效日期:
颁发部门:	收件部门:
分发部门:	

1. 目的

　　建立一个过滤器清洁标准操作规程,指导规范操作。

2. 范围

　　适用于针剂车间配制岗位除菌过滤用过滤器及配套硅胶软管的清洁操作。

3. 职责

　　针剂车间配液岗位操作人员对本规程的实施负责。

4. 程序

4.1　每日生产结束后,应对滤器进行清洁。

4.1.1　清洁工具:不脱落纤维的抹布、尼龙刷。

4.1.2　清洁剂:纯化水、注射用水、洗洁精、水桶。

4.1.3　将滤器移入 C 级器具清洗室,拆下连接管道及搁板,取下用过的滤膜,丢弃。

4.1.4　先用纯化水冲洗滤器内外壁(包括进气管)、硅胶软管内外壁及滤膜搁板。

4.1.5　若滤器或搁板上沾有难以冲洗掉的污迹时,可将滤器、搁板放进加有适量洗洁精的水桶中,借助尼龙刷刷洗,再用纯化水冲洗至无泡沫。

4.1.6　用注射用水反复冲洗滤器内外壁(包括进气管)、硅胶软管内外壁及滤膜搁板。

4.1.7　将过滤器专用尼龙袋在纯化水中搓洗后拧干。

4.1.8　将洗涤好的滤器、搁板及配套硅胶软管一并装入上述专用尼龙袋中,扎紧(注意:尼龙袋内不能有毛头露出),放置在 C 级器具存放柜内的固定位置,放置"已清洁"标示牌,标明清洁日期。

4.2　清洗、包装好的过滤器等的存放有效期为 48h,超过有效期后,使用前必须按 4.1 重新清洗。

4.3　过滤器及其配套用具(包括 0.22μm 微孔滤膜)应在使用前进行高压蒸汽灭菌(121℃,30min),灭菌后在密闭条件下保存,24h 内有效。

4.4　清洁工具的清洁、消毒与存放按《洁净区洁具清洁、消毒的标准操作规程》执行。

3. 实施方案

（1）操作前准备

① 检查硅胶软管的完整性,并用纯化水反复冲洗去残留物,然后在 3% H_2O_2 或 1% NaOH 溶液内浸泡 8h 以上,用纯化水反复冲洗,放入高压蒸汽灭菌器内 132℃ 湿热灭菌 5min。

② 按需准备规定直径、孔径的微孔滤膜,并按微孔滤膜使用规程进行清洁。

③ 检查平板过滤装置、蠕动泵是否完好。

④ 检查所需用容器、工具的清洁消毒情况。

（2）平板过滤器的安装

安装套筒
滤器操作 SOP

① 检查过滤密封胶圈的完整性,并将密封胶圈平整地压按于密封槽内。

② 在三脚支架上固定好平板过滤器的底座,并沿密封胶圈的边缘线将滤芯板安放在平板过滤器底座上,注意滤芯板正面朝上。

③ 将用注射用水淋洗后的微孔滤膜平铺于平板过滤器的滤芯网板上。

④ 盖好平板过滤器的顶盖,并使底座与顶盖的螺栓孔相互对应。

⑤ 安装锁紧螺栓,用扳手锁紧,并依次检查锁紧情况。

⑥ 装有微孔滤膜的平板过滤器放入高压蒸汽灭菌器内 132℃湿热灭菌 5min。

（3）平板过滤系统的安装

① 将硅胶软管从泵头进口中穿入，安装在滚柱与泵头固定座间的缝隙内，并从泵头固定座的出口中穿出。

② 安装泵头固定壳盖，用紧定螺杆锁紧，并复核锁紧情况。

③ 打开蠕动泵的电源开关，空转运行 1min，关闭开关，检查蠕动泵运转时有无异常声响，确认安装准确性、各部件工作可靠性。

④ 将泵头出口端的硅胶软管与平板过滤装置进口连接，并锁紧连接钢卡螺钉。

（4）除菌过滤过程

① 除菌过滤前应用注射用水冲洗管路。

② 将泵头进口端的硅胶软管，即进药管口放入待过滤液内。

③ 将平板过滤器的出药口用干热灭菌后的收集瓶盛接。

④ 打开蠕动泵电源开关，在转速范围内，调节转速调节手轮，逆时针旋转，蠕动泵转速上升，供液量增大，顺时针旋转转速调节手轮，蠕动泵转速下降，供液量降低，并使压力不超过规定值，注意压力表突然增高或降低，以判断滤膜阻塞或破损。

滤液操作 SOP

⑤ 除菌过滤后，关闭蠕动泵电源开关，对微孔滤膜的平板过滤器重新做完整性试验，确认过滤的可靠性。

（5）停机拆卸

① 按平板过滤系统的安装程序的逆顺序将平板过滤器、硅胶软管、蠕动泵拆卸分开。

② 蠕动泵按相应级别的《洁净区设备清洁消毒规程》进行清洁、消毒。

③ 硅胶软管先用注射用水或纯化水冲去残留药液后，再用注射用水冲洗 1 遍后，放入 3% H_2O_2 或 1% NaOH 溶液内浸泡，平板过滤器按《平板过滤器清洁消毒规程》进行清洁灭菌。

三、任务评价

对照标准（表 4-9）自我评价，小组评价，检查任务完成情况。

表 4-9　实训操作评价标准

任务：过滤除菌

姓名：　　　　　班级：　　　　　小组：　　　　　成绩：

评价内容	操作要求	分值	扣分	合计
操作准备	工作态度、卫生习惯	10		
（20 分）	仪器检查,器材选择,物品摆放准确熟练	10		
操作程序	过滤器的清洗、组装与灭菌	10		
	过滤器的完整性检测	10		
（40 分）	除菌过滤操作	10		
	过滤器的清洁	10		
职业素质	积极参与小组活动,合作互助	5		
（10 分）	自觉遵守实验室规则,及时清洁设备,物品归位合理,安全生产	5		

评价内容	操作要求	分值	扣分	合计
质量评价 （30分）	按时完成实训任务,达到预期效果 时间每超过1min扣1分	10		
	灭菌物品经检测无菌,并能在一定时间内保持无菌	10		
	灭菌操作记录准确,报告规范	10		

四、注意事项

（1）应严格按照无菌、无热原操作法操作，防止污染。

（2）除菌过滤时应严格控制蠕动泵的泵速，防止压力过高将滤膜损坏。

任务二 干热灭菌

一、任务分析

干热灭菌是利用热辐射及干热空气循环使微生物细胞内的蛋白质凝固变性而达到灭菌的目的。细胞内的蛋白质凝固性与其本身的含水量有关，在菌体受热时，环境和细胞内含水量越大，则蛋白质凝固就越快；反之，含水量越小，凝固越缓慢。因此，与湿热灭菌相比，干热灭菌所需温度要高，时间较长。一般170℃加热1h，160℃加热2h，121℃加热12h以上。灭菌时间可根据被灭菌物品的体积做适当调整。

干热灭菌法的种类很多，包括火焰灭菌和电热干燥灭菌器（恒温干燥箱、电烤箱、电热干燥烘箱）内灭菌等。前者用火焰直接焚烧或灼烧待灭菌的物品，焚烧是一种彻底的灭菌方法，其作用范围包括污染纸张、垃圾、废弃物及动物尸体等；灼烧一般用于可直接加热的仪器、器皿等的灭菌。在实验室内常用酒精灯火焰来灼烧接种环、接种针、试管口、瓶口及镊子等无菌操作中需用的工具或物品，确保纯培养物免受污染。而培养皿等玻璃器皿则可利用电热烘箱内的热空气进行定温与定时的灭菌，故称干热灭菌法。

二、任务实施

1. 明确目标

（1）能够根据生产实际需要正确使用与维护电热恒温干燥箱。

（2）培养良好的安全意识及责任意识。

（3）严格执行"无菌操作"，严防"杂菌污染"。

2. 任务准备

（1）设备　电热恒温干燥箱（图4-11）。

（2）材料　酒精灯、接种环、载玻片、试管、吸管等。

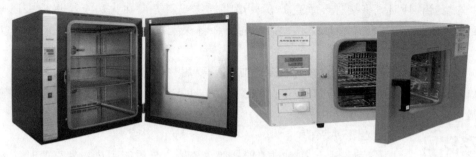

图 4-11　电热恒温干燥箱

（3）文件　药品生产企业《电热干燥箱标准操作规程》（表 4-10）。

表 4-10　　＊＊＊制药厂电热干燥箱标准操作规程

题目:电热干燥箱标准操作规程	文件编号:SOP-ZL-＊＊＊＊
起草人及日期:	审核人及日期:
批准人及日期:	生效日期:
颁发部门:	收件部门:
分发部门:	

1. 目的

　　建立一个电热干燥箱标准操作规程,指导规范操作。

2. 范围

　　适用于干热灭菌岗位操作。

3. 职责

　　干热灭菌岗位操作人员对本规程的实施负责。

4. 程序

4.1　样品放置:把需干燥处理的物品放入干燥箱内,上下四周应留存一定空间,保持工作室内气流畅通,关闭箱门。

4.2　风门调节:根据干燥物品的潮湿情况,把风门调节旋钮旋到合适位置。

4.3　开机:打开电源及风机开关。此时电源指示灯亮,电机运转,控温仪显示经过"自检"过程后,PV 屏应显示工作室内测量温度。SV 屏应显示使用中需干燥的设定温度,此时干燥箱即进入工作状态。

4.4　设定所需温度:按一下 SET 键,此时 PV 屏显示"5P",用↑或↓改变原"SV"屏显示的温度值,直至达到需要值为止。设置完毕后,按一下 SET 键,PV 显示"5T"(进入定时功能)。若不使用定时功能则再按一下 SET 键,使 PV 屏显示测量温度,SV 屏显示设定温度即可(注意:不使用定时功能时,必须使 PV 屏显示的"ST"为零,即 ST＝0)。

4.5　定时的设定:若使用定时,则当 PV 屏显示"5T"时,SV 屏显示"0",用加键设定所需时间(分),设置完毕,按一下 SET 键,使干燥箱进入工作状态即可(注意:定时的计时功能是从设定完毕,进入工作状态开始计算,故设定的时间一定要考虑把干燥箱加热、恒温、干燥三阶段所需时间合并计算)。

4.6　控温检查:第一次开机或使用一段时间或当季节(环境湿度)变化时,必须复核工作室内测量温度和实际温度之间的误差,即控温精度。

4.7　关机:干燥结束后,如需更换干燥物品,则在开箱门更换前先将风机开关关掉,以防干燥物被吹掉;更换完干燥物品后(注意:取出干燥物时,千万小心烫伤),关好箱门,再打开风机开关,使干燥箱再次进入干燥过程;如不立刻取出物品,应先将风门调节旋钮旋转至"Z"处,再把电源开关关掉,以保持箱内干燥;如不再继续干燥物品,则将风门处于"三"处,把电源开关关掉,待箱内冷却至室温后,取出箱内干燥物品,将工作室擦干。

3. 实施方案

（1）灼烧灭菌

① 灼烧时要用酒精灯外焰加热。

② 灼烧接种环时，将接种环垂直放在火焰上灼烧或斜方向在火焰上缓慢地来回至少 3 次，镍铬丝部分（环或丝）必须烧红，沿环向上，将深入试管的金属柄部分来回通过火焰数次。

③ 灼烧试管、锥形瓶、小烧杯等玻璃器皿时，要用灼烧过的镊子夹住仪器口壁，然后使器皿口朝上倾斜 45°，用酒精灯外焰从底部依次向上均匀加热（注意仪器内不能有水存留），最后灼烧管口、瓶口。

干热空气灭菌
柜使用步骤

（2）干热灭菌

① 清洗、包扎　对玻璃器皿、瓷器、金属等耐热物品灭菌时，首先要清洗干净，沥干水，包扎好。

② 放置　将包扎好的物品放入干燥箱的隔板上，物品放置切忌贴靠箱壁，干燥箱内物品不能堆放太满、太紧，以免热气流循环不畅影响温度均匀上升。

③ 风门调节　根据干燥物品的潮湿情况，把风门调节旋钮旋到合适位置。

④ 开机　打开电源及风机开关。此时电源指示灯亮，电机运转，控温仪显示经过"自检"过程后，显示屏应显示工作室内测量温度。设定需干燥的温度及时间。此时干燥箱即进入工作状态。

⑤ 关机　干燥结束后，如需更换干燥物品，则在开箱门更换前先将风机开关关掉，以防干燥物被吹掉；更换完干燥物品后（注意：取出干燥物时，千万小心烫伤），关好箱门，再打开风机开关，使干燥箱再次进入干燥过程。

三、任务评价

对照标准（表 4-11）自我评价，小组评价，检查任务完成情况。

表 4-11　实训操作评价标准

任务：干热灭菌

姓名：　　　　班级：　　　　小组：　　　　成绩：

评价内容	操作要求	分值	扣分	合计
操作准备 （20分）	工作态度、卫生习惯	10		
	仪器检查,器材选择,物品摆放准确熟练	10		
操作程序 （40分）	正确选择适宜干热灭菌的物料,规范完成物料的包扎	10		
	依据生产要求熟练进行干热灭菌器灭菌参数设定(温度、时间)	10		
	按操作规程打开灭菌器,合理放置物料,关门,启动灭菌	10		
	安全取出物料,无菌检测	10		
职业素质 （10分）	积极参与小组活动,合作互助	5		
	自觉遵守实验室规则,及时清洁设备,物品归位合理,安全生产	5		
质量评价 （30分）	按时完成实训任务,达到预期效果 时间每超过1min扣1分	10		
	灭菌物品经检测无菌,并能在一定时间内保持无菌	10		
	灭菌操作记录准确,报告规范	10		

四、注意事项

（1）用纸包扎的待灭菌物品，不可紧靠干燥箱壁，以防着火。

（2）灭菌开始前要调节好温度、时间，关好箱门，待温度慢慢升高。灭菌过程中，严防恒温调节的自动控制失灵而造成安全事故。

（3）干燥箱内有焦煳味应立即关闭电源，检查设备。

（4）灭菌结束，关闭电源，温度慢慢降至 60℃ 左右再开启箱门，以免高温玻璃器皿因骤冷而破碎。

任务三　高压蒸汽灭菌

一、任务分析

高压蒸汽灭菌技术属于湿热灭菌。所谓湿热灭菌是利用饱和蒸汽灭菌，湿热蒸汽比干热空气的穿透力大，易使菌体蛋白质、核酸发生变性而杀灭微生物。高压蒸汽灭菌法适用于各种耐热耐湿物品的灭菌，如生理盐水、培养基、玻璃器皿、金属器具和工作服等。

高压蒸汽灭菌是在密闭的高压蒸汽灭菌器中进行的。通过加热，使灭菌器夹层的水沸腾而产生蒸汽。待蒸汽将高压蒸汽灭菌器内的冷空气从排气阀排尽后，关闭排气阀，继续加热，此时由于蒸汽不能溢出，从而增加了灭菌器内的压力，使沸点增高，得到高于100℃的温度，当连续加热产生蒸汽时，随着蒸汽压力加大，温度也逐渐上升。当灭菌器内蒸汽达到平衡时，其中产生的蒸汽为饱和蒸汽。饱和蒸汽含热量高，穿透力强，导致菌体蛋白质凝固变性，能迅速杀死细菌和芽孢。高压蒸汽灭菌法通常采用 121℃ 持续 15~30min 或 116℃ 持续 40min。

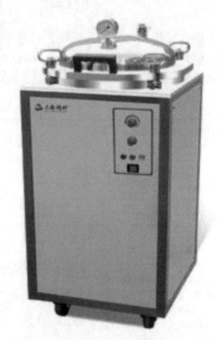

二、任务实施

1. 明确目标

（1）能够根据生产实际需要正确使用与维护高压蒸汽灭菌器。

（2）培养良好的安全意识及责任意识。

（3）严格执行"无菌操作"，严格防止"杂菌污染"。

2. 任务准备

（1）设备　高压蒸汽灭菌器（图 4-12，图 4-13）。

图 4-12　立式高压蒸汽灭菌器

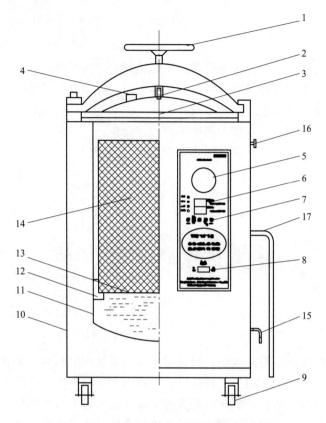

图 4-13　立式高压蒸汽灭菌器结构示意图

1—手轮；2—安全阀；3—容器盖；4—联锁装置；5—压力表；6—温度/时间显示；

7—工作键；8—电源开关；9—脚轮；10—外壳；11—外桶；12—搁脚；13—挡水板；

14—灭菌网篮；15—放水阀；16—手动放气阀；17—放气管

（2）材料　培养基、烧杯、培养皿、吸管等。

（3）文件　①药品生产企业《高压蒸汽灭菌锅标准操作规程》（表 4-12）；②"容器具湿热灭菌操作记录"（表 4-13）。

表 4-12　＊＊＊制药厂高压蒸汽灭菌锅标准操作规程

题目:高压蒸汽灭菌锅标准操作规程	文件编号:SOP-ZL-＊＊＊＊
起草人及日期:	审核人及日期:
批准人及日期:	生效日期:
颁发部门:	收件部门:
分发部门:	

1. 目的
　　规范灭菌标准操作。
2. 范围
　　灭菌岗位。
3. 责任者
　　本岗位操作人员。

续表

4. 程序

4.1 准备

4.1.1 检查生产场地、设备、容器是否清洁。

4.1.2 检查电源与设备是否正常。

4.2 开始操作

4.2.1 加水 加水达到标识线。

4.2.2 加料 把灭菌物品疏松排列在高压蒸汽灭菌锅内。

4.2.3 加盖 将盖子的排气软管插于灭菌桶内壁的槽中；盖好盖子，以对角方式均匀旋紧螺旋，使锅盖紧闭。检查放气阀和安全阀。全自动仪器要设置好压力、温度和时间。

4.2.4 排放冷空气 打开放气阀，关闭安全阀，放出冷空气（一般在水沸后排气5min左右），关闭放气阀门。

4.2.5 灭菌 压力逐渐上升至103kPa，温度达121.3℃，开始计时。维持所需温度和压力达所需时间后，关闭热源，停止加热。

4.2.6 开盖取物及后处理 待压力降至"0"时，慢慢打开放气阀，开盖，取出灭菌物品。倒掉锅中的水，防止腐蚀灭菌锅。

4.3 清洁设备

表 4-13 容器具湿热灭菌操作记录

产品名称：		产品批号：			
日期： 年 月 日		工段名称：			
操作要点	名称	规格	数量	灭菌条件	偏差及异常情况
	药匙	□			
	不锈钢勺	□			
	不锈钢桶	50L □			
		20L □			
		5L □			
1. 玻璃容器具、不锈钢制品、试管塞、塑料制品等用湿热灭菌121℃、0.11MPa、30min	试剂瓶	20L □			
		10L □			
		2L □		温度： ℃	
2. 补料瓶瓶盖适当拧松；其他待灭菌的物品严密包扎后，放入高压蒸汽灭菌器内，进行湿热灭菌		1L □			
	不锈钢杯	1L □			
	烧杯	5L □			
3. 灭菌结束，待湿热灭菌器冷却压力下降后，打开后门取出已灭菌物品放于储存室内保存，并挂上已灭菌标志		3L □		时间： 时 分	
		2L □			
		1L □			
4. 容器具必须灭菌后方可使用，灭菌有效期为72h。如超过有效期则在使用前72h内重新灭菌		500mL □		至 时 分	
	试管	□			
	补料瓶	1L □			
		2L □			
		5L □			
	移液管	25mL □			
		10mL □			

续表

操作要点	名称	规格	数量	灭菌条件	偏差及异常情况
1. 玻璃容器具、不锈钢制品、试管塞、塑料制品等用湿热灭菌121℃、0.11MPa、30min 2. 补料瓶瓶盖适当拧松；其他待灭菌的物品严密包扎后，放入高压蒸汽灭菌器内，进行湿热灭菌 3. 灭菌结束，待湿热灭菌器冷却压力下降后，打开后门取出已灭菌物品放于储存室内保存，并挂上已灭菌标志 4. 容器具必须灭菌后方可使用，灭菌有效期为72h。如超过有效期则在使用前72h内重新灭菌	锥形瓶	5L □		温度：　　℃ 时间：　时　分 至　时　分	
		3L □			
		1L □			
		250mL □			
	量筒	2L □			
		1L □			
		500mL □			
		250mL □			
		100mL □			
	试管塞	□			
	试剂瓶盖	□			
	离心杯	500mL □			
		1L □			
		2.4L □			
	玻璃棒	□			
	补料桶	50L □			
		20L □			
	硅胶管	□			
	方形瓶	□			

操作者：　　　　　　　　　　　　　　　　　　　　　复核者：

3. 实施方案

（1）加水　检查灭菌器内的水位，加适量的水。

（2）加入待灭菌物　将要灭菌的物品包扎好后均匀地摆放在灭菌器内，盖好灭菌器的盖子，注意不要装得太挤，也不要紧贴器壁。

（3）盖好锅盖　将盖上的排气软管插入内层锅的排气槽内，再以两两对称的方式同时旋紧相对的两个螺栓，使螺栓松紧一致，勿漏气。

（4）检查放气阀和安全阀，设置好压力、温度和时间（121℃ 15～30min 或 116℃ 40min）。

高压蒸汽灭菌柜操作步骤

（5）排放锅内冷气　打开排气阀，接通电源加热，使水沸腾以排除锅内的冷空气。待冷空气完全排尽后，关上排气阀，使压力表读数逐渐上升，达到所需温度和压力。

（6）升温灭菌　待压力逐渐上升至所需温度时，控制热源，维持所需温度和压力达所需时间（121℃15～30min 或 116℃ 40min）后，关闭热源，停止加热。

（7）取出灭菌物品　待压力表读数降至"0"时可打开排气阀使余气排出，同时打开下部疏水阀，排出锅内冷凝水。旋松螺栓，打开盖子，稍稍放置一会，让锅内的余热将灭菌物品表面的水汽蒸发后，取出灭菌物品。若要制备斜面培养基，要趁热摆成斜面；若要制备平板，也要趁热倒制。灭菌后的空培养皿、试管、移液管等需烘干或晾干。

（8）灭菌器清理　灭菌完毕，去锅内剩余水分，保持灭菌器内干燥。如果连续使用灭菌器，每次需补充水分。

（9）灭菌效果检查　灭菌后的培养基放在37℃培养箱内培养24h，观察有无微生物生长，是否达到无菌状态。

三、任务评价

对照标准（表4-14）自我评价，小组评价，检查任务完成情况。

表4-14　实训操作评价标准

任务：高压蒸汽灭菌

姓名：　　　　　　班级：　　　　　　小组：　　　　　　成绩：

评价内容	操作要求	分值	扣分	合计
操作准备 （20分）	工作态度、卫生习惯	10		
	仪器检查，器材选择，物品摆放准确熟练	10		
操作程序 （40分）	正确选择适宜高压蒸汽灭菌的物料，规范完成物料的包扎	10		
	依据生产要求熟练进行高压蒸汽灭菌器灭菌参数设定（温度、压力、时间）	10		
	按操作规程规范操作（开盖、加水、加料、加盖、排冷空气、升温升压、保温保压）	10		
	按操作规程排气、开盖取物，无菌检测	10		
职业素质 （10分）	积极参与小组活动，合作互助	5		
	自觉遵守实验室规则，及时清洁设备，物品归位合理，安全生产	5		
质量评价 （30分）	按时完成实训任务，达到预期效果 时间每超过1min扣1分	10		
	灭菌物品经检测无菌，并能在一定时间内保持无菌	10		
	灭菌操作记录准确，报告规范	10		

四、注意事项

（1）使用高压蒸汽灭菌器前应检查内部及盖子上的部件是否完好，并严格按照操作程序进行，避免发生意外。

（2）灭菌时，操作者切勿擅自离开岗位，尤其是升压和保压期间更要注意压力表指针的动态，避免压力过高或安全阀失灵等诱发危险事故。同时应按照培养基中营养成分的耐热程度来设定合理的灭菌温度与时间，以防营养成分过多被破坏。

（3）务必待锅内压力降低至"0"后再打开排气阀和盖子，否则因锅内压力突然下降，使瓶装培养基或其他液体因压力瞬时下降发生沸腾，从而造成瓶内液体溢出。

（4）在放入灭菌物料前，一定要向锅体内加入适量的水，若锅体内无水或水量不足等均会在灭菌时引发重大事故。

（5）高压灭菌器保养和维修

① 灭菌器的外表及灭菌室内要保持清洁干燥。

② 探头、水位计要定期清洗。

③ 门框、胶圈无损坏，进气口不可堵塞。最好每天使用完后在胶条上涂滑石粉，以延长胶条寿命。

④ 疏水阀每月清洗一次，以利于排冷气，保持温度。

⑤ 每周在夹层有压力时拉动安全阀手柄数次，以确保安全阀工作正常。

⑥ 使用一年之后，每年要请有资质的检测部门做一次全面系统的检查，包括简体、门、管路系统、电器系统等。安全阀、温度表、压力表要定期校验，以确保设备的安全和正常使用。

自我提高

一、单选题

1. 用作消毒剂的乙醇，常用浓度为（　　）。

A. 100%　　　　　　B. 95%　　　　　　C. 75%　　　　　　D. 50%

2. 下列哪一项不是干热灭菌的灭菌条件？（　　）

A. 160～170℃　2h 以上　　　　　　　B. 170～180℃　1h 以上

C. 250℃　45min　　　　　　　　　　D. 130～140℃　2h

3. 含糖培养基或注射液可用的灭菌条件是（　　）。

A. 121.3℃　持续 20min　　　　　　　B. 115℃　持续 30min

C. 126.5℃　持续 15min　　　　　　　D. 140℃　持续 30min

二、简答题

1. 什么是灭菌、消毒、无菌、防腐？

2. 常用的灭菌与消毒方法有哪些？

3. 注射器等塑料器皿最好用什么方法灭菌？

三、实训练习

1. 按照下面的方法，进行紫外线杀菌实验的验证。

（1）材料　大肠埃希菌肉汤培养物，普通琼脂平板培养基，接种环，紫外线灯，无菌镊子、灭菌不透光纸片（中央可剪出一些图案）。

（2）实施方案　取普通琼脂平板培养基，用接种环取大肠埃希菌肉汤培养物，用涂布棒均匀涂布于整个琼脂平板培养基表面。用无菌镊子夹取无菌纸片贴于平板培养基表面。将上述平板置于紫外线灯下 20cm 处照射 30min 后，关闭紫外线灯。用镊子取出纸片焚烧，盖好平板，于 37℃恒温箱培养 24h，观察并分析琼脂平板上细菌的生长情况。

（3）结果　上述照射过的平板经培养后，紫外线照射部分，细菌被杀死，纸片遮挡的部位，紫外线不易透过，细菌未被杀死，故有细菌生长（注意：实验结束时，用于覆盖培养的纸片要焚烧，以免污染环境）。

2. 在无菌室内打开紫外线灯开关，分别照射 10min、20min、30min 后，将开关关闭。制备三个牛肉膏蛋白胨平板，分别放置在无菌室的三个不同位置，皿盖打开 15min，然后盖上皿盖。37℃倒置培养 24h。检查每个平板上生长的菌落数，并进行记录与分析，是否达到了无菌室灭菌的要求。

无菌室不同位置放置牛肉膏蛋白胨平板，开盖 15min 后，倒置于 37℃ 培养箱内 24h	紫外线灯照射时间		
	10min	20min	30min
平板 1 菌落数			
平板 2 菌落数			
平板 3 菌落数			
平均菌落数			
结果分析			

3. 选择合适的器皿及试剂利用高压蒸汽灭菌锅进行高压蒸汽灭菌。

4. 选择合适的器皿及试剂利用干热灭菌箱进行干热灭菌。

5. 利用膜过滤的方法，对 5% 的葡萄糖溶液进行过滤除菌。

项目五

培养基制备技术

【项目介绍】 ▶▶▶

培养基是按照微生物生长发育的需要，将不同营养物质经人工组合调制而成的供微生物生长发育的营养基质。自然界中，微生物种类繁多，对营养物质的要求也各有不同，加之研究的目的不同，所以培养基在组成原料上也各有差异。但是，不同种类和不同组成的培养基中，均含有满足微生物生长发育所需要的水分、碳源、氮源、无机盐和生长素以及某些特殊的微量元素等。此外，培养基还应具有适宜的酸碱度（pH），一定的缓冲能力，一定的氧化还原电位和合适的渗透压。

【学习目标】 ▶▶▶

知识目标 1. 掌握培养基配制的一般方法和步骤。
2. 熟悉培养基的分类和用途。

能力目标 1. 能根据微生物生长的需要配制各种培养基。
2. 正确使用与维护高压蒸汽灭菌器。

素质目标 1. 培养学生爱岗敬业的职业道德。
2. 培养学生树立"无菌操作"意识，严防"杂菌污染"。

【必备知识】 ▶▶▶

培养基是一种由人工配制的适合微生物生长繁殖或积累代谢产物的营养基质。虽然培养基的配方和种类繁多，但就其营养成分而言，不外乎含有碳源、氮源、无机盐、生长因子和水五大类（表5-1）。由于不同微生物的营养方式不同，其利用各种营养物质的能力也有差异，因此，必须根据各种微生物的特点、实验目的、生产目标选用适宜的培养基。

1. 根据培养基的使用目的划分

（1）基础培养基 含有满足一般细菌生长繁殖所需要的营养物质，如营养肉汤培养基，其成分是牛肉浸膏或肉汤、蛋白胨、氯化钠和水。

（2）加富培养基 又称营养培养基，是在基础培养基中加入一些如血液、血清、酵母浸膏等营养物质，以满足营养要求较高或有特殊营养要求的细菌的生长，如链球菌需要在血琼脂平板上才能生长。

表 5-1　微生物的营养物质

营养物质名称	作用	来源
水	水是微生物自外界吸收营养或从内部排泄废物的媒介；维持细胞膨压，并保持原生质处于正常的胶体状态；作为供氢体直接参与细胞的呼吸作用和光合作用，如蓝细菌利用水作为 CO_2 的还原剂	自来水或纯净水
碳源	碳源物质通过机体内一系列复杂的生物化学变化被用来构成细胞物质，并为机体提供完成整个生理活动所需要的能量，因此碳源通常也是能源	糖类、有机酸、醇、脂类、烃类及芳香族化合物
氮源	为微生物生长提供氮素来源。氮源物质主要用来构成细胞成分，如核酸和蛋白质。一般不用作能源物质	N_2、铵盐、硝酸盐、尿素、蛋白质水解产物
无机盐	构成细胞的结构成分；作为酶的组分，维持酶的活性；维持细胞结构的稳定性，如维持和调节细胞渗透压平衡，细胞膜透性、原生质的胶体状态，以及控制细胞氧化还原电位；某些矿质元素可作为微生物生长的能源物质，如 Fe^{2+} 还可作为铁细菌的能源	含 S、P、K、Na、Ca、Mg 等元素的无机盐类
生长因子	生长因子也称生长素，是指某些微生物不能从普通碳源、氮源物质合成，必须从外界直接获取这种物质或其前体才能满足机体生长需要的小分子有机物质，主要包括维生素、氨基酸和碱基这三类	维生素、氨基酸、嘌呤和嘧啶类等

（3）选择培养基　利用不同细菌对化学药物敏感性的不同，在培养基中加入一定的化学物质以抑制别的微生物的生长，从而筛选出目的菌，如在培养基中加入胆酸盐，能选择性地抑制革兰阳性菌的生长，有利于革兰阴性菌的生长，常用于肠道病原菌的分离。

（4）鉴别培养基　利用细菌生化反应能力的不同，在基础培养基内加入特殊的底物和指示剂，达到鉴别细菌的目的。如细菌的糖发酵试验，可根据细菌分解糖类产酸产气以及指示剂的变色来鉴别。

2. 根据培养基的成分划分

（1）天然培养基　是由化学成分还不清楚或化学成分不恒定的天然有机物配制而成的培养基。如用牛肉浸汁、酵母浸汁、豆芽汁、马铃薯、麸皮等制成的培养基，常用的营养肉汤培养基也属于天然培养基。这类培养基的优点是配制方便、营养丰富、价格低廉，特别适宜于工业生产上大规模培养微生物和生产微生物产品；缺点是其成分不稳定、营养成分难控制，做精细的科学实验结果的重复性差。

（2）合成培养基　是由化学成分完全清楚的物质配制而成的培养基。高氏 1 号培养基和查氏培养基就属于这种类型。这类培养基的优点是成分精确、重复性好；缺点是成本较高、配制麻烦，微生物生长缓慢。一般仅适用于在实验室内进行有关微生物营养、代谢、生理生化、遗传育种、菌种鉴定或生物量测定等方面的研究工作。

（3）半合成培养基　是指在天然培养基的基础上适当加入已知成分的化合物，或在合成培养基的基础上添加某些天然成分。如培养真菌用的马铃薯培养基就属于半合成培养基。

3. 根据培养基的物理状态划分

（1）固体培养基　含有凝固剂而呈固体状态的培养基称为固体培养基。常用的凝固剂是琼脂，这是一种从海藻中提取的多糖类物质，其熔点在 96℃ 以上，而凝固点在 45℃ 以下。琼脂不是细菌的营养物质，仅作为赋形剂。一般在液体培养基中加入 1.5%～2% 的琼脂即可制成固体培养基。

固体培养基的发明，推动了纯培养技术的发展，也推动了微生物学的发展，在科学研究和生产实践上有广泛的用途，可用于菌种的分离和保存、鉴定等方面。

（2）半固体培养基　与固体培养基相比较，半固体培养基中的琼脂加入量为 0.5％左右，硬度低。半固体培养基主要用于鉴别细菌有无鞭毛，即检查细菌有无运动能力。

（3）液体培养基　液体培养基中不加入琼脂，培养基组分均匀分布，微生物能充分利用培养基中的养料。实验室常用的液体培养基为营养肉汤，发酵工业中使用的种子培养基和发酵培养基也是液体培养基。可用于细菌的生理学研究、摇瓶培养以获得大量菌体以及工业化的生产。

4. 根据培养微生物的种类划分

根据培养微生物的种类不同可分为细菌培养基、放线菌培养基和真菌培养基。常用的异养型细菌培养基为营养肉汤培养基，常用的自养型细菌培养基是无机的合成培养基，常用的放线菌培养基为高氏 1 号培养基，常用的酵母菌培养基为麦芽汁培养基，常用的霉菌培养基为查氏培养基。

任务一　制备液体培养基

一、任务分析

本任务以牛肉膏蛋白胨液体培养基的制备为例。液体培养基中不加入琼脂，培养基组分均匀分布，微生物能充分利用培养基中的养料。牛肉膏蛋白胨培养基是一种应用最广泛和最普通的细菌基础培养基，含牛肉膏、蛋白胨和 NaCl。其中牛肉膏为微生物提供碳源、能源、磷酸盐和维生素。蛋白胨主要提供氮源和维生素。而 NaCl 提供无机盐。

二、任务实施

1. 明确目标

（1）能够根据生产实际需要配制液体培养基。

（2）培养良好的安全意识及责任意识。

（3）严格执行"无菌操作"，严防"杂菌污染"。

2. 任务准备

（1）设备　高压蒸汽灭菌器。

（2）材料　试管、锥形瓶、漏斗、量筒、吸管、烧杯、纱布、棉花、玻璃棒、pH 试纸、铁架台、漏斗架、电炉、天平、药匙、牛皮纸、线绳、标签纸等。

（3）试剂　牛肉膏、蛋白胨、NaCl、NaOH 溶液（1mol/L）、HCl 溶液（1mol/L）。

（4）文件　药品生产企业《原辅料领取标准操作规程》（表 5-2）。

3. 实施方案

（1）基本配方　牛肉膏 0.3g、蛋白胨 1.0g、蒸馏水 100mL、NaCl 0.5g、pH 7.2～7.4。

表 5-2 ＊＊＊制药厂原辅料领取标准操作规程

题目:原辅料领取标准操作规程	文件编号:SOP-ZL-＊＊＊＊
起草人及日期:	审核人及日期:
批准人及日期:	生效日期:
颁发部门:	收件部门:

1. 目的

　　建立一个原辅料领取的标准操作规程。

2. 范围

　　生产用原辅料的领取。

3. 责任

　　岗位操作人员和原液车间组长对本规程的实施负责。

4. 程序

4.1　岗位操作人员依据生产指令和消耗定额填写物料出库单,并签字。

4.2　领取设备的备品、备件还需要生产部设备管理员复核、签字。

4.3　岗位操作人员到仓库领料,与仓库保管员一起依据生产指令和消耗定额对所领取的物料的品名、规格、批号、数量、单位、检验报告单及其编号认真复核。

4.4　仓库保管员核对无误,在出库单上签字,岗位操作工将物料领出。

4.5　物料出库单应一式四份,分别由仓库保管员、财务管理部、原液车间统计核算员和原液车间主任保存,并记物料领取台账。

4.6　所领物料需由货物通道(货梯)运至生产区。

（2）配制方法

① 称量　按照培养基的配方,准确称取各成分。取少于总量的水于烧杯中,将各培养基成分逐一加入水中待溶。

② 加热溶解　将玻璃烧杯放在石棉网上,用文火加热,并不断用玻璃棒搅拌使其溶解,然后补足水分至所需配制培养基的量。

③ 调节 pH　初配好的培养基 pH 往往不符合要求,需要用酸或碱来进行调节。调节 pH 常用 1mol/L NaOH 溶液或 1mol/L HCl 溶液,先用精密 pH 试纸测其酸碱度,根据测定结果再确定加酸液或碱液。注意:为防止调节过度,应逐滴加入,一边滴加一边搅拌,并随时用 pH 试纸测其 pH,直至 pH 为 7.4～7.6（湿热灭菌后 pH 通常略有下降）。对于某些要求 pH 较精确的微生物,可用酸度计进行 pH 的调节。

④ 过滤　若需配制出清澈透明的液体培养基,可用滤纸或 4 层纱布趁热过滤。但供一般实验、生产使用的普通培养基可省略此步骤。

⑤ 分装（图 5-1）　将配制好的培养基分装入试管或者锥形瓶中（分装高度以试管高度的 1/4 左右为宜;锥形瓶的量不宜超过其容积的一半）,管口塞上棉塞,用牛皮纸包扎好管口并标明培养基名称、制备组别和姓名、日期等。

⑥ 灭菌　采用高压蒸汽灭菌,于 121℃灭菌 20min（或 115℃灭菌 30min）。

⑦ 无菌检查　将灭菌后的培养基抽样置 37℃恒温箱内,培养 24～48h,证实无菌生长,方可使用。

三、任务评价

对照标准（表 5-3）自我评价,小组评价,检查任务完成情况。

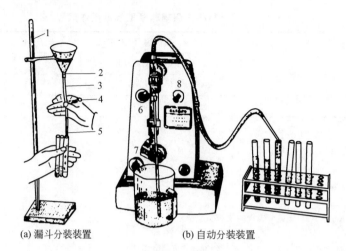

(a) 漏斗分装装置   (b) 自动分装装置

图 5-1　培养基分装装置

1—铁架；2—漏斗；3—乳胶管；4—弹簧夹；5—玻璃管；6—流速调节；7—装量调节；8—开关

表 5-3　实训操作评价标准

任务：制备液体培养基

姓名：　　　　　　班级：　　　　　　小组：　　　　　　成绩：

评价内容	操作要求	分值	得分	合计
操作准备 （20分）	工作态度、行为规范	10		
	文件、规程学习（领会透彻、基本领会、没有领会）	10		
操作程序 （40分）	培养基各成分的称量,溶解	10		
	pH 的调节	10		
	培养基的分装	10		
	培养基的灭菌及无菌检查	10		
职业素质 （10分）	自觉遵守实验室规则 积极参与小组活动,合作互助	10		
质量评价 （30分）	实训达到预期目标	10		
	微生物实验室小组工作细则（实训物品使用、维护、卫生清理及预习准备等）制订科学合理，实训报告书写规范	10		
	理论问题（正确 10 分,基本正确 6~8 分,不完全 4~6 分,不正确 0 分）	10	正确	
			基本正确	
	液体培养基配制的注意事项		不完全	
			不正确	

四、注意事项

（1）称完药品应及时盖紧瓶盖，尤其是易吸潮的蛋白胨等更应注意及时盖紧瓶塞并旋紧瓶盖。

（2）加热溶解过程中应不断搅拌，以免固体物质粘在烧杯底部被烧焦，加热过程中蒸发的水分应该补足。

（3）调节 pH 时要小心操作，尽量避免回调而带入过多的无机离子。

（4）分装过程中谨防培养基沾在试管口上，以免使棉塞沾上培养基，造成灭菌后的培养基储存易被杂菌污染。

（5）经灭菌后的培养基应在 37℃ 培养箱中培养 24h，证明无菌生长后方可使用或储存。

技能拓展　　　　　**培养基 pH 测定及矫正方法**

pH 直接关系着微生物生长和产物的合成。因此，在微生物发酵生产中必须检测培养基 pH 并加以矫正，使之处于对生产最有利的最佳状态。在微生物发酵生产过程中控制培养基 pH 的方法主要有：用缓冲溶液配制培养基，在培养基中加 $CaCO_3$、生理酸性物质如 $(NH_4)_2SO_4$ 或生理碱性物质如 $NaNO_3$、尿素等；在发酵生产过程中通过加酸或碱的方式来矫正 pH。

在未调节 pH 前，应先用精密 pH 试纸或酸度计（pH 计）测量培养基的原始 pH，如果偏酸，则向培养基中逐滴加入 1mol/L NaOH 溶液，边加边搅拌，并随时测其 pH，直至 pH 达到要求值。反之，则用 1mol/L HCl 溶液进行调节。pH 不要调过头，以避免回调而影响培养基内各离子的浓度。下面介绍一下酸度计（图 5-2）测定培养基 pH 的方法。

① 由于各酸度计的精度与操作方法有所不同，应严格按各仪器说明书与注意事项进行操作，并遵从下列规范。

② 测定之前，按各品种项下的规定，选择两种标准缓冲液（pH 值相差约 3 个单位），使供试液的 pH 值处于二者之间。

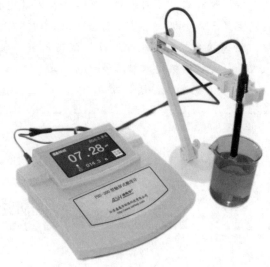

图 5-2　酸度计

③ 开机通电预热数分钟，调节零点与温度补偿（有的可能不需调零），选择一个标准缓冲液进行校正（定位），使仪器读数与标示 pH 值一致；再用另一种标准缓冲液进行核对，误差应不大于 ±0.02pH 单位。

如大于此偏差，则应仔细检查电极，如已损坏，应更换；否则，应调节斜率，使仪器读数与第二种标准缓冲液的标示 pH 值相符合。重复上述定位与核对操作，直至不需调节仪器，读数与两标准缓冲液的标示 pH 值相差不大于 0.02pH 单位。

④ 按规定取样或制备样品，置小烧杯中，用供试液淋洗电极数次，将电极浸入供试液中，轻摇供试液平衡稳定后，进行读数。

酸度计的使用注意事项

1. 配制标准缓冲液与供试液用水，应是新沸放冷除去二氧化碳的蒸馏水或纯化水（pH5.5～7.0）。

2. 标准缓冲液最好新鲜配制，在抗化学腐蚀、密闭的容器中一般可保存 2～3 个月。

3. 供试液的 pH 值大于 9 时，应选用适宜的无误差的玻璃电极进行测定。有些电极反应速度较慢，尤其是测定某些弱电解质（如水）时，必须将供试液轻摇均匀，平衡稳定后再进行读数。

4. 仪器读数开关、玻璃电极的导线插头与电极架均应保持干燥，潮湿易引起漏电，接触不良易使读数不稳。

5. 注意操作环境温度，温度对电极电位的影响较大，温度补偿调节钮的紧固螺钉是经过校准的，切勿使其松动，否则应重新校准。

6. 新玻璃电极应在水中浸泡 24h 后再用，以稳定其不对称电位，降低电阻，平时浸泡在水中，下次使用时可以很快平衡使用。

7. 玻璃电极的球膜极易破损，切勿触及硬物。有时破损后从外观辨别不出来，可用放大镜仔细观察，或用不同的缓冲液核对其电极响应。有时虽未破损，但玻璃球膜内的溶液发生混浊，电极响应值不符合要求，即不可再用。

8. 每次更换标准缓冲液或供试液之前，均应用水或该溶液充分淋洗电极，然后用滤纸吸干，再将电极浸入该溶液进行测定。

9. 平衡稳定后，读取数值。

任务二 制备固体培养基

一、任务分析

本任务以牛肉膏蛋白胨固体培养基的制备为例。牛肉膏蛋白胨培养基是一种应用最广泛和最普通的细菌基础培养基，含牛肉膏、蛋白胨和 NaCl。其中牛肉膏为微生物提供碳源、能源、磷酸盐和维生素。蛋白胨主要提供氮源和维生素。而 NaCl 提供无机盐。在配制固体培养基时还要加入一定量的琼脂作凝固剂，琼脂在常用浓度下 96℃ 时溶化，实际应用时，一般在沸水浴中或下面垫以石棉网煮沸溶化，以免琼脂烧焦。琼脂在 40℃ 时凝固，通常不被微生物分解利用。固体培养基中琼脂的含量根据琼脂的质量和气温的不同而有所不同。由于这种培养基多用于培养细菌，因此，要用稀酸或稀碱将其 pH 调至中性或微碱性，以利于细菌的生长繁殖。

二、任务实施

1. 明确目标

（1）能够根据生产实际需要配制固体培养基。

（2）培养良好的安全意识及责任意识。

（3）严格执行"无菌操作"，严防"杂菌污染"。

2. 任务准备

（1）设备　高压蒸汽灭菌器。

（2）材料

① 试剂：牛肉膏、蛋白胨、NaCl、琼脂粉、NaOH 溶液（1mol/L）、HCl 溶液（1mol/L）。

② 器具：试管、锥形瓶、漏斗、量筒、吸管、烧杯、纱布、棉花、玻璃棒、pH 试纸、铁架台、漏斗架、电炉、天平、药匙、牛皮纸、线绳、标签纸等。

（3）文件　药品生产企业《原辅料领取标准操作规程》（表 5-2）。

3. 实施方案

（1）基本配方　牛肉膏 0.3g、蛋白胨 1.0g、蒸馏水 100mL、NaCl 0.5g、琼脂粉 1.5～2.0g、pH 7.2～7.4。

（2）配制方法

牛肉膏蛋白胨固体
培养基的制备

① 称量　按照培养基配方比例准确称取牛肉膏、蛋白胨、NaCl 放入烧杯中。牛肉膏常用玻璃棒挑取，放在小烧杯或表面皿中称量，用热水溶化后倒入烧杯，也可放在称量纸上，称量后直接放入水中，这时如稍微加热，牛肉膏便会与称量纸分离，然后立即取出纸片。

② 加热溶解　在上述烧杯中先加入少于所需要的水量，用玻璃棒搅匀，然后，在石棉网上用文火加热使其溶解，将称好的琼脂粉放入已溶的液体中，再加热溶化，最后补足水分至所需的总体积。

③ 调节 pH　先用精密 pH 试纸或酸度计测量培养基的原始 pH，如果偏酸，向培养基中逐滴加入 1mol/L NaOH 溶液，边加边搅拌，并随时测其 pH，直至达到要求值；反之，则加入 1mol/L HCl 溶液进行调节。

④ 过滤　可趁热用滤纸或 4 层纱布过滤，但供一般实验使用的普通培养基可省略此步骤。

⑤ 分装　将配制好的培养基分装入试管或者锥形瓶内。分装高度以试管高度的 1/4 左右为宜，待灭菌后制成斜面；分装锥形瓶的量不宜超过其容积的一半。管口塞上棉塞，用牛皮纸包扎好并标明培养基名称、制备组别和姓名、日期等。

⑥ 灭菌　采用高压蒸汽灭菌，于 121℃灭菌 20min。

⑦ 搁置斜面　将已灭菌的试管培养基冷至 50～60℃（以防斜面上冷凝水太多），将试管口端固定在合适高度的器具上（图 5-3），调整好搁置斜面的倾斜度，以斜面长度不超过试管总长的一半为宜，待培养基冷却凝固后即成斜面（凝固前切莫移动试管）。

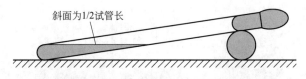

斜面为1/2试管长

图 5-3　斜面的放置与其长度的示意图

⑧ 倒平板　将灭菌后的培养基，冷却到 45～50℃立刻倒入平皿中，培养基倒入量以均匀盖满平皿底部为宜，不超过 1/2（10～20mL）。操作过程为无菌操作。

a. 持皿法（图 5-4）

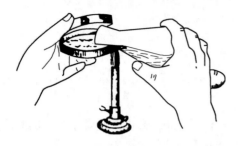

图 5-4　持皿法倒平板示意图

- 将若干无菌培养皿叠放在左侧，便于拿取。
- 点燃酒精灯，将火焰调到适中（空气不要太大，以免气流过急）。
- 倒平板时，先用左手握住锥形瓶的底部，倾斜锥形瓶，用右手旋松棉塞，然后用右手的小指和手掌边缘夹住棉塞并将它拔出（切勿将棉塞放在桌面上），随之将瓶口周缘在火焰上过一下（不可灼烧，以防爆裂），以杀死沾在瓶口外的杂菌。然后将锥形瓶从左手传至右手中（用右手的拇指、食指和中指拿住锥形瓶的底部），在操作过程中瓶口应保持在离火焰 2～3cm 处，瓶口始终向着火焰。左手拿起一套培养皿，用中指、无名指和小指托住培养皿底部，用食指和大拇指夹住皿盖并开启一道缝，恰好能让锥形瓶伸入，随后倒出培养基。一般约倒入 12mL 的培养基即可铺满整个皿底。盖上皿盖，置水平位置等凝。然后再将锥形瓶移至左手，瓶口再次过火并塞紧棉塞。

平板培养基的冷凝方法有两种，一种是将平板一个个摊开在桌面上冷凝，另一种方法是将几个平板叠在一起冷凝。前者冷凝速度较快，在室温较高时采用；而后者冷凝速度较慢，可在室温较低时采用，其优点是形成冷凝水少，尤其适用于平板划线等的需要。

b. 叠皿法（图 5-5）　此法步骤与持皿法基本相同。不同点是左手不必持培养皿，而是将培养皿叠放在酒精灯的左侧并靠近火焰，用右手拿住锥形瓶的底部，左手的掌背对着瓶口，用小指与无名指夹住瓶塞，将其拔出，随即使瓶口过火，同时用左手开启最上面的皿盖，倒入培养基，盖上皿盖即移至水平位置待凝。再依次倒下面的平板。

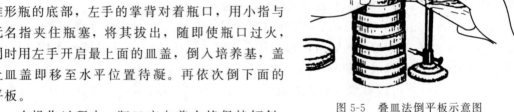

图 5-5　叠皿法倒平板示意图

在操作过程中，瓶口应向着火焰保持倾斜，以防空气中微生物的污染。

在制药企业中可采用半自动分装系统和全自动分装系统分装培养基。培养基自动分装系统通过转轮式设计，自动灌装及堆叠。分装系统由平皿架及平皿转盘组成，分装过程由平皿架上的平皿下降至转盘上，转盘旋转将空皿转至培养基分装口，灌装培养基至空皿后，转盘继续旋转，从而达到全自动平皿分装的目的。如图 5-6、图 5-7 所示。

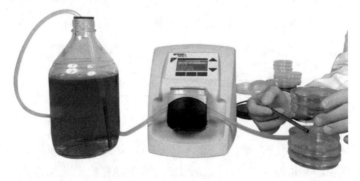

图 5-6　半自动培养基分装系统

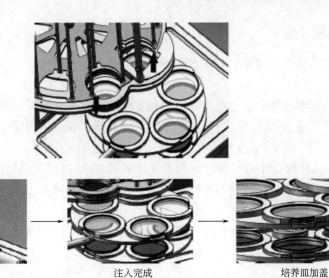

培养基注入　　　　　　　注入完成　　　　　　培养皿加盖

图 5-7　全自动培养基分装系统

⑨ 无菌检查　将灭菌后的培养基放入 37℃培养箱中培养 1～2 天，以检查灭菌是否彻底。

三、任务评价

对照标准（表 5-4）自我评价，小组评价，检查任务完成情况。

表 5-4　实训操作评价标准

任务：制备固体培养基

姓名：	班级：	小组：	成绩：		
评价内容	操作要求		分值	扣分	合计
操作准备 （20分）	工作态度、卫生习惯		10		
	仪器检查、器材选择、摆放准确熟练，药品选取正确		10		
操作程序 （40分）	称量方法正确，称量准确		5		
	溶化方法正确（无溢出），溶解效果好，pH 值调试合理		5		
	分装量适宜，棉塞制备合格，包扎规范		10		
	准确使用高压蒸汽灭菌设备，达到灭菌效果		10		
	斜面摆放温度、角度适宜，斜面合格		5		
	倒平板温度、分装量适宜，无菌操作规范，平板合格		5		
职业素质 （10分）	积极参与小组活动，合作互助		5		
	自觉遵守实验室规则，及时清洁设备，物品归位合理，安全生产		5		
质量评价 （30分）	按时完成实训任务，达到预期效果 时间每超过 1min 扣 1 分		10		
	斜面、平板检测无菌，斜面长度适宜，平板高度适宜，斜面、平板表面平滑		10		
	操作过程记录准确，报告规范		10		

四、注意事项

（1）称完药品应及时盖紧瓶盖，尤其是易吸潮的蛋白胨等更应注意及时盖紧瓶塞并旋紧瓶盖。

（2）加热溶解过程中应不断搅拌，以免琼脂或其他固体物质粘在烧杯底部被烧焦；在琼脂溶化过程中，应控制好火力，以免培养基因沸腾而溢出；加热过程中蒸发的水分应该补足。

（3）调节 pH 时要小心操作，尽量避免回调而带入过多的无机离子。

（4）分装过程中谨防培养基沾在试管口上，以免使棉塞沾上培养基，造成灭菌后的培养基储存时易被杂菌污染。

（5）经灭菌后的培养基应在 37℃ 培养箱中培养 24h，证明无菌生长后方可使用或储存。

任务三 制备半固体培养基

一、任务分析

本任务以牛肉膏蛋白胨半固体培养基的制备为例。与固体培养基相比较，半固体培养基中的琼脂加入量为 0.5% 左右，硬度低。半固体培养基主要用于鉴别细菌有无鞭毛，即检查细菌有无运动能力。

二、任务实施

1. 明确目标

（1）能够根据生产实际需要配制半固体培养基。

（2）培养良好的安全意识及责任意识。

（3）严格执行"无菌操作"，严防"杂菌污染"。

2. 任务准备

（1）设备　高压蒸汽灭菌器。

（2）材料　试管、锥形瓶、漏斗、量筒、吸管、烧杯、纱布、棉花、玻璃棒、pH 试纸、铁架台、漏斗架、电炉、天平、药匙、牛皮纸、线绳、标签纸等。

（3）试剂　牛肉膏、蛋白胨、NaCl、琼脂粉、NaOH 溶液（1mol/L）、HCl 溶液（1mol/L）。

（4）文件　药品生产企业《原辅料领取标准操作规程》（表 5-2）。

3. 实施方案

（1）基本配方　牛肉膏 0.3g、蛋白胨 1.0g、蒸馏水 100mL、NaCl 0.5g、琼脂粉 0.5g、pH 7.2～7.4。

（2）配制方法

①　称量、加热溶解、调节 pH、过滤分装同固体培养基制备。

②　灭菌　采用高压蒸汽灭菌，于 121℃灭菌 20min。灭菌后可将试管培养基垂直放置，待凝固即成半固体深层培养基。将灭菌后的培养基放入 37℃培养箱中培养 1～2 天，以检查灭菌是否彻底。

三、任务评价

对照标准（表 5-5）自我评价，小组评价，检查任务完成情况。

表 5-5　实训操作评价标准

任务：制备半固体培养基

姓名：　　　　　班级：　　　　　小组：　　　　　成绩：

评价内容	操作要求	分值	得分	合计
操作准备 （20分）	工作态度、行为规范	10		
	文件、规程学习（领会透彻、基本领会、没有领会）	10		
操作程序 （40分）	培养基各成分的称量，溶解	10		
	pH 的调节	10		
	培养基的分装	10		
	培养基的灭菌及无菌检查	10		
职业素质 （10分）	自觉遵守实验室规则 积极参与小组活动，合作互助	10		
质量评价 （30分）	实训达到预期目标	10		
	微生物实验室小组工作细则（实训物品使用、维护、卫生清理及预习准备等）制订科学合理，实训报告书写规范	10		
	理论问题（正确 10 分，基本正确 6～8 分，不完全 4～6 分，不正确 0 分） 半固体培养基配制的注意事项	10	正确 基本 正确 不完全 不正确	

四、注意事项

注意事项同固体培养基制备。

知识拓展　　　　　　琼脂——从餐桌到实验台

最早用来培养微生物的人工配制的培养基是液体状态的，但是用液体培养基分离并获得微生物纯培养非常困难：将混杂的微生物样品进行系列稀释，直到平均每个培养管中只有 1 个微生物个体，进而获得微生物纯培养物。此方法烦琐且重复性差，并常导致纯培养物被杂菌污染。因此，在早期微生物学研究中，分离（病原）微生物的进展相当缓慢。

利用固体培养基分离培养微生物的技术，首先是由德国细菌学家 Robert Koch 及其助手建立的。1881 年，Koch 发表论文介绍利用土豆片分离微生物的方法，其做法是：用灼烧灭菌的刀片将煮熟的土豆切成片，然后用针尖挑取微生物样品在土豆片表面划线接种，经培养后可获得微生物的纯培养。上述方法的缺点是一些细菌在土豆培养基上的生长状态较差。

几乎在同时，Koch 的助手 Frederick Loeffler 发展了利用肉膏蛋白胨培养基原细菌的方法，Koch 决定采取方法固化此培养基。值得提及的是，Koch 还是一名业余摄影家，是他首先拍出细菌的显微照片，具有利用银盐和明胶制备胶片的丰富经验。作为一名知识渊博的科学家，Koch 将其制备胶片方面的知识应用到微生物学研究方面，他将明胶和肉膏蛋白胨培养基混合后铺在玻璃平板上，让其凝固，然后采取在土豆片表面划线接种的方法在其表面接种微生物，获得纯培养。使用这种培养基的效果良好，但由于明胶的熔点低，而且容易被一些微生物分解利用，其使用受到限制。

1882 年，日本小旅店店主 Minora Tarazaemon 发现丢弃的海藻汤在经过寒冷的冬夜后凝固了，之后在东印度群岛的荷兰人利用琼脂制作果冻和果酱。Koch 一名助手的妻子 Fannie Eilshemius Hesse 具有丰富的厨房经验，从一位荷兰熟人那里听说了琼脂，当她了解到明胶作为凝固剂遇到的问题后，提议以厨房中用来做果冻的琼脂代替明胶。1882 年，琼脂就开始作为凝固剂用于固体培养基的配制，这样，琼脂从餐桌走向了实验台，为微生物学的发展起到了重要的作用，100 多年来，一直沿用至今，是培养基最好的凝固剂。

自我提高

一、单选题

1. 制备培养基最常用的凝固剂为 （　　）。

A. 硅胶　　　　　　B. 明胶　　　　　　C. 琼脂　　　　　　D. 纤维素

2. 用化学成分不清楚或不恒定的天然有机物配成的培养基称为 （　　）。

A. 天然培养基　　　B. 半合成培养基　　C. 合成培养基　　　D. 加富培养基

3. 实验室常用的培养酵母菌的培养基是 （　　）。

A. 牛肉膏蛋白胨培养基　　　　　　　　B. 马铃薯培养基

C. 高氏 1 号培养基　　　　　　　　　　D. 麦芽汁培养基

4. 固体培养基中，琼脂使用浓度为 （　　）。

A. 0　　　　　　　　　　　　　　　　B. 0.2%～0.7%

C. 1.5%～2.0%　　　　　　　　　　　D. 5%

5. 实验室常用的培养放线菌的培养基是 （　　）。

A. 牛肉膏蛋白胨培养基　　　　　　　　B. 马铃薯培养基

C. 高氏 1 号培养基　　　　　　　　　　D. 麦芽汁培养基

6. 在培养基的配制过程中，具有如下步骤，其正确顺序为 （　　）。

①溶化；②调 pH；③加棉塞；④包扎；⑤培养基的分装；⑥称量

A. ①②⑥⑤③④　　　　　　　　　　　B. ⑥①②⑤③④

C. ⑥①②⑤④③　　　　　　　　　　　D. ①②⑤④⑥③

二、简答题

1. 试述微生物的 5 大营养要素及其生理功能。

2. 什么是碳源？什么是氮源？微生物常用的碳源和氮源物质有哪些？

3. 培养基按其状态可分为几种？各有何特点？

4. 牛肉膏应置于何种容器中称量为宜？

5. 何为培养基的自然 pH？

三、实训练习

1. 配制牛肉膏蛋白胨斜面培养基的操作步骤有哪些？应注意哪几个环节？

2. 配制营养肉汤培养基的具体步骤有哪些？

3. 配制营养琼脂培养基的注意事项有哪些？

4. 不同物理状态培养基的分装量各不相同，液体培养基、半固体培养基、固体培养基分装于试管时，适宜量分别应该是多少？

5. 请写出下表中所列培养基的成分及适用微生物的类型。

名称	成分	适用微生物
营养肉汤培养基		
营养琼脂培养基		
高氏 1 号培养基		

项目六

微生物的纯化培养与菌种保藏

【项目介绍】 ▶▶▶

　　微生物接种、分离纯化技术及培养方法是药用微生物研究中的基本方法，是进行发酵生产、药品卫生学检验及产品鉴定等工作的常用应用技术。而微生物菌种的衰退及变异会给发酵生产、药品卫生学检验带来诸多问题，甚至造成严重的经济损失。因而，了解菌种衰退的原因，掌握其复壮手段及其保藏方法，是药用微生物研究与应用的重要内容。

【学习目标】 ▶▶▶

　　知识目标　1. 了解微生物的遗传和变异。
　　　　　　　　2. 熟悉微生物保藏的原理及方法。
　　　　　　　　3. 掌握微生物接种、分离与培养的方法。
　　能力目标　1. 学会几种常用的微生物接种方法。
　　　　　　　　2. 学会微生物的分离、培养技术。
　　　　　　　　3. 能够完成常用菌种的保藏工作。
　　素质目标　1. 养成严谨、负责的工作态度。
　　　　　　　　2. 牢固树立"有菌观念"，严格执行"无菌操作"，严防"杂菌污染"。
　　　　　　　　3. 树立敬业、诚信、严谨的职业道德观念。

【必备知识】 ▶▶▶

　　遗传和变异是生物体最本质的属性之一。微生物这一类特殊的生物也具有这一基本生命特征。

　　遗传性是指亲代传递给子代的一套实现与其相同性状的遗传信息，这种信息只有当子代个体生活在合适的环境下，才能转化为具体的性状。与所有生物一样，微生物的遗传性是相对稳定的。在外因和内因的相互作用下，任何生物群体总会有少数个体的遗传性发生改变。凡在遗传物质水平上发生了改变而引起某些相应性状发生改变的特性，称为变异性。变异是可以遗传的。

一、微生物遗传和变异的物质基础

　　微生物除了少数病毒的遗传物质是 RNA 外，大多数微生物的遗传物质是 DNA。除少数病毒（球形噬菌体）的 DNA 为单链外，绝大多数微生物的 DNA 是双链的双螺旋结构，由互补的双链核苷酸组成，基因是具有特定功能的 DNA 片段。微生物的大部分 DNA 集中在染色体上，少部分在染色体外的质粒上。

1. 染色体

细菌、放线菌为原核微生物，其细胞无真正的核，只有核质体。它的 DNA 呈环状、链状或超螺旋状，以裸露的分子状态折叠缠绕存在于核质体。真菌为真核微生物，它的 DNA 与组蛋白结合在一起构成了复合物——染色体。

2. 质粒

在微生物的细胞质中也存在一些 DNA，也为双链 DNA，一般称为质粒，质粒具有以下一些特性：①有超螺旋和开环式两种存在形式，质粒 DNA 所编码的基因产物赋予细菌某些特殊性征；②游离存在于细胞质内，能整合入染色体；③具有独立的自我复制能力；④可在细菌间转移，有的质粒还可在不同种属的细菌间转移；⑤可以自行丢失或经人工处理（高温、紫外线及吖啶类染料处理）而消除；⑥质粒所携带的基因非细胞生存所必备的结构。

革兰阴性菌一般都带有质粒，某些革兰阳性菌如葡萄球菌也带有质粒。大的质粒可含几百个基因，约为染色体的 $1\%\sim10\%$，小质粒仅含 $20\sim30$ 个基因，约为染色体的 0.5%。质粒可以编码很多重要的生物学性状：①致育质粒或称 F 质粒可编码有性生殖功能，带有 F 质粒的细菌为雄性菌，能长出性菌毛；无 F 质粒的细菌为雌性菌，无性毛。②耐药性质粒可编码细菌对抗菌药物的耐药性。③毒力质粒可编码与该菌致病性有关的毒力因子。④细菌素质粒可编码各种细菌产生细菌素。⑤代谢质粒可编码产生相关的代谢酶。

质粒与微生物的遗传物质的转移有关，遗传工程中常用质粒作为载体，将供体基因转移到受体细胞中。质粒与某些微生物的致病性、耐药性及次级代谢产物（抗生素）的合成有关。

二、微生物变异的类型

微生物生长繁殖过程中有变异现象，形态结构发生变异或是生理特性发生改变。如菌体大小的变化；有些菌体的特殊结构丢失；有些细菌细胞壁缺陷；有些细菌因失去酶而出现异常生化反应等，与此同时表现出毒力的改变，致病性改变、代谢产物、抗原性等也随之改变。

微生物变异可分为表型变异和遗传型变异两大类。

1. 表型变异

表型变异指微生物在生活环境发生改变时，发生暂时的形态、生理等特性的改变。当环境条件复原时，又能恢复原有的特性。这种变异发生时，微生物体内的遗传物质未发生任何改变，是可逆的、不可遗传的。例如，抗生素林可霉素生产菌，斜面培养基中改用不同品牌的琼脂而导致生长出来的菌落外形干瘪，产孢子能力下降，影响产量；恢复原品牌后，菌种的菌落外形又能恢复正常，产量稳步提高。革兰阳性细菌在有青霉素的环境中会产生 β-内酰胺酶，去除青霉素后，产酶消失。

2. 遗传型变异

遗传型变异指微生物体内的遗传物质 DNA 发生了结构改变，从而引起了微生物某些性状发生改变的特性。这种变异是不可逆的，但是可以稳定遗传。

三、微生物变异的原因

1. 突变

构成 DNA 的四种核苷酸具有特定的排序，当 DNA 中的四种核苷酸的结构、排列顺序、数目发生改变时，就会导致生物体的表型发生稳定的、可遗传的改变，称为突变。突变可引起微生物形态、菌落、代谢产物、抗性等改变。根据菌株突变的具体表现，可将突变分为形态突变型、条件致死突变型、营养缺陷突变型、抗性突变型等类型。为了便于研究和分析，一般把发生了人们所需要的性状突变称为正变，如菌种的产孢子能力增强、代谢产物的产量提高、质量变好；反之则为负变，如菌种退化或死亡。

（1）基因突变　又称点突变，基因是微生物体内有自我复制能力的遗传功能单位，是具有特定核苷酸排列顺序的 DNA 片段，是由于 DNA 链上的一对或少数几对碱基发生置换、插入或丢失引起的，是 DNA 分子的小损伤。

（2）染色体畸变　是染色体结构上的改变，涉及大段 DNA 的缺失、重复、倒位、异位和染色体数目的改变，是 DNA 大的损伤，通常是致死的。

突变具有如下特性：

① 突变具有稳定的可遗传性。突变后产生的新的性状可以相对稳定地传递给后代。

② 突变具有可逆性。突变后产生的新菌株称为突变株，未突变的原始株称为野生株，由突变株恢复为野生株的突变称为回复突变。

③ 突变具有稀少性。单个细菌的自发突变率为 $10^{-9} \sim 10^{-6}$。

④ 突变具有独立性和不对应性。一种基因的突变既不提高也不降低其他基因的突变率。

⑤ 突变具有自发性和诱发性。自发突变是指微生物基因在没有人工参与条件下所发生的突变。诱发突变指人工诱变剂处理微生物细胞引起的突变。处理微生物的物理、化学、生物因素称为诱变剂。

2. 基因重组

两个不同微生物个体的基因通过 DNA 分子的转化、转导、溶源转变、接合、原生质融合等方式，将一个个体的基因转移到另一个个体的细胞内，使两个不同细胞的基因重新组合产生出新的 DNA 分子的过程称为基因重组。通过基因重组合微生物个体基因在不发生突变的情况下，产生新的遗传个体。

微生物的基因重组可能通过接合、转化、转导、溶源转变及细胞融合五种方式实现。可以在人为设计的条件下发生，使之服务于人类育种的目的。

四、菌种的选育

菌种选育是指应用微生物遗传变异的理论，采用一定的手段，在已经变异的群体中选出符合人们需要的优良品种。

微生物菌种经过多次传代或长期保藏后，遗传是相对稳定的而变异是经常发生的，所以在实际工作中，要采用一定的方法，对菌种进行筛选和培育，保持或提高其优良性状，防止衰退和变异。常见的育种方法有自然选育、诱变育种、杂交育种、代谢控制育种、基因工程等。

（1）自然选育也称自然分离，即利用自发突变的原理，通过对菌种的分离培养来筛选菌株的过程。因自发突变中正变的发生率很低，故此法一般用以纯化菌种，获得遗传背景较为均一的细胞群体。

（2）诱变育种是指人为的利用各种理化或生物的诱变剂处理菌种，促使微生物发生突变，然后再通过筛选，获得具有优良性状的高产变种的过程。与自然选育比较，突变的频率有大幅度提高，速度快；但诱变后遗传性状的改变是随机的，伴有大量的筛选工作，当前发酵工业中使用的高产菌株，多数都是经过诱变育种大大提高了菌株的生产性能。

（3）杂交育种是指两个不同基因型的亲株通过接合或吻合，让其不同菌株的基因重新组合于同一个重组体中，形成新的遗传型个体的过程，杂交育种具有定向性，杂交使得遗传物质重新组合，扩大了变异范围，能改善单一菌株经过长期诱变筛选后，诱变剂的效果变得迟钝、菌种活力衰退等现象。

（4）代谢控制育种是指在研究代谢产物的生物合成途径和代谢调节机制的基础上，通过人工诱发突变的技术获得各种解除或绕过了微生物正常代谢途径的突变株，从而选择性地使有用的产物大量合成和积累。

（5）基因工程是指用人工的方法把某一供体中的基因取出来，然后将其转接在载体（质粒、噬菌体、病毒）上，再将载体导入受体细胞，使该外源基因在受体细胞中复制、表达和遗传。基因工程的应用，打破了生物物种间的界限，在制药工业生产中，应用这种技术已为人类提供了传统生产难以得到的许多昂贵药品，例如人工合成的干扰素，就是应用基因工程技术，将人的二倍体成纤维细胞里的干扰素基因转到大肠埃希菌体内，工业发酵大肠埃希菌即可生产出大量干扰素，并使之商业化。目前应用此技术达到工业化大生产规模的珍贵药品还有人胰岛素、乙肝疫苗、白细胞介素-2、干细胞因子、人生长激素等。

五、菌种的衰退、复壮和保藏

1. 菌种的衰退和复壮

（1）菌种的衰退　微生物菌种的变异是绝对的，而遗传的稳定性则是相对的，退化性的变异是大量的，而进化型的变异却是个别的。但是，在自然情况下，个别的适应性变异通过自然选择却可保存和发展，最后成为进化的方向。在人为条件下，人们也可以通过人工选择去有意识地筛选出个别的正变体而用于实践中。相反，如不进行有意识的人工选择，则大量的自发突变菌株就会随意生长；如果对已经获得的高效的菌种长期不进行复壮、育种，反映到生产上就会出现低产、不稳定的性状。

对产量性状来说，菌种的负变就是衰退。另外，如果菌种的其他原有典型性状变得不典型了，也是衰退。最易觉察到的是菌落和细胞形态的改变。如菌落从原来的凸形变成扇形、帽形或小山形，孢子丝从原有的螺旋状变成波曲状或直丝状，孢子从椭圆形变成短柱形等。其次，就是生长变得缓慢，产孢子越来越少；再次，是代谢产物生产能力或其对寄主能力的下降，如赤霉素生产菌产赤霉素能力的下降，杀螟杆菌或白僵菌对寄主致病能力的降低等。最后，衰退还表现在抗不良环境条件（抗噬菌体、抗低温等）能力的减弱等。

菌种的衰退是一个从量变到质变的逐步演变过程。开始时，在群体中只有个别细胞发生负变，这时如不及时发现并采取有效措施而是继续移种传代，则群体中这种负变的个体比例逐步增高。最后由它们占了一定数量，从而使整个群体表现衰退。所以，开始时的菌株实际上已包含着一些退化的个体；到了后来，整个菌群虽然衰退了，但其中还有少数尚未衰退的个体存在。

了解衰退后，就有可能提出防止衰退和进行菌种复壮的对策。狭义的复壮只是一种消极的措施，它指的是菌种已发生衰退后，再通过纯种分离和性能测定等方法，从衰退的群体中找出尚未衰退的少数个体，再进行分离纯化培养，以达到恢复该菌种原有典型性状的一种措施。而广义的复壮应该是一项积极的措施，即在菌种的生产性能尚未衰退前就经常有意识地进行纯种分离和生产性能的测定工作，以使菌种的生产性能保持稳定并逐步提高。所以，这实际上是一种利用自发突变（正变）从生产中不断进行选种的工作。

在保存菌种的时候可以通过以下的一些方法来防止衰退。

① 控制传代次数　即尽量避免不必要的移种和传代，把必要的传代降低到最低水平，以降低突变概率。

② 创造良好的培养条件　在生产中发现，创造一个适合原种生长的条件可以防止衰退。例如，用老苜蓿根汁培养基培养"5406"抗生菌就可以防止它的退化；利用菟丝子的种子汁液培养"鲁保一号"也可以防止它的退化；在赤霉素生产菌的培养基中，加入糖蜜、天冬酰胺、谷氨酰胺、5-核苷酸或甘露醇等丰富营养物时，也有防止菌种衰退的效果。

（2）菌种的复壮　当退化已经发生以后，就必须采用一些方法恢复其性能，目前所采取的主要复壮方法如下。

① 纯种分离　通过纯种分离，可把退化菌种中的一部分仍保持原有典型性状的单细胞分离出来，经过扩大培养，就可恢复原菌株的典型性状。常用的菌种分离纯化方法很多，大体可以把它们归纳为两类：一类较粗放，只能达到"菌落纯"的水平，即从种的水平上来说是纯的，例如在琼脂平板上进行划线分离、表面涂布或与琼脂培养基混均匀以获得单菌落等方法；另一类是较精细的单细胞或单孢子分离方法，它可以达到"细胞纯"即菌株纯的水平。后一类应用较广，方法很多，既有简单的利用培养皿或凹玻片等作分离室的方法，也有利用复杂的显微操纵器进行分离等其他方法。如果遇到不长孢子的丝状菌，则可用无菌小刀取菌落边缘的菌丝尖端进行分离移植，也可用无菌毛细管插入菌丝尖端以截取单细胞而进行纯种分离。

② 通过寄主体进行复壮　对于寄生性微生物的退化菌株，可通过接种到相应的寄主体内以提高菌株的毒性。

③ 淘汰已衰退的个体　有人曾对"5406"菌种采用低温（-10～-30℃）下处理其分生孢子5～7h，使其死亡率达到80%，结果发现在抗低温的存活个体中留下了未退化的健壮个体。在使用这类方法之前，首先必须仔细分析和判断一下该菌种究竟是衰退、污染还是仅属一般性的表性改变，然后采用相应的手段才能使复壮工作奏效。

2. 菌种保藏

菌种保藏是一项重要的生物学基础工作。菌种保藏机构的任务是在广泛收集生产和科研菌种、菌株的基础上，把它们妥善保藏，使之达到不死、不衰、不污染和便于研究、交换、使用的目的。

菌种保藏的原理，是根据不同菌种的生理、生化特点，创造条件使菌体的代谢活动处于休眠状态。首先要挑选优良纯种，最好是采用它们的休眠体（如分生孢子、芽孢等）；其次要创造一个有利于休眠的环境条件，诸如干燥、低温、缺氧、缺乏营养以及添加保护剂或酸度中和剂等，以达到降低菌种代谢活动速度、延长保藏期的目的。

3. 常见的保藏方法

常见的保藏方法和器械见表 6-1、图 6-1、图 6-2。

表 6-1　常用的几种菌种的保藏方法

保藏方法	主要原理	设备条件	适宜菌种	保藏期	特点
斜面低温保藏法	低温	4℃冰箱	各大类	3～6 月	简便、短时、易污染退化
液体石蜡保藏法（斜面或半固体）	低温、缺氧	4℃冰箱、无菌石蜡油	各大类	1～2 年	简便、短时、须直立放置
沙土保藏法	低温、干燥、缺营养	4℃冰箱或室温	产孢子类	1～10 年	简便有效、较长时、易退化变异
冷冻干燥保藏法	低温、干燥、缺氧	保护剂、整套冷冻设备	各大类	5～15 年	长时高效、繁杂技术要求高

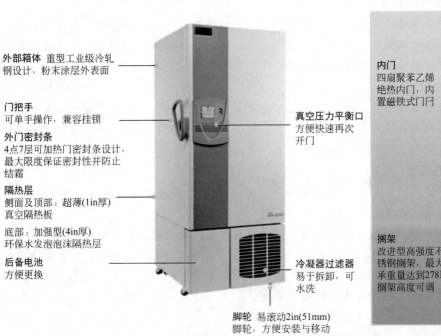

外部箱体　重型工业级冷轧钢设计，粉末涂层外表面

门把手　可单手操作，兼容挂锁

外门密封条　4点7层可加热门密封条设计，最大限度保证密封性并防止结霜

隔热层　侧面及顶部：超薄(1in厚)真空隔热板　底部：加强型(4in厚)环保水发泡泡沫隔热层

后备电池　方便更换

真空压力平衡口　方便快速再次开门

冷凝器过滤器　易于拆卸，可水洗

脚轮　易滚动2in(51mm)脚轮，方便安装与移动

内门　四扇聚苯乙烯绝热内门，内置磁铁式门闩

搁架　改进型高强度不锈钢搁架，最大承重量达到278lb；搁架高度可调

图 6-1　超低温冰箱

1in＝0.0254m；1lb＝0.4536kg

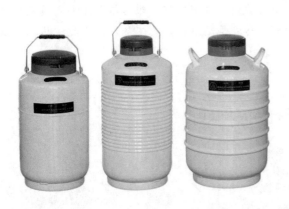

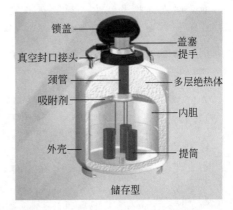

锁盖

真空封口接头

颈管

吸附剂

外壳

盖塞

提手

多层绝热体

内胆

提筒

储存型

图 6-2　液氮罐

知识拓展　　　　　　　　　　**液氮罐的使用与保管**

1. 使用前的检查

液氮罐在充填液氮之前，首先要检查外壳有无凹陷，真空排气口是否完好。若被碰坏，真空度则会降低，严重时进气不能保温，这样罐上部会结霜，液氮损耗大，失去继续使用的价值。其次，检查罐的内部，若有异物，必须取出，以防内胆被腐蚀。

2. 液氮的充填

充填液氮时不要将液氮倒在真空排气口上，以免造成真空度下降。盖塞是用绝热材料制造的，既能防止液氮蒸发，也能起到固定提筒的作用，所以开关时要尽量减少磨损，以延长使用寿命。

3. 使用过程中的检查

使用过程中要经常检查。可以用眼观测也可以用手触摸外壳，若发现外表挂霜，应停止使用；特别是颈管内壁附霜结冰时不宜用小刀去刮，以防颈管内壁受到破坏，造成真空不良，而是应将液氮取出，让其自然融化。

4. 液氮罐的放置

液氮罐要存放在通风良好的阴凉处，不要在太阳光下直晒。由于其制造精密及其固有特性，无论在使用或存放时，液氮罐均不准倾斜、横放、倒置、堆压、相互撞击或与其他物件碰撞，要做到轻拿轻放并始终保持直立。

5. 液氮罐的清洗

液氮罐闲置不用时，要用清水冲洗干净，将水排净，用鼓风机吹干，常温下放置待用。液氮罐内的液氮挥发完后，所剩遗漏物质（如冷冻精子）很快融化，变成液态物质而附在内胆上，会对铝合金的内胆造成腐蚀，若形成空洞，液氮罐就会报废，因此，液氮罐内液氮耗尽后对罐子进行刷洗是十分必要的。具体的刷洗办法如下：首先把液氮罐内提筒取出，液氮移出，放置2～3天，待罐内温度上升到0℃左右，再倒入30℃左右的温水，用布擦洗。若发现个别融化物质粘在内胆底上，一定要细心洗刷干净。然后再用清水冲洗数次，之后倒置液氮罐，放在室内安全不宜翻倒处，自然风干，或如前所述用鼓风机风干。注意在整个刷洗过程中，动作要轻慢，倒入水的温度不可超过40℃，总重不要超过2kg为宜。

6. 液氮罐的安全运输

液氮罐在运输过程中必须装在木架内垫好软垫，并固定好。罐与罐之间要用填充物隔开，防止颠簸撞击，严防倾倒。装卸车时要严防液氮罐碰击，更不能在地上随意拖拉，以免减少液氮罐的使用寿命。

知识拓展　　　　　　　　　　**诱变育种的一般性原则**

1. 挑选优良的出发菌株

出发菌株是指用于育种的起始菌株。有利性状：高产、生长速度快、营养要求粗放、产孢子早而多的菌株等。

2. 选择简便有效的诱变剂

在选用理化因子作诱变剂时，在同样的效果下，应选用最方便的因素；而在同样方便的情况下，则应选择最高效的因素。在物理诱变剂中，尤以紫外线为最方便，而化学诱变剂中，以亚硝基胍（NTG）最为有效。

3. 处理单孢子（细胞）菌悬液

在诱变育种中，所处理的细胞必须是单孢子或单细胞悬液状态。其目的是：一方面分散状态的细胞可以均匀接触诱变剂；另一方面又可避免长出不纯菌落。在某些微生物中，即使用这种单细胞悬液来处理，还是很容易出现不纯菌落，这是由于在许多微生物的细胞内同时含有几个核的缘故。

4. 选用最适剂量

各种诱变剂有不同的剂量表示方式。剂量一般指强度与作用时间的乘积。化学诱变剂常以一定温度下诱变剂的浓度和处理时间来表示。

由于诱变剂是用来提高突变率、扩大产量变异的幅度和使产量变异向正突变的方向移动，因此，凡在提高诱变率的基础上，既能扩大变异幅度，又能促使变异移向正变范围的剂量，就是合适的剂量。

5. 充分利用复合处理的协同效应

6. 设计或采用高效筛选方案或方法

筛选方案：在实际工作中，一般认为应采用把筛选过程分为初筛与复筛两个阶段的筛选方案为好。前者以量（选留菌株的数量）为主，后者以质（测定数据的精确度）为主。

筛选方法：初筛可在平板上进行，也可在摇瓶中进行，两者各有利弊，复筛必须在摇瓶中进行，并做精确测定。

任务一　斜面培养基接种

一、任务分析

微生物的接种技术是微生物学实验及研究的一项最基本的操作技术。将微生物的培养物或含有微生物的样品移植到培养基上或活的生物体内的操作技术称之为接种。微生物的分离、培养、纯化或鉴定以及有关微生物的形态观察及生理研究都必须进行接种。接种的关键是要严格地进行无菌操作，如操作不慎引起污染，则实验结果就不可靠，影响下一步工作的进行。"无菌"是保证微生物实验室工作成功的前提条件，要做到这一点就得使用无菌的材料、器皿和采用无菌操作技术。无菌操作技术主要是防止外界环境微生物污染实验材料、破坏实验微生物的纯培养状态，同时也要防止实验材料污染环境或感染人体。因而要求：①工作环境需用消毒液处理；②接种工具必须严格无菌。用经过灭菌的接种环、接种针（吸管）等工具（图6-3），在无菌条件下将微生物由一个培养容器转移到另外一个培养容器或活的

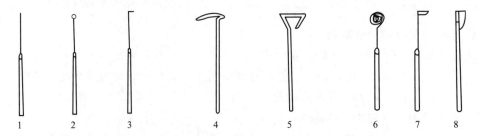

图 6-3　几种常见的接种和分离工具

1—接种针；2—接种环；3—接种钩；4,5—涂布棒；6—接种圈；7—接种铲；8—小解剖刀

生物体中进行培养，叫作无菌接种操作。无菌操作是微生物接种技术的关键，要求在无菌室或超净工作台内完成操作，或是在火焰附近操作。按培养基形态及培养目的，把接种分为斜面接种、穿刺接种、固体接种和液体接种等。

斜面接种法主要用于接种纯菌，使其增殖后用以鉴定或保存菌种。可以挑取平板培养基上的纯培养物，或挑取斜面、肉汤中的纯培养物按无菌操作的要求接种到斜面培养基上，是进行菌种扩大培养、菌种保藏等任务最常用的方法，也叫作"转管"。

二、任务实施

1．明确目标

（1）能够根据生产实际需要正确使用接种工具进行斜面接种。

（2）规范菌种接种传代与分离的检验操作。

（3）培养良好的安全意识及责任意识，牢固树立"有菌观念"，严格执行"无菌操作"，严防"杂菌污染"。

2．任务准备

（1）设备　无菌室、超净工作台（图6-4）。

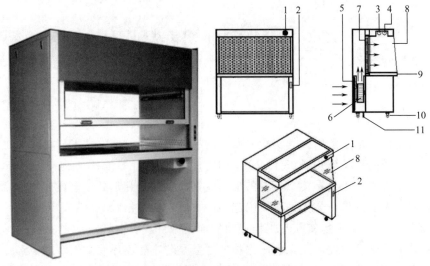

图 6-4　超净工作台及结构图

1—压差表；2—控制面板；3—紫外杀菌灯；4—照明日光灯；5—初效过滤器；6—离心风机；7—高效过滤器；

8—玻璃；9—不锈钢工作台；10—万向轮；11—地脚

（2）器材 接种环、酒精灯、含75％酒精的脱脂棉球、试管架、空白标签纸、火柴。

（3）菌种 金黄色葡萄球菌（斜面或肉汤）、大肠埃希菌（斜面或肉汤）。

（4）培养基 营养琼脂斜面培养基、蛋白胨牛肉膏斜面培养基。

（5）文件 药品生产企业《超净工作台标准操作规程》（表6-2）、药品生产企业《菌种的转体与分离标准操作规程》（表6-3）。

表6-2 ＊＊＊制药厂超净工作台标准操作规程

题目:超净工作台标准操作规程	文件编号:SOP-ZL-＊＊＊＊
起草人及日期:	审核人及日期:
批准人及日期:	生效日期:
颁发部门:	收件部门:
分发部门:	

1. 目的

　　规范超净工作台标准操作。

2. 范围

　　接种岗位。

3. 责任者

　　本岗位操作人员。

4. 程序

4.1 接通电源,使用前15～30min同时开启紫外线灯和风机组工作。

4.2 工作台面上禁止存放不必要的物品,以保证工作区的洁净空气不受干扰。

4.3 操作区内尽量避免明显扰乱气流流型的动作。

4.4 使用结束后,用消毒液清理工作台面打开紫外线灯,15～30min后关闭紫外线灯,关闭电源。

4.5 长期不使用的工作台请拔下电源插头。

表6-3 ＊＊＊制药有限公司菌种的转体与分离标准操作规程

题目:菌种的转体与分离标准操作规程	文件编号:SOP-ZL-＊＊＊＊
起草人及日期:	审核人及日期:
批准人及日期:	生效日期:
颁发部门:	收件部门:
分发部门:	

1. 目的

　　规范化验室菌种接种传代与分离的检验操作。

2. 适用范围

　　适用于化验室所有菌种转体、分离复壮与保存的操作。

3. 职责

　　中心实验室化验员。

4. 标准依据

4.1 《中国药品检验标准操作规范》2010年版。

4.2 《中华人民共和国药典》2015年版四部。

5. 程序

5.1 培养基的配制 取所需培养基按"培养基的配制标准操作规程"进行操作。配好的培养基,小试管分装5mL,大试管分装10mL。

5.2 菌种的复苏

5.2.1 把冻干菌种管、灭菌1mL毛细滴管、双碟、镊子、普通肉汤培养基、普通琼脂斜面培养基数支,移入接种室或超净工作台。

续表

5.2.2　将冻干菌种管外壁用碘酒擦洗消毒、稍干,用75％酒精棉球擦净,放在灭菌双碟内,待干。点燃酒精灯,将菌种管的封口一端在火焰上烧灼红热,用灭菌毛细滴管吸取普通肉汤培养基,滴在灼热的菌种管封口一端,使骤冷而炸裂。

5.2.3　取灭菌镊子,在火焰旁,将炸裂的管口打开,放入灭菌双碟内,另取1支灭菌毛细滴管,在火焰旁吸取普通肉汤少许,加至菌种管底部,将冻干菌块搅动促使溶解,随即吸出管内菌液,分别接种至普通琼脂斜面及普通肉汤内,并将毛细滴管及菌种管投入消毒液内,将已接种的普通肉汤及普通琼脂斜面按规定要求培养。

5.2.4　取出培养物,仔细观察菌苔形态、有无杂菌、涂片、革兰染色镜检呈典型菌落后,转种3代即可应用。如发现菌形不典型,可进行平板分离单菌落。

5.3　菌种的接种

5.3.1　准备需用的培养基,培养基应新鲜制备,如斜面已无冷凝水者,不宜再使用。标签上注明菌名及接种日期。自冰箱取出的菌种斜面,应在室温放置约30min,待温度恒定后,再移入接种室或超净工作台。

5.3.2　按照无菌操作,在接种室内点燃酒精,在左手握住菌种斜面,将管口靠近火焰旁,右手拿接种棒后端,将接种环烧红30s,随后将全部接种棒金属部分在火焰上烧灼,往返通过3次。右手用无名指、小指及掌夹住棉塞,左手将管口在火焰上旋转烧灼,右手再轻轻拨开棉塞,将接种环伸入管内,先在近壁的琼脂斜面上靠一下,稍冷却再移至菌苔上,刮取少量菌苔。随即取出接种棒,并将菌种管口移至火焰旁,堵上棉塞,左手将菌种管放下。另取普通琼脂斜面1支,照上述操作打开棉塞,将接种环伸入管内至琼脂斜面的底部,由底向上,将接种环轻贴斜面的表面曲折移动,使细菌划在斜面的表面上。

5.3.3　取出接种棒,在火焰旁将培养基管棉塞堵上,然后将接种过细菌的接种棒在火焰上烧灼灭菌。

5.4　菌种的培养与保存

5.4.1　金黄色葡萄球菌　在营养琼脂斜面上,经30～35℃培养16～18h,生长应良好。再移入2～8℃冰柜中,保存。

5.4.2　白色念珠菌　在真菌琼脂斜面上,经20～25℃培养24h,生长应良好。再移入2～8℃冰柜中,保存。

5.4.3　生孢梭菌　在硫乙醇酸盐培养基(除琼脂)中,经30～35℃培养18～24h,生长应良好。再移入2～8℃冰柜中,保存。

5.4.4　藤黄微球菌　在营养琼脂斜面上,经30～35℃培养16～18h,生长应良好。再移入2～8℃冰柜中,保存。

5.4.5　枯草芽孢杆菌　在普通琼脂斜面上,经(36±1)℃培养20h,生长应良好。再移入2～8℃冰柜中,保存。

5.4.6　大肠埃希菌　在营养琼脂斜面上,经30～35℃培养18～24h,生长应良好。再移入2～8℃冰柜中,保存。

5.5　菌种的分离

5.5.1　菌种的分离,是指使用一定的接种技术,将混杂存在的菌细胞尽可能地在培养基上分开而散生生长,从而获得单一的一种菌株的方法。

5.5.2　分离方法

5.5.2.1　灌注法　准备洁净培养基3支,包在牛皮纸内,经高压(120℃、0.1MPa、20～30min)灭菌,备用。分离菌种前,将固体培养基3支,加热熔化,放在50～60℃的水浴中保温,另取2支液体培养基,连同培养皿一起放入事先经紫外线照射2h的无菌超净台上,3支固体培养基试管和3支培养皿的对应编号为3#、4#、5#,2支液体培养基试管编号为1#、2#。接种时,从装有菌种的试管内,用白金耳蘸取2耳接于1#管内,摇匀,再从1#试管内蘸取2～3耳接种于2#试管内,摇匀,依次接种于3#、4#、5#试管内;趁热(约50℃)逐管倾入对应编号的培养皿中,放平,放冷,倒放于恒温培养箱中(按照各菌种的不同要求)培养,培养皿平板上即出现圆形、边缘整齐、中间微凸、透明、发黏的菌落,选种时,一般在4#、5#中选取,正常菌数以5～10个为宜,用玻璃笔在培养皿外壁选定特征明显、大小适宜的菌落划圆,在超净台上以无菌操作法,用白金耳挑取圈定的菌落接种于装有液体培养基的试管内,在适宜条件下培养,传2～3代复壮后,选取生长状态良好的菌种置于冰箱中保存,以备下次接种用。

5.5.2.2　划线法　取2支固体培养基,加热熔解,在超净台上倾入2只无菌培养皿中,摇匀,放平,冷却,用消毒冷却的接种耳取菌液1耳放进试管培养基中稀释,充分摇匀后,再用经火焰消毒并冷却的接种耳取稀释菌液,同时左手打开冷却的平皿,在固体培养基上迅速而均匀地画成蛇形曲线,然后盖好培养皿,置培养箱中培养后,在画线上即有不同数目的菌落出现,在画线的后半部选取典型的菌落,菌落的形状、选种、培养、保存等同灌注法。

3. 实施方案

(1) 物品清点与摆放　要充分做好接种前的用品准备工作,根据要求进行物品清点。并移入无菌室、超净工作台或接种箱内。试管应是洗涤干燥后用牛皮纸包好置高压蒸汽灭菌锅中消毒的 (121℃ 20min)。营养琼脂斜面培养基、蛋白胨牛肉膏斜面培养基也是经过高压蒸汽灭菌的。

将所用物品合理摆放于超净工作台上或无菌室的工作台上，原则上是右手使用的用品放在右侧，左手使用的用品放在左侧，酒精灯放在中央，一方面是操作方便；另一方面是减少染菌。

微生物的接种
与分离技术

（2）超净工作台消毒　用75％酒精擦拭台面后，打开紫外线灯20～30min。然后关闭紫外线灯，打开风机。注意菌种不能放在紫外线灯下照射，在操作时随时携入。

（3）手消毒　点燃酒精灯，再用75％酒精棉球擦拭双手消毒。

（4）接种　接种前用记号笔在试管上标记，在距离试管口约2～3cm的位置，注明菌名、接种日期、接种人姓名等（若不用记号笔标记也可贴标签）。

用接种环将少许菌种移接到贴好标签的试管斜面培养基上。必须按无菌操作法进行。操作如图6-5所示。

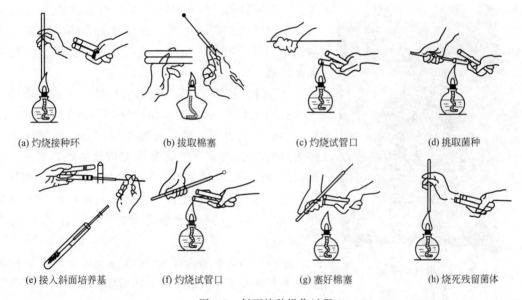

(a) 灼烧接种环　　　(b) 拔取棉塞　　　(c) 灼烧试管口　　　(d) 挑取菌种

(e) 接入斜面培养基　(f) 灼烧试管口　　(g) 塞好棉塞　　　(h) 烧死残留菌体

图 6-5　斜面接种操作过程

① 手持试管　将菌种斜面（简称菌种管）与待接种的新鲜斜面培养基（简称待接种管）放于左手掌中，用左手拇指、食指、中指及无名指夹住，菌种管在前，接种管在后，斜面向上，管口对齐，使两支试管略呈"V"字形，斜面面向操作者，应斜持试管成一定角度，注意不要持成水平，以免管底凝集水浸湿培养基表面。

② 旋松管塞　以右手在火焰旁转动两管棉塞，使其松动，以便接种时易于取出。

③ 灼烧接种环　右手拿接种环（如同握笔一样），在火焰上将环端烧红灭菌，然后将有可能深入试管的其余部分均匀灼烧灭菌，将接种环来回通过火焰数次。

④ 拔棉塞　用右手的小指、无名指和手掌拔下菌种管和待接试管的棉塞，并持于手中。将试管口在火焰上微烧一周，使试管口保持在火焰2～3cm处。

⑤ 接种环冷却　将灼烧过的接种环伸入菌种管，先使环端接触没有长菌的培养基部分，使其冷却。

⑥ 取菌　待接种环冷却后，轻轻刮取（蘸取）少量菌苔（菌液），然后将接种环移出菌种管，注意不要使接种环碰到管壁，取出后不可使带菌接种环通过火焰。

⑦ 接种　在火焰旁迅速将沾有菌种的接种环伸入另一支待接斜面试管。从斜面的底部向上部做"之"形来回划线，边划边向管外退，划线应密集些。使用手腕的力量，切勿划破培养基（图 6-6）。

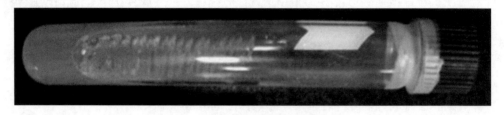

图 6-6　斜面菌种培养后效果图

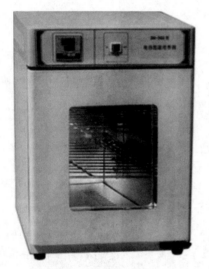

图 6-7　恒温培养箱

⑧ 塞棉塞　灼烧试管口，并在火焰旁将棉塞分别旋上（不可将菌种管和待接试管的棉塞错塞）。塞棉塞时，不要用试管去迎棉塞，以免试管在移动时进入不清洁的空气。棉塞应始终夹在手中，如掉落，应更换无菌棉塞。

⑨ 接种环灼烧灭菌　取出接种环，将接种环垂直放在火焰上灼烧。镍铬丝部分（环和丝）必须烧红，以达到灭菌的目的，然后将除手柄部分的金属杆全部用火焰灼烧 2～3 遍，尤其是接镍铬丝的螺口部分，要彻底灼烧以免灭菌不彻底，然后将接种环插放回原处。

⑩ 恒温培养　将接种完的斜面试管放入 37℃恒温培养箱（图 6-7）内，培养 24～48h 后观察效果（图 6-8）。

细菌在固体培养基表面有菌落和菌苔两种生长现象，单个细菌在固体培养基上繁殖成一个肉眼可见的细菌集团称为菌落，菌落融合成片称为菌苔。

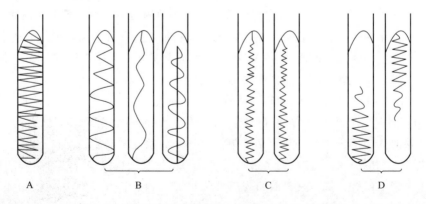

图 6-8　斜面接种效果示意（A 正确，B、C、D 错误）

4. 结果分析

将斜面接种后培养 24～48h 的结果绘于表 6-4，并分析原因。

表 6-4　斜面接种后培养结果

菌名	斜面接种后培养结果	原因分析
大肠埃希菌		
金黄色葡萄球菌		

知识拓展　　　　　　　　**恒温培养箱的使用及维护**

1. 使用方法

把电源开关拨至"1"处，此时电源指示灯亮，控温仪上有数字显示；根据培养的微生物不同，来设置培养箱内温度（一般培养细菌为37℃，酵母菌和霉菌为2530℃）；设定结束后，各项数据长期保存。此时培养箱进入升温状态，加热指示灯亮。当箱内温度接近设定温度时，加热指示灯忽亮忽熄，反复多次，控制进入恒温状态。打开内外门，把所需培养的物品放入培养箱，关好内外门，如内外门开门时间过长，箱内温度有些波动，这是正常现象。根据需要选择培养时间，也可手动控制培养时间，培养结束后，把电源开关拨至"0"，如不马上取出物品请不要打开箱门。

2. 维护与保养

① 培养箱外壳必须有效接地，以保证使用安全。

② 培养箱应放置在具有良好通风条件的室内，在其周围不可放置易燃易爆物品。

③ 箱内物品放置切勿过挤，必须留出空间。

④ 箱内外应每日保持清洁，每次使用完毕应当进行清洁。长期不用应盖好塑料防尘罩，放在干燥室内。

三、任务评价

对照标准（表 6-5）自我评价，小组评价，检查任务完成情况。

表 6-5　实训操作评价标准

任务：斜面培养基接种

姓名：　　　　　　班级：　　　　　　小组：　　　　　　成绩：

评价内容	操作要求	分值	扣分	合计
操作准备 （20分）	工作态度、卫生习惯	10		
	仪器检查,正确选取菌种、培养基、器材,物品摆放规范熟练,编号标记	10		
操作程序 （40分）	按操作规程开启超净工作台、消毒,手持接种环、菌种管、待接斜面、塞子的方法规范	10		
	接种环灭菌彻底、冷却、无菌操作取菌规范,菌种无污染、无损坏	10		
	无菌操作接种(斜面划线手法规范)及时灼烧管口、棉塞	10		
	接种环灭菌及时规范,正确使用恒温培养箱,培养条件适宜菌种管理	10		
职业素质 （10分）	积极参与小组活动,合作互助	5		
	自觉遵守实验室规则,严格无菌操作,及时清洁设备,安全生产	5		

续表

评价内容	操作要求	分值	扣分	合计
质量评价 （30分）	按时完成实训任务，达到预期效果 时间每超过1min扣1分	10		
	接种效果好，菌落群体特征明显（斜面菌落呈Z线），无异常菌群出现	10		
	操作熟练规范，结果记录规范	10		

四、注意事项

（1）接种前要用75％酒精清洁台面，有条件的最好在无菌室或超净工作台内进行，严格按无菌操作要求进行。

（2）接种前要用75％酒精擦拭双手消毒，操作不应有大幅度或快速动作，以免搅动空气，操作过程不应交谈或咳嗽。

（3）接种时拔下棉塞后一直用手指夹住，不要将其放在桌子或台子上，以免污染菌种。

（4）接种前后灼烧接种环要彻底，将接种丝烧红，柄端较粗部分反复灼烧。

（5）接种时试管口要一直保持在火焰2～3cm处，接种前后试管口均应通过火焰燃烧灭菌。

（6）用接种环刮取菌苔时动作要轻，不应刮破培养基，从斜面底部向上划线接种时也不能划破培养基。

任务二 穿刺接种

一、任务分析

穿刺接种是一种用接种针从菌种斜面上挑取少量菌体并把其穿刺接种到固体或半固体的深层培养基中的接种方法。经它穿刺接种后的菌种常作为保藏菌种的一种形式，同时也是检查细菌运动能力的一种方法，它只适合细菌和酵母菌的接种培养。

穿刺接种法主要用于半固体培养基、明胶及双糖管的接种。用接种针取细菌少许，从半固体培养基中央平行于管壁垂直刺入，接近管底但不可接触管底，然后接种针沿原路退出，使穿刺线整齐，便于观察细菌生长结果。

二、任务实施

1. 明确目标

（1）能够根据生产实际需要正确使用接种工具进行穿刺接种。

（2）规范菌种接种传代与分离的检验操作。

（3）培养良好的安全意识及责任意识，牢固树立"有菌观念"，严格执行"无菌操作"，严防"杂菌污染"。

2. 任务准备

（1）设备　无菌室、超净工作台。

（2）器材　接种针、酒精灯、含75%酒精的脱脂棉球、试管架、空白标签纸、火柴、灭菌试管。

（3）菌种　枯草杆菌、金黄色葡萄球菌。

（4）培养基　营养肉汤半固体培养基。

（5）文件　药品生产企业《超净工作台标准操作规程》（表6-2）、药品生产企业《菌种的转体与分离标准操作规程》（表6-3）。

3. 实施方案

（1）操作应在无菌室、超净工作台或接种箱内进行。清点物品并合理摆放。

（2）接种前用记号笔在试管上标记，在距离试管口约2～3cm的位置，注明菌名、接种日期、接种人姓名等（若不用记号笔标记也可贴标签）。

（3）点燃酒精灯，再用75%酒精棉球擦拭双手消毒。

（4）穿刺接种，方法如下：

① 将菌种管和待接种的半固体培养基两支试管放于左手掌中，并将两支试管用大拇指和其他四指夹住，使两支试管呈"V"字形，菌种管的斜面面向操作者，并使它们处于水平位置。

② 右手在酒精灯旁旋松棉塞，以便接种时易于取出。

③ 右手以持笔方式握持接种针并灼烧接种针，充分灭菌。

④ 用右手的小指、无名指和手掌边拔出棉塞。接种针先在培养基部分冷却，再用接种针的针尖蘸取少量菌种。

⑤ 接种有两种手持操作法：一种是水平法，类似于斜面接种法；另一种为垂直法（图6-9）。尽管穿刺手法不同，但穿刺时接种针都必须垂直于培养基表面，自培养基中心垂直刺入，并要将接种针穿刺到接近试管的底部，然后沿着接种线原路退出，灼烧管口后塞上棉塞。穿刺时做到手稳、动作轻巧。将接种针在火焰上灼烧灭菌后放回试管架上。

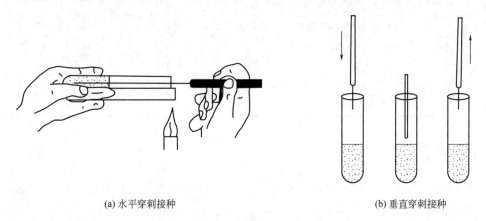

(a) 水平穿刺接种　　　　　　　　　　(b) 垂直穿刺接种

图6-9　半固体培养基穿刺接种法

（5）将接种过的试管直立于试管架上，放在培养箱内30℃恒温培养。24h后观察结果（若有运动能力的细菌，它能沿接种线向外运动而弥散，故形成的穿刺线较粗而散，若没有运动能力，则形成的穿刺线细而密）。

4. 结果分析

将穿刺后培养 24h 的结果绘于表 6-6，并分析原因。

表 6-6　穿刺后培养结果

菌名	穿刺后培养结果	原因分析
枯草杆菌		
金黄色葡萄球菌		

三、任务评价

对照标准（表 6-7）自我评价，小组评价，检查任务完成情况。

表 6-7　实训操作评价标准

任务：穿刺接种

姓名：　　　　班级：　　　　小组：　　　　成绩：

评价内容	操作要求	分值	扣分	合计
操作准备 （20分）	工作态度、卫生习惯	10		
	仪器检查，正确选取菌种、培养基、器材，物品摆放规范熟练，编号标记	10		
操作程序 （40分）	物品的清点与摆放	5		
	手消毒	5		
	接种环的灼烧灭菌	5		
	棉塞的开启	5		
	接种环的冷却	5		
	穿刺接种操作	5		
	塞棉塞	5		
	接种环的灼烧灭菌	5		
职业素质 （10分）	积极参与小组活动，合作互助	5		
	自觉遵守实验室规则，严格无菌操作，及时清洁设备，安全生产	5		
质量评价 （30分）	按时完成实训任务，达到预期效果 时间每超过 1min 扣 1 分	10		
	接种效果好，菌落群体特征明显，半固体中有生长线，无异常菌群出现	10		
	操作熟练规范，结果记录规范	10		

四、注意事项

（1）接种前要用 75% 酒精清洁台面，有条件的最好在无菌室或超净工作台内进行，严格按无菌操作要求进行。

（2）接种前要用 75% 酒精擦拭双手消毒，操作不应有大幅度或快速动作，以免搅动空气，操作过程不应交谈。

（3）接种时拔下棉塞后一直用手指夹住，不要将其放在桌子或台子上，以免污染菌种。

（4）接种前后灼烧接种环要彻底，将接种丝烧红，柄端较粗部分反复灼烧。

（5）接种时试管口要一直保持在火焰 2～3cm 处，接种前后试管口均应通过火焰燃烧灭菌。

（6）接种针要垂直半固体培养基表面中心部位向下穿刺，但不能触及管底，然后接种针按原路抽出，忌在培养基内左右移动。

知识拓展　　　　　　　　　**液体培养基接种法**

培养基为液体时的接种方法，与斜面培养基接种法基本相同，不同之处是，手持液体培养基呈 45°左右倾斜，将挑取的菌种移种至液体培养基管中，涂于液面处管壁上，并轻轻研磨，再直立试管，塞好试管塞后，摇动液体，使菌体在液体培养基中均匀分布（图6-10）。

若向液体培养基中接种量大或要求定量接种时，可将无菌水或液体培养基注入菌种管内，用接种环将菌苔刮下并摇匀呈菌种悬液，再将菌种悬液以无菌吸管定量吸出接入液体培养基试管中；或直接将菌种悬液倾倒入液体培养基中（图6-11）。如果菌种为液体培养物，则可摇匀后用无菌吸管定量吸取加入至液体培养基中，或将菌种直接倾倒入液体培养基中。整个接种过程都要求无菌操作。

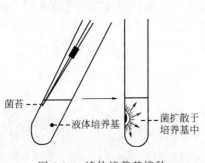

菌苔
液体培养基
菌扩散于培养基中

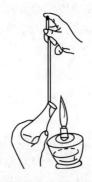

图 6-10　液体培养基接种　　　　图 6-11　倾倒法液体培养基接种示意

任务三　琼脂平板划线分离

一、任务分析

微生物分离纯化技术是微生物学中重要的基本技术之一。自然界中的微生物绝大多数都是混杂生活在一起的，为了研究、利用某一微生物，就必须从混杂的微生物群中将其分离，得到只含有这一种微生物的纯培养（包括菌种的复壮），这种获得纯培养的方法称为微生物的分离与纯化。微生物分离纯化的常用方法是平板分离法，主要包括平板划线分离法、涂布分离法、稀释混合倒平板法。下面以琼脂平板划线分离法为例介绍分离纯化技术。

① 从混杂微生物群体中获得只含有某一种或某一株微生物的过程称为微生物的分离与纯化。平板分离法普遍用于微生物的分离与纯化。其基本原理是选择适合于待分离微生物的生长条件，如营养成分、酸碱度、温度和氧等要求，或加入某种抑制剂造成只利于该微生物生长而抑制其他微生物生长的环境，从而淘汰一些不需要的微生物。

② 微生物在固体培养基上生长形成的单个菌落是由一个细胞繁殖而成的集合体，通过在平板上划线法可得到单个菌落，因此，可通过挑取单菌落而获得一种纯培养。

获取单个菌落的方法可通过稀释涂布平板或平板划线等技术完成。值得指出的是，从微生物群体中经分离生长在平板上的单个菌落并不一定保证是纯培养。因此，纯培养的确定除观察其菌落特征外，还要结合显微镜检测个体形态特征后才能确定，有些微生物的纯培养要经过一系列分离与纯化过程和多种特征鉴定才能得到。

二、任务实施

1. 明确目标

（1）能够完成把混杂在一起的微生物分离开或进行菌种的复壮、污染菌种的排除等实际工作。

（2）规范菌种接种传代与分离的检验操作。

（3）培养良好的安全意识及责任意识，牢固树立"有菌观念"，严格执行"无菌操作"，严防"杂菌污染"。

2. 任务准备

（1）器材和用品　接种环、酒精灯、含75％酒精的脱脂棉球、试管架、火柴、恒温干燥箱、灭菌培养皿、水浴锅等。

（2）菌种　金黄色葡萄球菌和大肠埃希菌混合液。

（3）培养基　蛋白胨牛肉膏琼脂培养基。

（4）文件　药品生产企业《菌种的转体与分离标准操作规程》（表6-3）。

3. 实施方案

（1）操作前准备

① 培养皿包好，干燥箱内170℃灭菌2h后，放入超净工作台。接种前用记号笔在培养皿底上标记，注明菌名、接种日期、接种人姓名等（若不用记号笔标记也可贴标签）。

② 超净工作台开紫外线灯照射30min灭菌，开无菌风待用。

③ 熔化培养基或配制培养基，装入500mL锥形瓶内，灭菌备用。

④ 用酒精擦拭双手灭菌。合理摆放物品。

（2）操作步骤

① 熔化培养基　打开包裹培养皿的报纸，点燃酒精灯，用75％酒精擦拭双手消毒。将装有营养琼脂培养基的锥形瓶放入水浴锅中加热至沸，充分熔化。

② 倒平板　培养基冷却至50℃左右后，按无菌操作法倒4只平板，右手拿起装有熔化的灭菌培养基的锥形瓶，左手拔下棉塞，再拿起一个灭菌平皿，在酒精灯附近无菌操作倾倒平板培养基。平置待凝。制作好的平板培养基放置24h，将有污染的平板去除。

③ 做分区标记　在皿底用记号笔划分成4个不同面积的区域，使A＜B＜C＜D，且各区的夹角应为120°左右，以便使D区与A区划出的线条平行、美观（图6-12）。

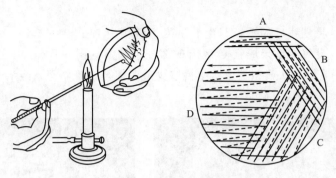

图 6-12 分区平板划线操作示范示意图

④ 分区划线操作（图 6-13）。

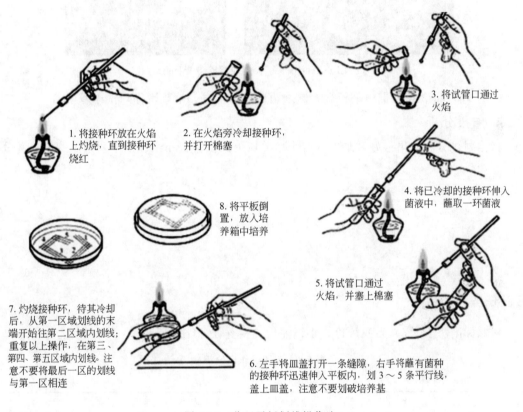

1. 将接种环放在火焰上灼烧，直到接种环烧红

2. 在火焰旁冷却接种环，并打开棉塞

3. 将试管口通过火焰

4. 将已冷却的接种环伸入菌液中，蘸取一环菌液

5. 将试管口通过火焰，并塞上棉塞

6. 左手将皿盖打开一条缝隙，右手将蘸有菌种的接种环迅速伸入平板内，划 3～5 条平行线，盖上皿盖，注意不要划破培养基

7. 灼烧接种环，待其冷却后，从第一区域划线的末端开始往第二区域内划线；重复以上操作，在第三、第四、第五区域内划线。注意不要将最后一区的划线与第一区相连

8. 将平板倒置，放入培养箱中培养

图 6-13 分区平板划线操作法

a. 挑取菌样　选择平整、光滑的接种环，灼烧灭菌，按无菌操作法挑取菌样。

b. A 区划线　将平板倒置于酒精灯火焰旁，左手将平板培养基拿起，打开皿盖约 45°并让平板面向火焰。右手持接种环，先在 A 区轻划 3～4 条连续的平行线当作初步稀释的菌源。烧去接种环上的残余菌样。

c. 其余区划线　把平皿逆时针转 90°，将烧去残菌后的接种环在平板培养基边缘冷却一下，接种环通过 A 区（菌源区）而移至 B 区，随即在 B 区轻巧地划上 6～7 条致密的平行线，接着再以同样的操作在 C 区和 D 区划上更多的平行线，并使 D 区的线与 A 区的线平行（但不能与 A 区、B 区的线条接触），将左手所持皿底放回皿盖中。烧去接种环上的残菌。

⑤ 恒温培养　将划线后的平板倒置于30℃恒温箱中24h。

⑥ 挑取菌落　良好的结果应在C区出现部分单菌落（图6-14）。而在D区出现较多独立分布的单菌落。镜检，从典型的菌落中挑取少量菌体至试管斜面，经培养后可成为初步分离的纯种。

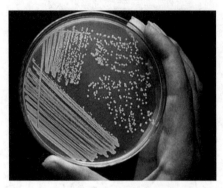 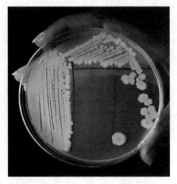

图6-14　分区平板划线培养效果图

⑦ 清理　将废弃的带菌平板做煮沸杀菌后进行清洗，清理台面，洗净双手。

4. 结果分析

将你划线分离效果最好和最差的两个培养皿上的菌落分布绘在以下两个圆圈中，并分析原因。

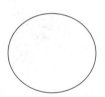 

三、任务评价

对照标准（表6-8）自我评价，小组评价，检查任务完成情况。

表6-8　实训操作评价标准

任务：琼脂平板划线分离

姓名：	班级：	小组：	成绩：		
评价内容	操作要求		分值	扣分	合计
操作准备 （20分）	工作态度、卫生习惯		10		
	仪器检查,正确选取菌种、培养基、器材,物品摆放准确熟练,编号标记		10		
操作程序 （40分）	倒平板（无菌操作、持皿手法、培养基倒入量）		10		
	平板划线操作（持皿方法、接种环灼烧灭菌、取菌方法）		10		
	平板划线操作（分区划线、接种环灭菌）		10		
	规范使用恒温培养箱,正确设定培养条件（温度、时间）,倒置培养		10		
职业素质 （10分）	积极参与小组活动,合作互助		5		
	自觉遵守实验室规则,严格无菌操作,及时清洁设备,安全生产		5		

评价内容	操作要求	分值	扣分	合计
质量评价 （30 分）	按时完成实训任务,达到预期效果 时间每超过 1min 扣 1 分	10		
	划线分区明显,单菌落分离效果好,无污染菌出现	10		
	操作记录规范,结果报告规范	10		

四、注意事项

（1）倾倒平板严格遵守无菌操作，尽量减少污染。

（2）每次做"Z"字形划线后，必须严格灼烧接种环灭菌，否则菌量太大，不能形成单菌落。

（3）用于平板划线的培养基，琼脂含量宜高些（2％左右），否则会因平板太软而被划破。

（4）用于划线的接种环，环柄宜长些（约 10cm），环口应十分光滑，划线时环口与平板间的夹角宜小些，动作要轻巧，以免划破培养基。

知识拓展　　　　　　　　　**平板划线的其他方法**

除了上面使用的分区平板划线法外，还有多种划线方法，例如扇形划线法、棋盘格划线法、曲线划线法等（图 6-15、图 6-16）。

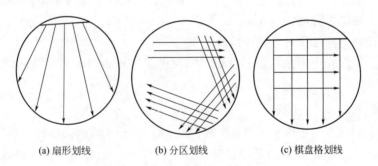

(a) 扇形划线　　　　　(b) 分区划线　　　　　(c) 棋盘格划线

图 6-15　平板划线的几种方法

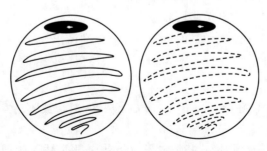

图 6-16　曲线平板划线及菌落分布

任务四 涂布分离

一、任务分析

涂布分离法是指取少许梯度稀释菌悬液，置于已凝固的无菌平板培养基表面，然后用无菌的涂布玻璃棒把菌液均匀地涂布在整个平板表面，经培养后，在平板培养基表面会形成多个独立分布的单菌落，然后挑取典型的代表移至斜面，经培养后保存。涂布分离法更适合于好氧菌或有气生菌丝的放线菌的分离和计数，浇注平板法适合兼性厌氧的细菌和酵母菌的分离。

① 选择适合待分离微生物的生长条件（如营养、酸碱度、温度和氧等要求）或加入某种抑制剂造成只利于该微生物生长而抑制其他微生物生长的环境，从而淘汰不需要的微生物。

② 微生物在固体培养基上生长形成的单个菌落是由一个细胞繁殖而成的集合体，通过稀释涂布法可得到单个菌落，挑取单菌落即可获得一种纯培养。

二、任务实施

1. 明确目标

（1）能够完成微生物活体数量的测定，完成把混杂在一起的微生物分离开或进行菌种的复壮、污染菌种排除等分离目的。

（2）规范菌种接种传代与分离的检验操作。

（3）培养良好的安全意识及责任意识，牢固树立"有菌观念"，严格执行"无菌操作"，严防"杂菌污染"。

2. 任务准备

（1）器材和用品　涂布棒、灭菌移液管、8支装9mL无菌水的试管、2个装90mL无菌水的锥形瓶、酒精灯、含75％酒精的脱脂棉球、试管架、记号笔、恒温培养箱、灭菌培养皿等，有条件的应设置无菌室或配备超净工作台。

（2）菌种　金黄色葡萄球菌和大肠埃希菌混合液。

（3）培养基　蛋白胨牛肉膏琼脂培养基。

（4）文件　药品生产企业《菌种的转体与分离标准操作规程》（表6-3）。

3. 实施方案

（1）操作前准备

① 培养皿（10套）包好，干燥箱内170℃灭菌2h后，放入超净工作台。接种前用记号笔编号培养皿及试管。

② 配制蛋白胨牛肉膏琼脂培养基，装入500mL锥形瓶内，灭菌。使用前需熔化。

③ 超净工作台开紫外线灯照射30min灭菌，开无菌风待用。

④ 酒精擦拭双手。合理摆放物品。

（2）操作步骤

① 倒平板　将熔化并冷却至50℃左右的蛋白胨牛肉膏琼脂培养基按无菌操作法倒入培养皿中，右手拿起装有熔化的灭菌培养基的锥形瓶，左手拔下棉塞，再拿起一个灭菌平皿，在酒精灯附近无菌操作倾倒平板培养基。每皿约15mL，共6皿。平放待凝。制作好的平板培养基放置24h，将有污染的平板去除。分别编号 10^{-4}、10^{-5}、10^{-6}，各2皿。

微量移液器
的使用

② 菌样稀释　取6支无菌试管，依次编号为 10^{-6}、10^{-5}、10^{-4}、10^{-3}、10^{-2}、10^{-1}，在各试管中分别加入生理盐水4.5mL，然后用1mL无菌移液管在待稀释的原始样品中来回吹吸数次（注意：吹出菌液时移液管尖端必须离开菌液的液面），再精确移取0.5mL菌液至 10^{-1} 试管中（注意：这根已接触过原始菌液样品的移液管的尖端不能再接触 10^{-1} 试管的菌液液面）。然后另取1mL无菌移液管，以同样的方式，先在 10^{-1} 试管中来回吸取样品数次，并精确移取0.5mL菌液至 10^{-2} 试管中，如此稀释至 10^{-6} 为止（图6-17）。

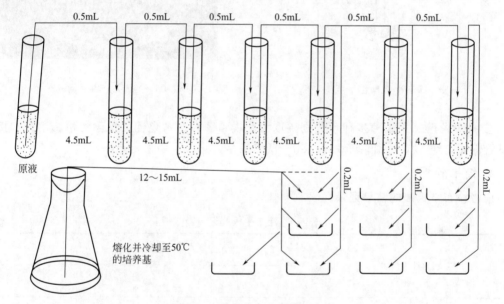

图6-17　稀释分离法操作示意图

③ 滴加菌液　分别取1mL无菌移液管，从 10^{-4}、10^{-5}、10^{-6} 各管中分别吸出0.2mL菌液到相应编号的平板表面上（图6-18）。

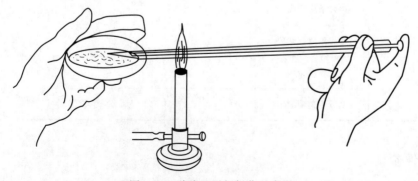

图6-18　移液于平板操作示意图

④ **涂布平板**　左手执培养皿，并将皿盖开启一缝，右手拿涂布棒把平板上的一滴菌液轻轻涂开、均匀铺满整个平板，并防止平板培养基破损（图 6-19）。

⑤ **平板培养**　将各组的培养皿倒置放于 37℃恒温培养箱中培养 24～48h。观察平皿上的菌落形态（图 6-20），镜检（计数），进行下一步操作。

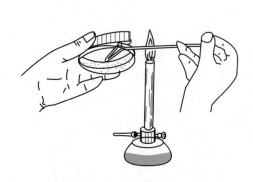

图 6-19　涂布平板操作示意图

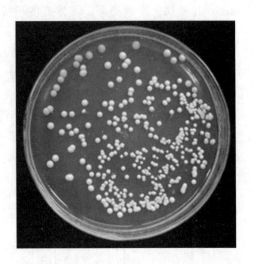

图 6-20　涂布法分离单菌落效果图

⑥ **挑单菌落**　用灭菌接种环分别挑取大肠埃希菌和金黄色葡萄球菌的单菌落分别接种至试管斜面，经 37℃恒温培养 24～48h，低温保存。

4. 结果分析

请将涂布平板法的结果记录在表 6-9 中。

表 6-9　涂布平板的记录表

菌落结果描述		涂布平板法		
		10^{-4}	10^{-5}	10^{-6}
数/皿	大肠埃希菌			
	金黄色葡萄球菌			
分布情况	大肠埃希菌			
	金黄色葡萄球菌			
形态特征	大肠埃希菌			
	金黄色葡萄球菌			

三、任务评价

对照标准（表 6-10）自我评价，小组评价，检查任务完成情况。

表 6-10　实训操作评价标准

任务：涂布分离

姓名：　　　　　班级：　　　　　小组：　　　　　成绩：

评价内容	操作要求	分值	扣分	合计
操作准备 （20分）	工作态度、卫生习惯	10		
	仪器检查,正确选取菌种、培养基、器材,物品摆放准确熟练,编号标记	10		
操作程序 （40分）	菌样稀释(正确使用微量移液器,正确使用移液管)	5		
	菌样稀释(系列稀释操作熟练规范,无菌操作)	10		
	移取稀释菌液至相应编号平板(移液量准确,对号,无菌操作)	10		
	平板涂布菌液(正确使用涂布棒,无菌操作,涂布均匀)	10		
	规范使用恒温培养箱,正确设定培养条件(温度、时间),倒置培养	5		
职业素质 （10分）	积极参与小组活动,合作互助	5		
	自觉遵守实验室规则,及时清洁设备,安全处理接触菌液的移液管、涂布棒	5		
质量评价 （30分）	按时完成实训任务,达到预期效果 时间每超过1min扣1分	10		
	稀释效果好,涂布均匀,单菌落分离效果好,无污染菌出现	10		
	操作记录规范,结果报告规范	10		

四、注意事项

（1）倾倒平板严格遵守无菌操作，尽量减少污染。

（2）用吸管吸菌液时，不可用嘴吸取。

（3）每个稀释度应做 3～5 个重复，平均计数。

（4）做涂布平板时琼脂含量可高些，倒平板时培养基不宜太烫，否则易在平板表面形成冷凝水，导致菌落扩展或蔓延。

任务五　菌种保藏

一、任务分析

菌种保藏是微生物学及相关学科研究的基础，采用多种方法对活体微生物群体进行有效的保藏，使菌种存活，其目的是利用一切条件使菌种、菌株不死、不衰、不变，不丢失，不污染杂菌，不发生或少发生变异和便于研究、交换、使用。保持菌种原有的各种优良培养特征和生理活性，有利于生产、科研的正常进行，是一项重要的微生物学基础工作。

微生物菌种保藏的基本原理，是使微生物的生命活动处于半永久性的休眠状态，也就是使微生物的新陈代谢作用限制在最低的范围内。干燥、低温、隔绝空气是保证获得这种状态的主要措施。因此，微生物菌种保藏的基本技术虽然很多，但多数都是根据这三个因素而设计的。

二、任务实施

1. 明确目标

（1）能够掌握并比较菌种保藏的常规方法。

（2）规范菌种保藏的操作。

（3）培养良好的安全意识及责任意识，牢固树立"有菌观念"，严格执行"无菌操作"，严防"杂菌污染"。

2. 任务准备

（1）器材和用品　灭菌吸管、油纸或牛皮纸、含75％酒精的脱脂棉球、试管架、记号笔、恒温培养箱、灭菌培养皿等，有条件的应设置无菌室或配备超净工作台。

医用液体石蜡、无菌水、95％酒精、五氧化二磷（或变色硅胶）、10％盐酸等。

（2）菌种　待保存的菌种（细菌、酵母菌、放线菌和霉菌）。

（3）培养基　蛋白胨牛肉膏琼脂斜面培养基。

（4）文件　药品生产企业《菌种保藏标准操作规程》（表6-11）。

表 6-11　＊＊＊制药厂菌种保藏标准操作规程

题目:菌种保藏标准操作规程	文件编号:SOP-ZL-＊＊＊＊
起草人及日期:	审核人及日期:
批准人及日期:	生效日期:
颁发部门:	收件部门:
分发部门:	

1. 目的

　　规范菌种保藏标准操作。

2. 范围

　　菌种保藏岗位。

3. 责任者

　　本岗位操作人员。

4. 程序

4.1　将新筛选用于保藏的菌体装入无菌容器中,容器上严格标明菌种名称、批号及菌种制作人。

4.2　清点好要储存的菌种数,然后做好记录,记录由专人保管,要记明菌种名称、批号、制备日期、制备数量、制备人及入库时间。

4.3　欲入库菌种登记清点结束后,将其放置于－70℃冰箱中,保存期限三年。

4.4　菌种所用冰箱应实行二人二锁管理。只允许指定人员进入菌种库。指定人员:菌种所在部门负责人、菌种管理员。

4.5　此冰箱应有温度检查记录,每天应根据冰箱运行记录,每两小时记录温度,如温度有异常变化应及时更换冰箱。

3. 实施方案

（1）斜面低温保藏法

① 斜面接种并贴标签　将菌种接种在适宜的固体斜面培养基上，并用注明菌株名称和接种日期的标签贴在试管斜面的正上方，距试管口 2～3cm 处。

② 培养 将接种好的斜面在适宜条件下培养（细菌 37℃恒温培养 18～24h，酵母菌于 28～30℃培养 36～60h，放线菌和丝状真菌置于 28℃培养 4～7 天）。

③ 保藏 使菌充分长好后，棉塞部分用油纸或牛皮纸包扎好，将试管移至 4～6℃的冰箱中保藏。保存温度不宜过低，否则斜面培养基因结冰脱水而加速菌种的死亡。

保藏时间依微生物的种类而不同。霉菌、放线菌及有芽孢的细菌可保存 2～4 个月；酵母菌可保存 2 个月；细菌最好每月移种一次。

此法为实验室和工厂菌种室常用的保藏法，操作简单，使用方便，不需特殊设备，可及时检查保藏菌种是否污染了杂菌、变异或死亡。但缺点是传代次数多，容易变异、污染杂菌。若菌种经常使用而条件不变，可应用此种方法。

（2）液体石蜡保藏法（图 6-21）

① 液体石蜡灭菌 将医用液体石蜡油分装于锥形瓶内，装量不超过锥形瓶体积的 1/3，塞上棉塞，外包牛皮纸，121℃灭菌 30min，连续灭菌 2 次。然后放于室温或 40℃温箱中（或置 105～110℃烘箱中烘 2h），除去石蜡油中的水分，使石蜡油变为透明状，备用。

② 接种培养 将需要保藏的菌种，采用与斜面保藏法相同的方法进行培养，获得生长良好的菌体或孢子。

③ 加液体石蜡 用灭菌吸管吸取已灭菌的石蜡，采用无菌操作技术注入已长好的斜面上，其用量以高出斜面顶端 1cm 为准，使菌种与空气隔绝。若加入量太少，在保藏过程中会因培养基稍露出油面而逐渐变干。

④ 保藏 棉塞外包牛皮纸，将试管直立，置低温或室温下保存。放线菌、霉菌及产芽孢的细菌一般可保藏 2 年，酵母菌及不产芽孢的细菌可保藏 1 年左右。一般无芽孢细菌也可保存 1 年左右。

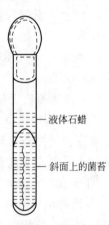

图 6-21 液体石蜡保藏法效果图

（图注：液体石蜡、斜面上的菌苔）

液体石蜡一方面可防止固体培养基的水分蒸发而引起的菌种死亡；另一方面可阻止氧气进入，使好氧菌不能继续生长，从而延长了菌种保藏的时间，此法实用效果好。此法制作简单，不需特殊设备，不需经常移种；但缺点是在保存过程中，菌种必须直立放置，所占空间较大，不便携带。

（3）沙土管保藏法

① 处理沙土

a. 沙处理 取河沙经 60 目筛子过筛，去掉大的颗粒，用 10%盐酸加热煮沸 30min（或浸泡 2～4h），除去有机质，然后倒去盐酸，用清水冲洗至中性，烘干，用吸铁石吸出沙中铁屑，备用。

b. 土处理 另取非耕作土，加自来水浸泡洗涤数次，直至中性。烘干，碾碎，用 100-120 目筛过筛，以去除粗颗粒，备用。

② 沙土混合 将沙与土按 3∶1（质量比）比例混合均匀（或根据需要而用其他比例，甚至可全部用沙或土），装入干净试管（10mm×100mm）中，装置约 1cm 高，加棉塞，121℃灭菌 30min。

③ 无菌检查 灭菌后取少许沙土置于牛肉膏蛋白胨培养液中，在合适的温度下培养一段时间确证无菌生长，才能使用。如果发现有微生物生长，所有沙土管则需要重新灭菌，再做无菌检查，直到确保无菌合格后方可使用。

④ 制备菌悬液　取生长健壮的新鲜斜面菌种，加入 3mL 无菌水，用接种环轻轻将菌苔洗下，制成菌悬液。

⑤ 加样　将沙土管注明标记后，吸取上述菌悬液 0.1～0.5mL 于每一沙土管中，使沙土刚刚润湿为宜。

⑥ 干燥　将含菌的沙土管放入干燥器中，干燥器内用培养皿盛五氧化二磷（或变色硅胶）作干燥剂，再用真空泵抽干水分，以除去沙土管中的水分。

⑦ 保藏　沙土管可选择以下方法之一来保藏：

a. 保藏于干燥器中；

b. 将沙土管取出，管口用火焰熔封后放入冰箱保藏；

c. 将沙土管装入装有 CaCl$_2$ 等干燥剂的大试管内，塞上橡皮塞并用蜡封管口，于 4℃ 冰箱中保藏。

⑧ 恢复培养　使用时挑少量混有孢子的沙土接种于斜面培养基上即可。原沙土管仍可原法继续保藏。

（4）冷冻真空干燥保藏法

① 安瓿管的准备　选择管底为球形的中性硬质玻璃，以便抽真空时受压均匀，不易破裂。安瓿管的洗涤按新购玻璃品洗净（用 2％ 的盐酸浸泡 8～10h，然后先用自来水冲洗，再用蒸馏水浸泡至 pH 值中性）。安瓿管烘干后塞上棉塞，并标明保藏编号、日期等，于 121℃ 下灭菌 30min，备用。

② 菌种培养　将要保藏的菌种接入斜面进行培养，产芽孢的细菌培养至芽孢从菌体脱落或产孢子的放线菌、霉菌至孢子丰满。

③ 保护剂的选择和配制　血清、糖类物质需用过滤器除菌，脱脂牛奶一般在 100℃ 间歇煮沸 23 次，每次灭菌 10～30min。脱脂牛奶可用新鲜牛奶制备，如将新奶放置过夜，除去表层脂肪膜后 3000r/min 离心 20min 即得脱脂牛奶。

配制保护剂时应注意浓度、pH 值与灭菌方法。保护剂按使用浓度配制灭菌后，随机抽样培养后进行无菌检查，确认无菌后才能使用。

④ 菌悬液的制备　吸取 2～3mL 保护剂注入菌种斜面试管中，用接种针刮下菌苔或孢子后混合均匀制成菌悬液，真菌菌悬液则需置 4℃ 平衡 20～30min。

⑤ 分装样品　用无菌长滴管将菌悬液分装入备好的安瓿管，每管装量为 0.1～0.2mL。菌悬液最好在 1～2h 内分装完毕并预冻。这样可防止室温放置时间过长使细胞重新发育或发芽，也可防止细胞或孢子沉积而形成不均匀状态。最后在几支冻干管中分别装入 0.2mL、0.4mL 蒸馏水进行对照。

⑥ 预冻　经过预冻使水分在真空干燥时直接由冰晶升华为水蒸气。预冻温度控制在 −45～−35℃，不同的微生物其最佳降温度率有所差异，时间为 20min 至 2h。

⑦ 冷冻真空干燥　启动冷冻真空干燥机制冷系统。当温度下降到 −50℃ 以下时，将已预冻好的样品迅速放入冻干机钟罩内，启动真空泵抽气直至样品干燥。

经过真空干燥的样品，可测定样品残留水分，一般残留水分在 1％～3％ 范围内即可进行密封，高于 3％ 需要继续进行真空干燥。样品是否达到干燥，可以根据以下经验来判断：

a. 目视安瓿管内冻干的样品呈酥丸状或松散的片状；

b. 真空度接近空载时的最高真空度；

c. 温度计所反映的样品温度与管外的温度接近；

d. 选用指示剂进行判断，在一安瓿管装入 1％～2％氯化钴，当管内物体真空干燥变深蓝色时可视为干燥完结。

⑧ 真空封口 干燥完毕后，将安瓿管放入干燥器内，熔封前将安瓿管拉成细颈后再抽真空，在真空状态下用火焰熔封。

⑨ 保藏 安瓿管放置在恒定温度下低温保藏，如 4℃冰箱或更低温（−70～−20℃）保藏，后者对于菌种的长期稳定更好。保藏时要避光，隔时进行检测。

⑩ 恢复培养 先用 75％酒精将管壁消毒，然后将安瓿管顶部烧热，再用无菌棉签蘸取无菌冷水，在顶部擦拭一圈使出现裂纹，然后轻磕一下即可。然后再取无菌水或培养液溶解菌块，用无菌吸管移至合适的培养基上进行培养。

冷冻真空干燥保藏法是先将微生物装入安瓿管中，在极低温度（−70℃左右）下快速冷冻，然后在真空的条件下利用升华现象除去水分，最后将安瓿管熔封。

该法为菌种提供了干燥、低温和缺氧的保藏条件，使菌种的生长与代谢处于极低水平，因而不易发生变异和死亡，可以较长时间保藏，因此，它是迄今为止最有效的菌种保藏法之一。

4. 结果分析

请将四种不同的菌种保藏方法比较结果记录在表 6-12 中。

表 6-12 菌种保藏方法比较

菌种保藏方法	可保藏的菌种	优点	缺点
斜面低温保藏法			
液体石蜡保藏法			
沙土管保藏法			
冷冻真空干燥保藏法			

三、任务评价

对照标准（表 6-13）自我评价，小组评价，检查任务完成情况。

表 6-13 实训操作评价标准

任务：菌种保藏

姓名： 班级： 小组： 成绩：

评价内容	操作要求	分值	扣分	合计
操作准备 （20分）	工作态度、卫生习惯	10		
	仪器检查,正确选取菌种、培养基、器材,物品摆放准确熟练,编号标记	10		
操作程序 （40分）	整理实验台面(各种实验器材、试剂摆放有序合理)	5		
	处理沙土操作规范	5		
	沙土混合操作规范(沙与土混合均匀程度,装入试管高度,灭菌操作标准)	5		
	无菌检查方法标准(沙土管是否需要重新灭菌)	5		
	制备菌悬液的操作规范	5		
	分装菌悬液操作规范(吸取操作动作到位,吸取量合理)	5		
	干燥方法的选取,干燥程度的判定	5		
	保藏及恢复培养操作是否符合规范	5		

续表

评价内容	操作要求	分值	扣分	合计
职业素质 （10分）	积极参与小组活动，合作互助	5		
	自觉遵守实验室规则，及时清洁设备，安全处理接触菌液的平板	5		
质量评价 （30分）	按时完成实训任务，达到预期效果 时间每超过1min扣1分	10		
	保藏效果好，结果的分析正确	10		
	操作记录规范，结果报告规范	10		

四、注意事项

使用冷冻真空干燥保藏法保藏菌种时需要注意以下几个问题。

（1）用该法保藏的菌悬液浓度应不低于 $10^8 \sim 10^{10}$ 个/mL。

（2）此法不适应于霉菌的菌丝型，如菇类等的保藏。微生物类别和菌龄不同，保存效果不同，如野生型菌种比突变株易保存，细菌与酵母菌应取静止期菌，放线菌宜用成熟孢子保藏。

（3）进行真空干燥过程中，安瓿管内的样品应注意保持冻结状态，以保证抽真空时样品不会因产生泡沫而外溢。

（4）熔封安瓿管时，火焰大小要适中，封口处灼烧要均匀。若火焰过旺，封口处易弯斜，冷却后易出现裂缝，从而造成漏气。

自我提高

一、简答题

1. 常用的接种方法有哪些？比较其异同点。

2. 微生物在固体、半固体、液体培养基上生长各有何特征？

3. 为什么接种环在接种前后均要灼烧，目的有何不同？

4. 为什么接种和分离均要求严格进行无菌操作？

5. 分离纯化细菌的方法有哪些？基本原理是什么？

6. 平板划线培养时为什么要倒置培养？

7. 常用的菌种保藏方法有哪些？

二、实训练习

取新鲜土壤，设计实验方案分离其中的放线菌与细菌。

实验前的准备	
实验操作原理	
实验操作步骤	
实验结果记录	
分析判定	

项目七

微生物分布测定技术

【项目介绍】 ▶▶▶

　　医药企业中，车间卫生条件控制是重要责任工作之一，如何检测环境微生物的数量，是工作人员必须掌握的重要技术手段。而测定药品中的杂菌含量，是《中国药典》规定的必检项目之一，也是决定企业产品是否合格的关键性技术，必须按照《中国药典》及国际国内有关标准和规定进行，对工作者的知识水平与操作能力有着较高的要求，本项目将分别做一介绍。

【学习目标】 ▶▶▶

　知识目标　1. 了解微生物在环境中的分布情况。

　　　　　　2. 熟悉不同产品中微生物的检测方法。

　　　　　　3. 掌握微生物计数的目的、原理及方法。

　能力目标　1. 能够掌握车间微生物测定方法并熟练应用。

　　　　　　2. 能够掌握不同药品中微生物的测定方法。

　　　　　　3. 熟悉并理解微生物直接间接计数的技术方法。

　素质目标　1. 培养学生爱岗敬业的职业道德。

　　　　　　2. 牢固树立"有菌观念"，严格执行"无菌操作"，严防"杂菌污染"。

【必备知识】 ▶▶▶

　　由于微生物在自然界有着广泛的分布，药物制剂在生产、运输、储藏等环节均有被微生物污染的可能。微生物在适当的条件下生长繁殖，甚至引起药品霉变，降低、丧失疗效，或引起药源性疾病的发生，可能危及患者的生命。了解药物中污染微生物的主要来源，掌握检测及预防技术，为将来在药品生产、经营和管理中，保证药品的质量，保证人民用药安全、有效，打下基础。

一、药品生产与微生物的生态分布

1. 空气中的微生物

药品生产环境中的微生物污染程度会直接影响药品的质量，特别是各暴露工序空气中的微生物会直接进入药品，室内空气中微生物的含量与室内清洁度、温度、湿度及人员在室内的活动情况等因素有关，人员活动频繁、机器振动等都会使粉尘飞起悬浮于空气中，成为微生物附着的载体，使微生物数量大大增加。因此，药品生产环境的空气必须洁净，并注意减少和避免污染，特别是注射剂、眼科用药等无菌制剂的车间，空气质量应达到"无菌操作区"的要求。

2. 制药生产用水中的微生物

在生产过程中，水是应用最广泛的原料之一。从理论上来讲，微生物在纯水中是不能生长的。但是，所有的各类水不管怎样仔细蒸馏或过滤，总会含有一定量的可溶性有机物和盐类。正是这些可溶性的物质被微生物利用作为它们生长的养料源泉。

工艺用水在制药企业防止污染及作为制药用水方面至关重要。因为它不仅直接用于产品的生产，而且也用于清洗设备和用于冷却。防止药品微生物污染的关键环节在于工艺用水，因为水是微生物生长代谢的一个必要成分。《中国药典》收载了纯化水和注射用水的质量标准。

3. 厂房建筑与设备表面的微生物

厂房建筑物的内表面，以及设备表面、容器内外表面等，都可以是微生物寄生的地方。由于空气中的湿度，所有表面都包上一层含水的薄膜。这层薄膜由于静电吸引而饱含尘埃微粒，有很多时候，表面还覆盖一层油状物质，此层油膜易受到尘粒污染。表面因尘埃微粒和微生物由空气传播的回降而受到污染。

制药企业生产车间的厂房、库房及实验室都必须清洁整齐。建筑物表面不透水，光滑平整、无裂缝、接口严密、无颗粒物脱落，并能耐受清洗和消毒。

制药设备包括粉碎机、药筛、配料罐、压片机、制丸机、罐封机等，这些设备如果有微生物滞留或滋生，也会直接进入药物制剂。因此，要求制药设备结构合理，便于拆卸和清洗，并不定期清洗消毒，不留死角。特别是药品生产过程中使用的容器，包括内包装容器，都应进行清洗和消毒。

4. 操作人员与微生物

凡是人体体表皮肤与外界相通的腔道（如口腔、鼻腔、肠道、眼结膜、泌尿生殖道等），均存在不同种类的微生物，其中有些微生物可以长期寄居在人的体表、皮肤和黏膜上(表 7-1)。

表 7-1 人体不同部位所带细菌数量

部位	细菌数量
手部	$100 \sim 1000$ 个/cm^2
前额	$1000 \sim 100000$ 个/cm^2
头皮	约 100 万个/cm^2
腋窝	约 1000 万个/g
鼻腔分泌物	约 1000 万个/g
唾液	约 10 亿个/g
粪便	710 亿个/g

由于人体携带有不同种类的微生物，因此，在药品生产的全过程中，每个工序都有可能发生由人体携带的微生物导致药品污染的危险。例如，用未经清洁消毒的手直接接触药品使其污染，通过谈话、咳嗽等方式引起药品的污染。因此，要求操作人员必须严格按照操作规

程的规定，定期检查身体，操作前做好消毒工作，穿戴好工作衣帽，特别是在无菌操作区不得裸手操作，严防带菌者直接接触药物制剂的生产。

5. 物料的微生物

物料系指原料、辅料和包装材料等。

原辅料可能将大量的微生物带入到药物制剂中。因此，选用符合标准的原辅料，将有利于控制药品和环境的污染水平。

来源于动物的原料药或辅料（如明胶），有可能被动物病原体所污染；来源于植物的原料药或辅料（如淀粉）则可能被多种细菌、霉菌、酵母菌所污染。

原辅料的处理方法因药物类型而异，许多原辅料需进行消毒或灭菌处理。植物药材可用晾晒、烘烤的方法使之充分干燥，以减少微生物繁殖。

原辅料在储藏过程中必须注意环境条件。

包装材料，特别是内包装材料，一方面包装药品；另一方面防止外界微生物进入药中。若处理不当，在药品储藏和运输过程中，极易引起污染，造成严重后果。总之，包装材料应考虑不同情况需要加以清洁或消毒处理并进行合理封装。

二、洁净度级别

洁净室亦称为无菌室，它是指对洁净环境中空气洁净度（包括尘埃和微生物）、温度、湿度、压力和噪声进行控制的密闭空间。医药工业洁净室应以空气洁净度为主要控制对象，同时还应控制其他相关参数。洁净技术以 $0.5\mu m$ 和 $5.0\mu m$ 作为划分洁净等级的标准粒径，我国《药品生产质量管理规范》（GMP）将药品生产洁净室空气洁净度分为四个等级。

洁净室的标准要符合 GMP 洁净度标准要求（表 7-2）。

表 7-2　我国 GMP 中洁净室的空气洁净度标准

洁净度级别	悬浮粒子最大允许数/（个/m³）				近似对应传统规格
	静态		动态		
	$\geq 0.5\mu m$	$\geq 5\mu m$	$\geq 0.5\mu m$	$\geq 5\mu m$	
A 级	3520(ISO5)	20	3520(ISO5)	20	100 级
B 级	3520(ISO5)	29	352000(ISO7)	2900	100 级
C 级	352000(ISO7)	2900	3520000(ISO8)	29000	10000 级
D 级	3520000(ISO8)	29000	不作规定	不作规定	100000 级

任务一　沉降法测定空气中的微生物

一、任务分析

由于空气中缺乏营养，缺乏微生物生存的条件，因此，空气中存在的微生物是暂时的。虽然如此，空气中却含有相当数量的微生物。空气中的微生物主要来自土壤飞扬的灰尘、水面吹起的小液滴及人和动物体表的干燥的脱落物和呼吸所带出的排泄物等。这些有微生物吸附的尘埃和小液滴随气流在空气中传播。

空气中的微生物的垂直分布也随着高度而改变，离地面越高，空气越洁净，含微生物量越少。

室内空气的微生物量一般比室外要多，特别是公共场所，如电影院、学校等每立方米空气常含有二万个以上细菌。宿舍空气中的微生物含量比一般房间要高。

我国对医药工业洁净室和控制区浮游菌和沉降菌的测试（GB/T 16293—2010、GB/T 16294—2010），就测试状态、测试人员要求、测试时间、采样点数量及布置（图 7-1）、最少采样点数目（表 7-3）、采样次数都有规定。

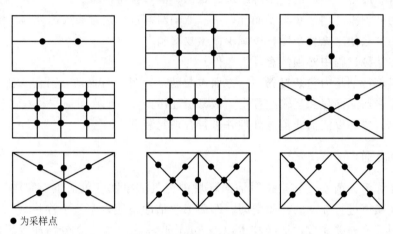

●为采样点

图 7-1　洁净区采样点分布

空气中微生物的检测方法有多种，如沉降法、气流撞击法、滤过法等。沉降法是较早用于微生物污染测定的方法，也叫科赫法，把经过灭菌的琼脂培养基作为捕集用具搁置一定时间，捕集落在上面的微生物粒子，然后进行培养，计算其形成的菌落数。最大的特点是直接测出落下菌引起的污染，不需要专门的设备，简单、方便、易操作。

表 7-3　洁净区最少采样点数目

面积/m²	洁净度级别		
	A	B	D
<10	2～3	2	2
10～20	4	2	2
20～40	8	2	2
40～100	16	4	2
100～200	40	10	3
200～400	80	20	6
400～1000	160	40	13
1000～2000	400	100	32
2000	800	200	63

注：表中的面积，对于单向流洁净室，是指送风面积。对于非单向流洁净室，是指房间的面积需满足最少采样点数的同时，还宜满足最少量培养皿数（表 7-4）。

表 7-4　最少培养皿数

洁净度级别	所需 90mm 培养皿数(以沉降 0.5h 计)
A 级	14
B 级、C 级	2
D 级	2

二、任务实施

1. 明确目标

（1）验证空气中微生物的存在。

（2）熟悉空气中微生物的检测方法。

2. 任务准备

（1）操作原理　根据微生物的尘粒或液滴因重力作用自然下落，将琼脂平板培养基开启放置于室内一定部位、一定时间，然后培养、计算菌落数进行测定。

按奥梅梁斯基的计算方法：在面积 A 为 $100cm^2$ 的培养基表面，$5min$ 沉降下来的菌落数相当于 $10L$ 空气中所含的菌落数。

$$1m^3菌落数 = \frac{1000}{A/100 \times t \times 10/5} \times N = \frac{50000}{At} \times N$$

式中，A 为所用平皿面积，cm^2；N 为培养后，平皿上的菌落数；t 为暴露于空气中的时间，min。

将培养基放在待测点，打开皿盖暴露于空气 $5 \sim 10min$，以待空气微生物降落在平板表面上，盖好皿盖，置于培养箱中培养 $48h$ 后取出，计菌落数，即为活菌数。

（2）器材　高压蒸汽灭菌锅、干热灭菌箱、恒温培养箱、显微镜、冰箱、培养皿若干套、移液管、细菌计数器等。

（3）试剂　链霉素试液、重铬酸钾试液。

（4）培养基　牛肉膏蛋白胨培养基、马铃薯-蔗糖培养基、高氏 1 号培养基。

（5）文件　《GMP 生产车间洁净区（室）沉降菌监测标准操作规程》（表 7-5）、《GMP 车间洁净区（室）的沉降菌监测报告单》（表 7-6）。

表 7-5　GMP 生产车间洁净区（室）沉降菌监测标准操作规程

题目:GMP 生产车间洁净区(室)沉降菌监测标准操作规程	文件编号:SOP-ZL-＊＊＊＊
起草人及日期:	审核人及日期:
批准人及日期:	生效日期:
颁发部门:	收件部门:
分发部门:	

1. 目的

　　建立洁净区(室)中沉降菌的监测规程,使药品生产能在规定洁净级别中进行,确保产品质量。

2. 范围

　　适用于本公司洁净区(室)的沉降菌的监测。

3. 责任人

　　QC 人员、QC 主管。

4. 内容

4.1　定义

4.1.1　洁净室:对尘粒及微生物污染需进行控制的房间或区域。

4.1.2　洁净工作台:一种工作台或者与之类似的一个封闭围挡工作区。其特点是自身能够供给经过过滤的空气或气体,如垂直层流洁净罩、水平层流罩、垂直层流洁净工作台、水平层流洁净工作台等。

4.1.3　洁净度:洁净环境内单位体积空气中含大于或等于某一粒径的悬浮粒子和微生物的允许统计数。

4.1.4　菌落:细菌培养后,由一个或几个细菌繁殖而形成的一细菌集落,简称 cfu。通常用个数表示。

续表

4.1.5 沉降菌:用 GB/T 16292—2010 提及的方法收集空气中的活性微生物粒子,通过专门的培养基,在适宜的生长条件下繁殖到可见的菌落数。

4.1.6 沉降菌落数:规定时间内每个平板培养皿收集到空气中沉降菌的数目,以"个/皿"表示。

4.2 测试方法

4.2.1 方法概述:本测试方法利用沉降法,即通过自然沉降原理收集空气中的生物粒子于培养基平皿,经若干时间,在适宜的条件下让其繁殖到可见的菌落数,以平板培养皿中的菌落数来评定洁净环境内的活微生物数,并以此来评定洁净区的洁净度。

4.2.2 使用的仪器和设备

4.2.2.1 高压消毒锅:使用时应严格按照操作规程进行。

4.2.2.2 恒温培养箱:必须定期对培养箱的温度计进行检定。

4.2.2.3 培养皿

4.2.2.3.1 一般采用 φ90mm×15mm 硼硅酸玻璃培养皿。

4.2.2.3.2 使用前将培养皿置于 121℃ 湿热灭菌 20min。

4.2.3 培养基:大豆酪蛋白琼脂培养基(TSA)

4.2.3.1 将培养基加热熔化,冷却至约 45℃ 在无菌操作条件下将培养基注入培养皿,每皿约 15mL。

4.2.3.2 待琼脂培养基凝固后,将培养基平皿放入 30～35℃ 恒温培养箱中培养 48h,若培养基平皿上确无菌落生长,即可供采样用,制备好的培养基平皿应在 2～8℃ 的环境中存放。

4.2.4 测试步骤

4.2.4.1 采样方法:将已制备好的培养皿放置在预先确定的取样点,打开培养皿盖,使培养基表面暴露 0.5h,再将培养皿盖上盖后倒置。

4.2.4.2 培养

4.2.4.2.1 全部采样结束,将培养皿倒置于恒温培养箱中培养。

4.2.4.2.2 在 30～35℃ 培养,时间不少于 3 天。

4.2.4.2.3 每批培养基应有对照试验,检查培养基本身是否污染,可每批选定 3 只培养皿做对照培养。

4.2.4.3 菌落计数

4.2.4.3.1 用肉眼直接计数,然后用 5～10 倍放大镜检查,是否有遗漏。

4.2.4.3.2 若培养皿上有 2 个或 2 个以上菌落重叠,可分辨时仍以 2 个或 2 个以上的菌落计数。

4.2.5 注意事项

4.2.5.1 测试用具要做灭菌处理,以确保测试的可靠性、正确性。

4.2.5.2 采取一切措施防止人为对样本的污染。

4.2.5.3 对培养基、培养条件及其他参数做详细的记录。

4.2.5.4 由于细菌种类繁多,差别甚大,计数时一般用透射光于培养皿背面或正面仔细观察,不要漏计培养皿边缘生长的菌落,必要时用显微镜鉴别。

4.2.5.5 采样前应仔细检查每个培养皿的质量,如发现变质、破损或污染的应剔除。

4.3 测试规则

4.3.1 测试状态

4.3.1.1 沉降菌测试前,被测试洁净区的温湿度须达到规定的要求,静压差必须控制在规定值内。

4.3.1.2 沉降菌测试前,被测试洁净区已经过消毒。

4.3.1.3 测试状态有静态和动态两种,测试状态的选择必须符合生产的要求,并在报告中注明测试状态。

4.3.2 测试人员

4.3.2.1 测试人员必须穿戴符合环境级别的工作服。

4.3.2.2 静态测试时,室内测试人员不得多于 2 个人。

4.3.3 测试时间

4.3.3.1　对单向流,如 A 级净化房间内及层流工作台,测试应在净化空调系统正常运行不少于 10min 后开始。

4.3.3.2　对非单向流,如 B 级、C 级、D 级以上的净化房间,测试应在净化空调系统正常运行不少于 30min 后开始。

4.3.4　沉降菌计数

4.3.4.1　采样点数目及其布置

4.3.4.1.1　最少采样点数目:沉降菌的最少采样点数可按表 1 确定。在满足最少采样点数的同时,还宜满足最少培养皿数,见表 2。

4.3.4.1.2　采样点的布置

4.3.4.1.2.1　工作区采样点位置离地 0.8~1.5m(略高于工作面)。

4.3.4.1.2.2　可在关键设备或关键工作活动范围处增加采样点,采样点的布置应力求均匀,避免采样点在某局部区域过于集中,某局部区域过于稀疏。

4.3.5　记录测试报告中应记录房间温度、相对湿度、压差、测试状态及测试数据。

表 1　最少采样点数目

面积/m²	洁净度级别		
	A 级、B 级	C 级	D 级
<10	2~3	2	2
10~20(包括 10)	4	2	2
20~40(包括 20)	18	2	2
40~100(包括 40)	16	4	2
100~200(包括 100)	40	10	3

注:表中的面积,对于单向流洁净室,指的是送风面积,对于非单向流洁净室,指的是房间面积。

表 2　最少培养皿数

洁净度级别	所需 ϕ90mm 培养皿数(以沉降 0.5h 计)
A 级	14
B 级、C 级	2
D 级	2

4.3.6　结果计算

4.3.6.1　用计数方法得出各个培养皿的菌落数。

4.3.6.2　平均菌落数的计算见下式:

$$平均菌数\ \overline{m} = \frac{m_1 + m_2 + \cdots + m_n}{n}$$

式中,$\overline{m}$ 为平均菌落数;m_1 为 1 号培养皿菌落数;m_2 为 2 号培养皿菌落数;m_n 为 n 号培养皿菌落数;n 为培养皿总数。

4.3.7　结果评定　用平均菌落数判断洁净室的空气中的微生物。

4.3.7.1　洁净区内的平均菌落数必须符合所选定的评定标准。见表 3。

4.3.7.2　若某洁净区的菌落数超过评定标准,则必须对此区域先进行消毒,然后重新测试两次,测试结果必须合格。

表 3　每皿最少菌落数

状态 \ 级别	A 级	B 级	C 级	D 级
标准(静态)	<1 个/皿	≤1 个/皿	≤3 个/皿	≤10 个/皿
标准(动态)	<1 个/皿	≤5 个/皿	≤50 个/皿	≤100 个/皿

表 7-6　GMP 车间洁净区（室）的沉降菌监测报告单

检验日期　　年　月　日　　　　　　　　　　　　　　　　　　　　第　页　共　页

测试地点＿＿＿＿＿＿＿＿＿＿　　　测试依据＿＿＿＿＿＿＿＿＿＿

测试状态＿＿＿＿＿＿＿＿＿＿　　　环境温度＿＿＿＿＿＿＿＿＿＿℃

环境湿度＿＿＿＿＿＿＿＿＿＿％　　静压差＿＿＿＿＿＿＿＿＿＿Pa

培养基名称＿＿＿＿＿＿＿＿＿　　　培养温度＿＿＿＿＿＿＿＿＿＿

区域＼平皿	1	2	3	4	5	平均数	级别	备注

评定标准＿＿＿＿＿＿＿＿＿＿＿＿＿＿＿＿＿＿＿　结论＿＿＿＿＿＿＿＿＿＿＿＿＿＿＿＿

检验者：

（6）操作前准备

① 准备好检验所需的各种仪器和设备，如冰箱、高压蒸汽灭菌锅、显微镜等。

② 玻璃器皿洗净和包扎后，采用湿法（121℃、20min）或干法（160～170℃、2h）灭菌，冷却后送无菌室备用。

③ 培养基制备　土豆酪蛋白琼脂培养基（TSA）。

a. 成分　酪蛋白胰酶消化物 15g，大豆粉木瓜蛋白酶消化物 5g，氯化钠 5g，琼脂 15g，纯化水 1000mL。

b. 制法　取上述成分除琼脂，混合，微热溶解，调节 pH 值使灭菌后为 7.3±0.2，加入琼脂，加热溶化后，分装，灭菌，冷却至约 60℃，在无菌操作要求下倾注约 15mL 至无菌平皿（φ90mm）中。加盖后在室温放至凝固。

④ 对超净工作台、无菌室等检验环境灭菌。

⑤ 平皿准备

a. 按测试样品的数量准备好平皿，每个测试项目配上一个平皿作为对照试验，称取并配制好培养基，置于高温灭菌锅中 121℃灭菌 15min。然后在（47±2）℃下恒温。

b. 将灭菌后的培养皿高温烘干，冷却后待用。

c. 在超净工作台内向每个培养皿加入 15～18mL 的培养基，待培养基凝固后方可取样。

3. 实施方案

（1）确定采样点，暴露取样　根据现场的大小，选择有代表性的位置设采样点，离地高度为 1.2～1.5m（略高于工作面）。将每种培养基的平板分别编号为 0 号、1 号、2 号、3 号、4 号、5 号；将 0 号、3 号平皿置于室中央，1 号、2 号、4 号、5 号分别放于室内四角；除 0 号平皿不打开盖外，其余平皿于同一时间揭开皿盖，暴露放置 10min，盖上皿盖。

（2）培养　全部采样结束后，将培养皿倒置于恒温培养箱中培养，培养温度设定为 30～

35℃，培养时间不少于 2 天。

4. 结果分析

观察、菌落计数。

洁净区沉降菌
检测操作

结果记录：计数平板上的菌落，观察各种菌落的形态、大小、颜色等特征。用菌落计数器数出每只平板上各类微生物的菌落数。

（1）计算出每类微生物在平皿上的平均菌落数：

$$平均菌落数\ M = \frac{M_1+M_2+M_3+M_4+M_5}{5}$$

将监测的结果记录于表 7-7。

表 7-7　洁净区（室）沉降菌监测结果记录单

平板编号	测试地点 1	测试地点 2	测试地点 3	测试地点 4
1				
2				
3				
4				
5				
平均菌落				

（2）根据公式算出每立方米空气中的活菌数。

奥梅梁斯基认为：在面积 A 为 100cm^2 的培养基表面，5min 沉降下来的菌落数相当于 10L 空气中所含的菌落数。

$$1\text{m}^3\text{菌落数} = \frac{1000}{A/100 \times t \times 10/5} \times N = \frac{50000}{At} \times N$$

式中，A 为所用平皿面积，cm^2；N 为培养后，平皿上的菌落数；t 为暴露于空气中的时间，min。

5. 结果判断

依据 2010 年版 GMP 车间洁净度级别及微生物监测的动态标准（动态或静态）。根据上面平皿菌落数实际监测结果，填写 GMP 车间洁净区（室）的沉降菌监测报告单（表 7-8）。

表 7-8　GMP 车间洁净区（室）的沉降菌监测报告单

检验日期：　　年　月　日

检测区域 ＼ 平皿	1	2	3	4	5	平均数	级别	备注

结论：_____

三、任务评价

对照标准（表7-9）自我评价，小组评价，检查任务完成情况。

表7-9 实训操作评价标准

任务：沉降法测定空气中的微生物

姓名： 班级： 小组： 成绩：

评价内容	操作要求	分值	扣分	合计
操作准备 （20分）	工作态度、卫生习惯	10		
	仪器检查，正确选取培养基、器材，物品摆放准确熟练，编号标记	10		
操作程序 （40分）	倒平板（无菌操作、持皿手法、培养基倒入量）	10		
	规范确定采样点，暴露取样	10		
	规范使用恒温培养箱，正确设定培养条件（温度、时间），倒置培养	10		
	菌落计数、计算（奥梅梁斯基的计算方法）、报告规范	10		
职业素质 （10分）	积极参与小组活动，合作互助	5		
	自觉遵守实验室规则，及时清洁设备，安全处理接触菌液的平板	5		
质量评价 （30分）	按时完成实训任务，达到预期效果 时间每超过1min扣1分	10		
	采样点选择适宜，菌落数目合理，计算正确	10		
	操作记录规范，结果报告规范	10		

四、注意事项

（1）倒平板时严格无菌操作。

（2）采样点的数量根据监测室内面积大小和现场情况而确定，以期能正确反映室内空气污染物的水平。原则上小于 $50m^2$ 的房间应设 1～3 个点；50～100m^2 设 3～5 个点；100m^2 以上至少设 5 个点。在对角线上或按梅花式均匀分布。

（3）采样中打开平皿时，可将皿盖扣置于皿底之下，切忌皿盖向上暴露于空气中，影响采样结果。采样结束时，应按开启皿盖的顺序盖上皿盖。

（4）计算菌落时，菌落边缘互相重叠时应分开计算。

任务二 检测皮肤、口腔中微生物的分布

一、任务分析

在正常情况下，人体的体表及与外界相通的腔道都有部分微生物长期寄生而不会致病，这些微生物和宿主、外环境保持动态平衡，有益于宿主的健康，构成了相互依赖、相互制约的生态学体系，这类微生物通称正常菌群。人体各部位的正常菌群见表7-10。

表 7-10　人体正常菌群

部位	微生物种类
皮肤	葡萄球菌、类白喉棒状杆菌、抗酸杆菌、枯草芽孢杆菌、真菌
口腔	葡萄球菌、甲型和丙型链球菌、类白喉棒状杆菌、乳酸杆菌、梭形杆菌、类杆菌、衣氏放线菌、螺旋体、白假丝酵母菌
鼻咽腔	葡萄球菌、肺炎链球菌、奈瑟菌、类杆菌、铜绿假单胞菌、变形杆菌、真菌
眼结膜	葡萄球菌、结膜干燥杆菌、奈瑟菌
外耳道	葡萄球菌、类白喉棒状杆菌、铜绿假单胞菌、抗酸杆菌
肠道	大肠埃希菌、产气肠杆菌、变形杆菌、葡萄球菌、粪链球菌、铜绿假单胞菌、类杆菌、双歧杆菌、乳酸杆菌、产气荚膜梭菌、破伤风梭菌、真菌
尿道	葡萄球菌、大肠埃希菌、分枝杆菌、类白喉棒状杆菌
阴道	葡萄球菌、大肠埃希菌、乳酸杆菌、阴道杆菌、类杆菌、双歧杆菌、类白喉棒状杆菌、白色念珠菌、支原体、白假丝酵母菌

正常菌群与人体及菌群中各种微生物之间，通过相互作用所建立的平衡称为"微生态平衡"，正常菌群对保持人体生态平衡和内环境的稳定有重要作用，参与物质代谢、营养转化和合成，具有免疫作用、生物屏障与拮抗作用、抗癌作用等多种功能。

正常菌群与宿主之间的平衡是相对的，当机体的正常保卫机能减弱，如受凉、感冒、过度疲劳、大面积烧伤、患慢性消耗性疾病、癌症时，或寄居部位改变，如寄居于肠道的大肠埃希菌因外伤、手术等进入腹腔、泌尿道或血液时，这种平衡可能被打破而造成生态失调，使原来不致病的正常菌成为条件致病菌而引起疾病。若长期服用抗生素抑制或杀死其中的某些微生物，导致另一些耐药的微生物得以大量繁殖，出现菌群失调，还易造成二重感染。

菌群失调常见菌，球菌多为金黄色葡萄球菌和粪肠球菌；杆菌以革兰阴性菌为主，包括铜绿假单胞菌、大肠埃希菌、变形杆菌、流感嗜血杆菌、产气肠杆菌等；真菌主要有白色念珠菌、曲霉菌、毛霉菌等。

二、任务实施

1. 明确目标

（1）验证人体的皮肤、口腔正常菌群的存在。

（2）掌握人体正常菌群的检测技术。

（3）养成良好的卫生习惯。

2. 任务准备

（1）操作原理　皮肤表面存在多种微生物，当皮肤接触到适宜的培养基质时，皮肤表面的微生物就接种到培养基质上了，通过适宜温度的培养，就可看到相应的菌落。

人的口腔内也常有葡萄球菌、链球菌及其他正常菌群存在，用棉签采集口腔标本，将它涂布在培养基的表面，或对着培养基用力咳嗽，这些菌就接种到培养基的表面，通过培养，可见到菌落出现。

（2）设备　电热恒温培养箱。

（3）材料　培养皿、酒精棉签、镊子、棉签、营养琼脂培养基、无菌脱纤维羊血、生理盐水。

3. 实施方案

（1）操作前准备

① 清洗、包扎、灭菌　培养皿、棉签、棉球、镊子，分别进行包扎、高压灭菌，备用。

② 培养基配制　按配方制备培养基，分装于锥形瓶内，加棉塞包扎、高压灭菌后备用。

③ 倒平板　取三个无菌平板，按无菌操作法将冷却至50℃左右的营养琼脂培养基倒入约20mL，凝固后备用。按10%的比例将无菌脱纤维羊血加入至冷却至50℃左右的营养琼脂培养基中，搅拌均匀后倒平板，每皿约20mL，倒两皿，凝固后备用。

（2）皮肤表面细菌的检测

① 标记　取3皿营养琼脂平板，标记如下：1号皿（洗手前）、2号皿（洗手后）、3号皿（酒精消毒）。

② 取样　点燃酒精灯，左手持1号皿，在酒精灯附近，用左手的拇指及食指打开皿盖，用右手的食指在培养基表面画"之"字，注意不要划破培养基。

③ 取样　用洗手液（或肥皂）洗手，烘干或用无菌棉球擦干，用左手取2号皿，在酒精灯附近，用左手的拇指及食指打开皿盖，用右手的食指在培养基表面画"之"字，注意不要划破培养基。

④ 取样　用镊子夹取酒精棉球，消毒右手食指，用左手取3号皿，在酒精灯附近，用左手的拇指及食指打开皿盖，用右手的食指在培养基表面画"之"字，注意不要划破培养基。

⑤ 培养　将1号、2号、3号平皿倒置于37℃培养箱中培养48h。

（3）咽喉部微生物的检测

① 涂抹法

a. 标记　取加入脱纤维羊血的平板，用记号笔标记4号皿。摆放好物品。

b. 手消毒　用镊子夹取酒精棉球消毒双手。

c. 取样　点燃酒精灯，右手取无菌棉签一根，蘸取少许无菌生理盐水，慢慢地在自己的咽部后壁轻轻擦拭，收取黏液。左手持4号平皿，在酒精灯附近，用左手的拇指及食指打开皿盖，将棉签伸入到皿内并涂于顶端的菌源区。之后取接种环，用无菌操作法进行平板划线。

d. 培养　将4号皿倒置于37℃培养箱中培养48h。

e. 观察记录结果。

② 咳碟法

a. 标记　取加入脱纤维羊血的平板，用记号笔标记5号皿。摆放好物品。

b. 手消毒　用镊子夹取酒精棉球消毒双手。

c. 取样　点燃酒精灯，右手持5号皿，在酒精灯附近，左手打开皿盖，低头使口腔距平皿10cm处，对准培养基表面用力咳嗽3～4次，盖好皿盖。

d. 培养　将5号皿倒置于37℃培养箱中培养48h。

4. 结果分析

请将检测结果记录于表7-11中。

表 7-11　检测结果

项目		菌落数	菌落形态特征及类型
右手指	1 号皿		
	2 号皿		
	3 号皿		
咽喉部	4 号皿		
	5 号皿		

三、任务评价

对照标准（表 7-12）自我评价，小组评价，检查任务完成情况。

表 7-12　实训操作评价标准

任务：检测皮肤、口腔中微生物的分布

姓名：　　　　班级：　　　　小组：　　　　成绩：

评价内容	操作要求	分值	得分	合计
操作准备 （20 分）	工作态度、卫生习惯	10		
	仪器检查，正确选取培养基、器材,物品摆放准确熟练,编号标记	10		
操作程序 （40 分）	消毒、标记条理清晰	5		
	平板培养基制备方法正确	10		
	取样操作正确	10		
	培养方法正确	5		
	菌落结果观察、菌落数计算是否正确	10		
职业素质 （10 分）	积极参与小组活动,合作互助	5		
	自觉遵守实验室规则,及时清洁设备,安全处理接触菌液的移液管、涂布棒	5		
质量评价 （30 分）	按时完成实训任务,达到预期效果 时间每超过 1min 扣 1 分	10		
	取样适宜,涂布均匀,菌落生长效果好	10		
	操作记录规范,结果报告规范	10		

四、注意事项

（1）注意无菌操作。

（2）用手指在平皿上划"之"字，要掌握好力度。

任务三　检测水中的细菌总数和大肠菌群数

一、任务分析

水在药品生产过程中起着重要作用，不仅用水来清洗生产车间、生产设备、产品原料、机械器具、配制溶液等，还要用水来保持工作人员的清洁卫生，因此，水质的好坏对药品的质量影响很大。如果水不清洁，不符合企业生产用水卫生标准，那它就很可能成为产品中微生物污染的污染源和重要的污染途径，其结果势必要影响药品的质量。水的级别分类见表 7-13。

表 7-13　一般水源水中菌落总数与水清洁程度的关系

水的类别	细菌总数/（cfu/mL）
最清洁水	10～100
清洁水	100～1000
不太清洁水	1000～10000
不清洁水	10000～100000
极不清洁水	＞100000

我国规定生活饮用水卫生标准为 1mL 水中的菌落总数不超过 100cfu。

二、任务实施

1. 明确目标

（1）熟悉大肠埃希菌与大肠菌群的概念，了解两者之间的区别。

（2）掌握水中菌落总数和总大肠菌群数的测定方法。

2. 任务准备

（1）操作原理　细菌总数是指每毫升水样在一定条件下培养后所含菌落的总数。将水样混入营养琼脂培养基内制成平板或将水样涂布于营养琼脂培养基表面，于 37℃ 培养箱中经 24h，原来水中的一个细菌就会在培养基上形成一个肉眼可见的菌落。通过平板菌落计数，就可测定出每毫升水样中的细菌总数。

总大肠菌群系指一群在 37℃ 培养 24h 能发酵乳糖、产酸产气、需氧和兼性厌氧的革兰阴性无芽孢杆菌。它的检定方法常用滤膜法，该法是将水样经过滤，把细菌截留在滤膜上，再将滤膜贴在适合于大肠菌群生长的选择培养基表面，经培养后鉴定培养基表面生长的大肠菌群菌落，计算出每升水样中的大肠菌群数。

（2）设备　高压蒸汽灭菌器、干热灭菌箱、超净工作台、恒温培养箱、真空泵。

（3）材料　培养皿数套、试管数支、1mL 及 10mL 移液管数支、锥形瓶、生理盐水棉签、酒精灯、抽滤瓶、漏斗、醋酸纤维素膜、水样品。

（4）培养基　牛肉膏蛋白胨琼脂培养基、伊红亚甲蓝琼脂培养基（EMB）、乳糖蛋白胨半固体培养基（EMB）。

（5）文件　药品生产企业《水中细菌总数的检测操作规程》（表 7-14）。

（6）操作前准备

① 按配方配制牛肉膏蛋白胨琼脂培养基、伊红亚甲蓝琼脂培养基分装于锥形瓶中，配制乳糖蛋白胨半固体培养基（EMB）分装于试管中，高压蒸汽灭菌，备用。

② 器材灭菌　将锥形瓶、试管用棉塞塞好，培养皿、移液管、带塞小瓶、漏斗、抽滤瓶、镊子等器材分别用牛皮纸包扎好，干热灭菌（160～170℃、2h）。

③ 将醋酸纤维素膜放入烧杯中，加蒸馏水于 100℃ 水浴蒸煮灭菌 3 次，每次 15min，每

表 7-14　﹡﹡﹡药厂水中细菌总数的检测操作规程

题目:水中细菌总数的检测操作规程	文件编号:SOP-ZL-﹡﹡﹡﹡
起草人及日期:	审核人及日期:
批准人及日期:	生效日期:
颁发部门:	收件部门:

1. 目的与要求

了解水细菌学检测的卫生学意义和基本原理,学习和掌握检验水中细菌总数的方法,以评价水体的质量,确保饮水和用水的卫生和安全。

2. 实验原理

生活饮用水及其水源水等水体受到生活污水、工农业废水或人和动物粪便的污染后,水中的细菌数量可大量增加,其中病原菌也随之增加,引发传染,危害人类健康,因而水中细菌总数和大肠菌数量可反映水体受微生物污染的程度。水中细菌总数往往同水体受有机物污染的程度成正相关。故水的细菌学检验对了解水体被污染的程度,在流行病学和提供水质标准中具有重要意义和价值,它是评价水质污染程度的重要指标之一。

细菌总数是指 1mL 水样在营养琼脂培养基中,于 37℃经 24h 培养后,所生长的细菌菌落的总数(cfu)。我国生活饮用水卫生标准中规定生活饮用水的细菌总数 1mL 中不得超过 100cfu。

3. 材料与方法

3.1　材料

营养琼脂培养基:蛋白胨 50g、酵母膏 1.0g、FePO₄ 0.01g、琼脂 18.0g、蒸馏水 1000mL,pH 值 7.6～7.8。

3.2　方法

水中细菌总数的平板计数测定方法。

3.3　仪器

高压蒸汽灭菌锅;9cm 培养皿;1mL、5mL 移液管;45mL 烧杯;250mL 锥形瓶。

4. 实验步骤

4.1　水样的采集

4.1.1　自来水:先将自来水龙头用火焰灼烧 3min 灭菌,再打开水龙头使水流 5min 后,以灭过菌的锥形瓶接取水样,以待分析。

若水样内含有余氯,则采样瓶在未灭菌前按采 500mL 水样加 3%硫代硫酸钠(Na₂S₂O₃ · 5H₂O)溶液 1mL 的量,预先加入采样瓶内,用以采样后中和水样内的余氯,以防止余氯的杀菌作用。

4.1.2　江水、河水、湖水、塘水、水库等水源水:可应用采样器,器内的采样瓶应先灭菌。采样时,将采样器置于水体中所需的深度,水即注入采样瓶中。待注满后取出水面,立即送检,一般不应超过 4h,否则需放入冰箱中保存,但不能超过 24h。

4.2　水样的稀释

根据水被污染的程度的不同,按无菌操作做 10 倍系列稀释。

4.3　细菌总数的测定

4.3.1　自来水

4.3.1.1　用灭菌移液管吸取 1mL 水样,注入灭菌培养皿中。

4.3.1.2　分别倾注 15mL 已熔化并冷却到 45℃左右的灭菌营养琼脂培养基,并立即在桌面上做平面旋摇,使水样与培养基充分混匀。

4.3.1.3　另取一空的灭菌培养皿,倾注 45℃左右的灭菌营养琼脂培养基 15mL,作空白对照。

4.3.1.4　培养基凝固后,倒置于 37℃温箱中,培养 24h,进行菌落计数。两个平板的菌落数平均值即为 1mL 水样的细菌总数。

次灭菌后用灭菌水洗 2～3 次。

对超净工作台、无菌室等检验环境灭菌。

3. 实施方案

(1) 水中细菌总数测定

① 水样采集　在采自来水水样时，先用酒精灯或煤气灯将水龙头烧灼消毒，然后将水龙头完全打开，放水 5min，以排除管道内的储存水后再采水样。用无菌容器接取样水，采水量为瓶容量的 80% 左右，以便在检验时可充分摇动混匀水样。

② 水样稀释　用灭菌生理盐水在灭菌试管内稀释成 10^{-1}，选取原液、10^{-1} 两种稀释度。

③ 制备平板　每种水样的每一稀释度选取 3 个平皿，做好标记，每皿内各注入 1mL 稀释样品，再将加热熔化并冷却到 45℃ 左右的牛肉膏蛋白胨琼脂培养基倒入各平皿中，每皿约倒入 15mL，立即在实验台上平摇培养皿，使水样和培养基混匀，静置、冷却制成平板。

另外制备一空白对照无菌平皿，做好标记，倒入 15mL 牛肉膏蛋白胨琼脂培养基，冷却制成平板。

④ 培养　将全部制备好的平板倒置放于 37℃ 恒温培养箱中培养 24h。

⑤ 观察结果　将平皿取出，观察有无菌落产生，并观察菌落特征和进行菌落计数。

⑥ 选取平板上平均菌落在 100 个左右的稀释度计算，每毫升水样中细菌总数等于平均菌落数乘以稀释倍数。

⑦ 结果记录　将实验结果填入自来水菌落总数表格（表 7-15）中。

表 7-15　自来水菌落总数

平板	菌落数	1mL 自来水中细菌总数
1		
2		

（2）大肠菌群数测定（滤膜法）

① 过滤水样　将漏斗、滤膜、抽滤瓶、真空泵连接好（图 7-2），对 1000mL 水样进行抽滤。

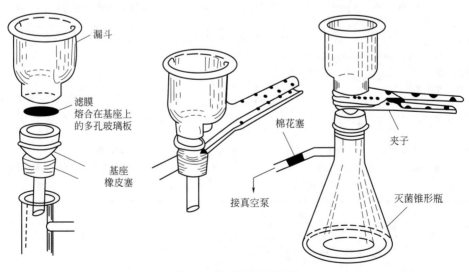

图 7-2　滤膜过滤器装置

② 培养　将滤膜用无菌镊子取出贴在伊红亚甲蓝琼脂平板表面，将平皿倒置于 37℃ 恒

温培养箱中培养 24h（图 7-3）。

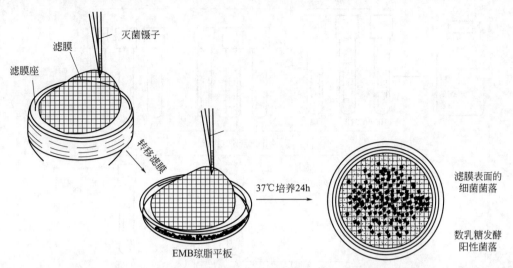

图 7-3　从滤膜座上将滤膜转移到 EMB 琼脂平板上及培养后的菌落图

③ 菌落观察　观察平皿上有无菌落长出，紫黑色或淡紫红色仅中心颜色较深的菌落可怀疑为大肠菌群菌落。

④ 染色镜检　大肠菌群测定程序如图 7-4 所示。挑取疑似大肠菌群菌落的细菌进行革兰染色，镜检观察。

⑤ 乳糖发酵实验　挑取染色结果为革兰阴性、无芽孢杆菌者接种于乳糖蛋白胨半固体培养基中，经 37℃ 培养 6~8h，产酸（紫色→黄色）、产气（培养基内有气泡产生）者，证实为大肠菌群阳性。

⑥ 计算　1000mL 水样中大肠菌群数＝滤膜上的大肠菌群菌落数×10

⑦ 结果记录　将实验结果填入大肠菌群测定原始记录（表 7-16）中。

表 7-16　大肠菌群测定原始记录

样品名称		规格型号		生产批次	
生产班次		抽样数量		样品编号	
检验标准		生产日期		检验日期	

大肠菌群最可能数(36±1)℃,24~48h

稀释度	序号	接种量 /mL	初次发酵 LST 肉汤	(36±1)℃ 24h	(36±1)℃ 48h	导管有无气泡	阴阳性	BGLB 肉汤 复发酵	复发酵 阴阳性	复发酵 大肠菌群最可能数 /(MPN/100mL)
原液	1	1mL								
	2	1mL								
	3	1mL								
1∶10	1	1mL								
	2	1mL								
	3	1mL								
1∶100	1	1mL								
	2	1mL								
	3	1mL								

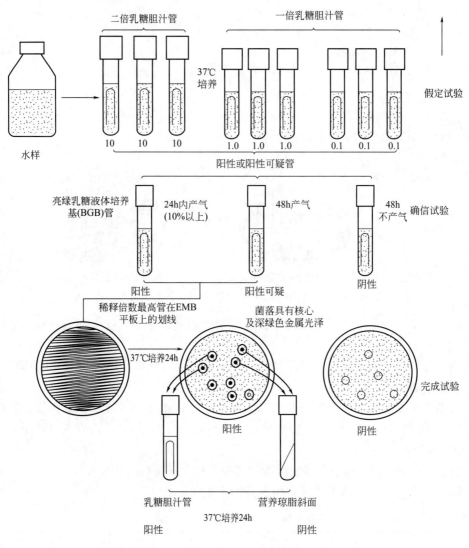

图 7-4　大肠菌群的测定

4. 结果判断

（1）首先选择平均菌落在 30～300 之间者进行计算，当只有一个稀释度的平均菌落数符合此范围时，即以该平均菌落数乘以其稀释倍数报告之（表 7-17，例次 1）。

（2）若有两个稀释度，其平均菌落数均在 30～300 之间，则应按两者菌落数以各自稀释倍数后的总数之比值（稀释度高的数/稀释度低的数）来决定。若其比值小于或等于 2，应报告两个总数的平均数（表 7-17，例次 2）；若大于 2，则报告其中较少的菌落总数（表7-17，例次 3）。

（3）若所有稀释度的平均菌落数均大于 300，则应按稀释度最高的平均菌落数乘以稀释倍数报告之（表 7-17，例次 4）。

（4）若所有稀释度的菌落数都小于 30，则应按稀释度最低的平均菌落数乘以稀释倍数报告之（表 7-17，例次 5）。

表 7-17 稀释度的选择及菌落数据报告方式

例次	不同稀释度的平均菌落数			两个稀释度菌落数之比	菌落总数/(个/mL)
	10^{-1}	10^{-2}	10^{-3}		
1	无法计数	164	20	—	16400
2	无法计数	295	46	1.6	37750
3	无法计数	271	60	2.2	27100
4	无法计数	1650	513	—	513000
5	27	11	5	—	270
6	无法计数	305	12	—	30500
7	0	0	0	—	$<1×10$

（5）若所有稀释度的平均菌落数均不在 30～300 之间，则以最接近 300 或 30 的平均菌落数乘以稀释倍数报告之（表 7-17，例次 6）。

（6）若所有稀释度均无菌落生长，则以小于 1 乘以最低稀释倍数报告之（表 7-17，例次 7）。

（7）菌落计数的报告：菌落数在 100 以内时按实际数报告；大于 100 时，采用两位有效数字，在两位有效数字后面的数值，以四舍五入方法计算，为了缩短数字后面的零数，也可用 10 的指数来表示。在报告菌落数"多不可计"时，应注明水样的稀释倍数。注意：如果稀释度大的平板上菌落数比稀释度小的平板上菌落数多，则为实验室失误，不进行计数报告。

三、任务评价

对照标准（表 7-18）自我评价，小组评价，检查任务完成情况。

表 7-18 实训操作评价标准

任务：检测水中的细菌总数和大肠菌群数

姓名： 班级： 小组： 成绩：

评价内容	操作要求	分值	得分	合计
操作准备	工作态度、卫生习惯	10		
（20分）	仪器检查，正确选取培养基、器材,物品摆放准确熟练,编号标记	10		
操作程序	水样采集方法正确	10		
（40分）	水样稀释度制备等正确	5		
	制备平板操作正确	10		
	培养方法正确	10		
	菌落结果观察、计算正确	5		
职业素质	积极参与小组活动,合作互助	5		
（10分）	自觉遵守实验室规则,及时清洁设备,安全处理接触菌液的平板	5		
质量评价	按时完成实训任务，达到预期效果 时间每超过 1min 扣 1 分	10		
（30分）	水样采集制备合理,计算正确,结果与实际相符	10		
	操作记录规范,结果报告规范	10		

四、注意事项

（1）实验开始前，首先要将各稀释管、相应平皿做好标记，包括：水样名称、稀释度、时间、小组。

（2）进行水样稀释时，更换移液管的顺序是：每支移液管吹打混匀本稀释度水样，并吸取 1mL 水样注入下一支无菌水管后（不要插入无菌水中）即弃去；再用新的移液管在下一稀释度重复上述操作。

（3）预先加热熔化的琼脂可放入 45℃水浴保温。

（4）倾入琼脂混匀，放置 30min 冷却后，皿盖朝下，倒置放入温箱培养。

（5）注意全过程防止染菌。

任务四 微生物数目的直接测定

一、任务分析

利用血球计数板在显微镜下直接计数，是一种常用的微生物计数方法。此方法的优点是直观、快速。将经过适当稀释的菌悬液（或孢子悬液）放在血球计数板载玻片与盖玻片之间的计数室中，在显微镜下进行计数。由于计数室的容积是一定的（0.1mm³），所以可以根据在显微镜下观察到的微生物数目来换算成单位体积内的微生物数目。由于此法记的是活菌体和死菌体的总和，故又称为总菌计数法。

血球计数板是一块特别的厚玻璃片，玻璃片中有四条凹下的槽构成三个平台，中间的平台较宽，且较两边的平台低 0.1mm，其中间又被一短横槽隔为两个短平台，每个短平台上面各刻有一个方格网 [图 7-5(a)]，方格网上刻有 9 个大方格，其中只有中间的一个大方格为计数室 [图 7-5(b)]。计数室通常有两种规格：一种是大方格内分 16 中格，每一中格又分为 25 小格；另一种是一大方格内分为 25 中格，每一中格又分 16 小格 [图 7-5(a)]。但不

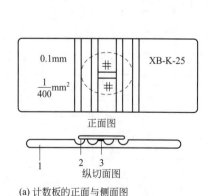

(a) 计数板的正面与侧面图

1— 血细胞计数板；2—盖玻片；3—计数室

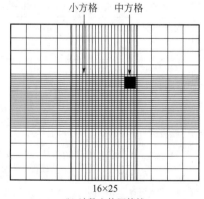

(b) 计数室的网格线

放大后的方网格，中间大方格为计数室

图 7-5　血细胞计数板正面与侧面及计数室的网格线示意图

管是哪种规格，它们都是由 $16 \times 25 = 400$ 个小方格组成的。每中格的四周均有双线界线标志，可在显微镜下区分。

计数室的长和宽分别为 1mm，计数室与盖片之间的深度为 0.1mm，故计数室的体积为 $0.1mm^3$，容积为 $10^{-4}mL$。计数时，先计得若干中格（一般为 5 个）［图 7-6(b)］内的含菌数，再求得每中格菌数的平均值，然后乘上中格数（16 或 25），可计算出 1 个大方格（$0.1mm^3$）计数室中的总菌数，再乘上 10^4（换算成每毫升的含菌量）及菌液的稀释倍数，即可计算得出每毫升待测菌液中的总菌数。

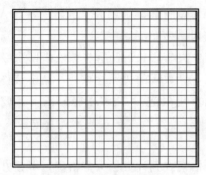 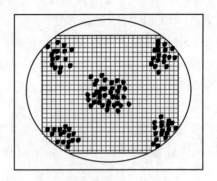

(a) 计数室为25中格(16小格)型　　　　(b) 计数时选取4角与中央格

图 7-6　高倍镜下的计数室与计数中格的选择示意图

假设 5 个中方格查出的总菌数为 A，菌液的稀释倍数为 B，计数板规格为 25 个中方格。则 1mL 菌液中的总菌数 $=(A/5) \times 25 \times 10^4 \times B = 50000AB$（个）。

亚甲蓝是一种无毒性的染料，是常用的活体染色染料，它处于氧化状态时呈蓝色，还原态时为无色。由于活细胞代谢过程中的脱氢作用，亚甲蓝接受氢后就由氧化态转变成还原态，因此活细胞呈无色，而衰老或死亡细胞由于代谢缓慢或停止，不能使亚甲蓝还原，故细胞呈淡蓝色或蓝色。用此原理可区分计数样品中的死菌数和活菌数。

二、任务实施

1. 明确目标

（1）学习血细胞计数板的结构及计数原理。

（2）掌握使用血细胞计数板进行微生物计数的方法。

2. 任务准备

（1）设备　恒温培养箱，高压蒸汽灭菌锅，显微镜。

（2）器材　酒精灯、接种环、滴瓶、试剂瓶、长颈滴管、镊子、载玻片、$\phi 90mm$ 培养皿、500mL 标本缸、$15 \times 150mm$ 试管、火柴、吸水纸、擦镜纸、棉花。

（3）试剂　0.1%亚甲蓝染液。

（4）菌种　培养 48h 的啤酒酵母斜面菌体和菌悬液。

（5）文件　血球计数板计数方法。

3. 实施方案

检查计数板→稀释样品→染色（计死菌体、活菌体数）→加样→计数→计算→清洗。

微生物显微镜
直接计数法

（1）检查血细胞计数板　取血细胞计数板一块，先用显微镜检查计数板的计数室，看其是否沾有杂质或干涸着的菌体，若有污物则通过擦洗、冲洗，使其清洁。镜检清洗后的计数板及盖玻片，直至计数室无污物或黏附的微生物后方可使用。

（2）稀释样品　将培养后的酵母培养液振摇混匀，然后做一定倍数的稀释。稀释度选择以小方格中分布的菌体清晰可数为宜。一般以每小格内含 4~5 个菌体的稀释度为宜。

（3）染色（计死菌体、活菌体数）　取 0.1mL 啤酒酵母菌悬液于试管中，加入 0.1% 亚甲蓝染液 0.9mL，摇匀，染色 10min，使啤酒酵母菌着色。

（4）加样　取出一块干净盖玻片盖在计数板中央。用长颈滴管将菌液来回吹吸数次，使菌液充分混匀后，取少量稀释菌悬液注入盖玻片与计数板的边缘缝隙处，让菌液自行沿盖玻片与计数板间的缝隙渗入计数室（避免计数室内产生气泡）。用镊子轻轻压下盖玻片，以免菌液过多将盖玻片浮起而改变计数室的实际容积。若菌液太多可用吸水纸吸去。静置 5~10min，待菌体自然沉降后，可进行镜下观察。

（5）显微镜计数　可将视野调暗些，先用低倍镜找到计数板大方格网，再在方格网中找出计数室方格，将其移至视野正中间，再转换高倍镜寻找中格及小格观察计数。一般应计数四个角与中央五个中格的总菌数。计数时若遇到位于线上的菌体，一般只计数格上方（下方）及右方（左方）线上的菌体，避免重复计数。为提高精确度，每个样品重复计数 3~4 个计数室内的含菌量，误差在统计允许范围内，可求其平均值。

（6）计算　$菌数（个/mL）=\dfrac{X_1+X_2+X_3+X_4+X_5}{5}\times 25（或 16）\times 10^4 \times 稀释倍数$

（7）清洗　计数板用毕，先用 95% 的酒精棉球轻轻擦拭，再用蒸馏水淋洗，然后用吸水纸吸干，最后用擦镜纸擦干净。若计数的样品是病原微生物，则须先浸泡在 5% 石炭酸溶液中进行消毒，然后再进行清洗。清洗后放回原位，切勿用硬物洗刷。

4. 结果分析

将实验结果填入表 7-19 中。

表 7-19　显微镜直接计数

计数次数	各中格菌数					中格菌数平均值	大格菌数	总菌数/（个/mL）
	X_1	X_2	X_3	X_4	X_5			
第一室								
第二室								
第三室								
平均值								

三、任务评价

对照标准（表 7-20）自我评价，小组评价，检查任务完成情况。

表 7-20　实训操作评价标准

任务：微生物数目的直接测定

姓名：　　　　班级：　　　　小组：　　　　成绩：

评价内容	操作要求	分值	扣分	合计
操作准备 （20分）	工作态度、卫生习惯	10		
	仪器检查,正确选取菌种、培养基、器材,物品摆放准确熟练,编号标记	10		
操作程序 （40分）	制备待测菌液稀释液（正确使用微量移液器,正确使用移液管）	10		
	镜检计数板上的计数室（熟练完成低倍镜至高倍镜,计数室清晰）	10		
	在计数板上加稀释菌液（加血盖片,规范移入稀释菌液,移入量适宜）	10		
	计数板计数、计算（显微镜使用熟练,计数板计数规范,计算正确）	10		
职业素质 （10分）	积极参与小组活动,合作互助	5		
	自觉遵守实验室规则,及时清洁设备,安全处理接触菌液的移液管、计数板	5		
质量评价 （30分）	按时完成实训任务,达到预期效果 时间每超过 1min 扣 1 分	10		
	稀释液浓度适宜,计数室内菌数适量	10		
	操作记录规范,结果报告规范	10		

四、注意事项

（1）防止加样空气泡产生。

（2）调节显微镜光线的强弱适当。

（3）遇到出芽的酵母菌,只有当芽体与母细胞一样大时才计为两个。

（4）只计总菌数时可不用染色。

知识拓展　　　　**平板菌落计数法（间接计数技术）**

1. 操作原理

平板菌落计数法是根据微生物在固体培养基上所形成的一个菌落是由一个单细胞繁殖而成的现象进行的，也就是说，一个菌落即代表一个单细胞。计数时，先将待测样品做一系列稀释，再取一定量的稀释菌液接种到培养皿中，使其均匀分布于平皿中的培养基内，经培养后，由单个细胞生长繁殖形成菌落，统计菌落数目，即可换算出样品中的含菌数。

这种计数法的优点是能测出样品中的活菌数。此法常用于某些成品检定（如活菌制剂）、生物制品检定以及食品、水源的污染程度的检定等。但平板菌落计数法的手续较繁，而且测定值常受各种因素的影响。具体操作可分为混菌法和涂布平板法两种。

2. 器材及试剂

（1）器材　1mL 无菌移液管、无菌平皿、90mL 锥形瓶无菌水、9mL 无菌水的试管、试管架和记号笔等。

（2）试剂　样品、无菌水。

（3）培养基　牛肉膏蛋白胨培养基。

3. 操作方法

操作方法如图7-7所示。

（1）编号　取无菌平皿9套，分别用记号笔标明10^{-7}、10^{-8}、10^{-9}各3套。另取9支盛有9mL无菌水的试管，排列于试管架上，依次标明10^{-1}、10^{-2}、10^{-3}、10^{-4}、10^{-5}、10^{-6}、10^{-7}、10^{-8}、10^{-9}。

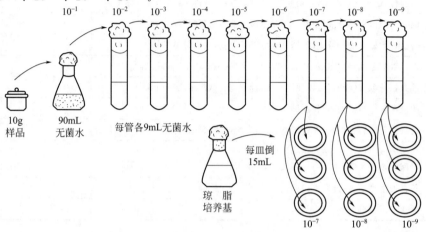

图7-7　样品稀释程序

（2）稀释　将10g样品加入90mL无菌水中，摇匀，制成菌悬液；用1mL无菌移液管从锥形瓶中精确地吸取1mL样品菌悬液放入10^{-1}的试管中，注意移液管尖端不要碰到液面，以免移液管外菌体混入试管无菌水内，造成菌量超标。另取一支新的无菌移液管自10^{-1}试管中吸吹三次，吸1mL放入10^{-2}试管中，其余依次类推。

（3）取样　用3支1mL无菌移液管分别精确地吸取10^{-7}、10^{-8}、10^{-9}的稀释菌液1mL，对号放入编好号的无菌培养皿中。

（4）倒平板　于上述盛有不同稀释度菌液的培养皿中，倒入熔化后冷却至46℃左右的牛肉膏蛋白胨琼脂培养基约12～15mL，置水平位置，迅速旋动混匀，待凝固后，倒置于37℃温室中培养。

（5）计数　将实验结果填入表7-21中。

表7-21　平板菌落计数原始记录

稀释度	10^{-7}				10^{-8}				10^{-9}			
菌落数	1	2	3	平均	1	2	3	平均	1	2	3	平均
每毫升样品活菌数												

平板菌落计数法的操作除上述混菌法以外，还可用涂布平板法进行。二者的操作基本相同，所不同的是涂布平板法是先将牛肉膏蛋白胨琼脂培养基熔化后倒平板，待凝固后编号，并于37℃培养箱中培养24h左右，确定无菌后，再用无菌移液管吸取0.1mL菌液对

号接种于不同稀释度编号的培养皿中的培养基上，再用无菌玻璃刮棒将菌液在平板上涂布均匀，平放于实验台上20～30min，使菌液渗透入培养基内，然后再倒置于37℃的温室中培养。

4. 结果判断

培养24h后，取出培养皿，算出同一稀释度三个平皿上的菌落平均数，并按下列公式进行计算：

（1）混菌法

每毫升中总活菌数＝同一稀释度三次重复的菌落平均数×稀释倍数

（2）涂布平板法

每毫升中总活菌数＝同一稀释度三次重复的菌落平均数×稀释倍数×10

① 一般选择每个平板上长有30～300个菌落的稀释度计算每毫升的菌数最为合适，同一稀释度的三个重复的菌数不能相差很悬殊。由10^{-7}、10^{-8}、10^{-9}三个稀释度计算出的每毫升菌液中总活菌数也不能相差悬殊，如相差较大，表示试验不精确。

② 平板菌落计数法，所选择倒平板的稀释度是很重要的，一般以三个稀释度中的第二稀释度倒平板，所出现的平均菌落数在50个左右为最好。

[**案例1**] 葡萄糖酸钙口服液中细菌总数测定（平皿法）

某药厂生产了一批葡萄糖酸钙口服液，需要进行细菌总数的测定，化验员进行检验。

一、检测所用器材及试剂

（1）器材 超净工作台、无菌平皿、1mL无菌吸管、量桶、酒精灯、移液器、吸头、酒精棉、镊子等。

（2）试剂 待测药品（葡萄糖酸钙口服液）、稀释剂（pH 7.0氯化钠-蛋白胨缓冲液）。

（3）培养基 胰酪大豆胨琼脂培养基。

二、检测操作

（1）供试液制备 按《中国药典》（2015年版）规定，无菌操作取供试品10mL，加于90mL缓冲液中，充分混匀，制成1∶10均匀的供试液。

（2）梯度稀释 用无菌吸管取1∶10供试液1mL，加入到9mL稀释剂试管中，制成1∶100的供试液，再用同样的方法制成1∶1000的供试液（每稀释一次换一支吸管）。

（3）倒平板 分别吸取各稀释度的供试液1mL，置于直径90mm的无菌平皿中，注入15～20mL温度不超过45℃的熔化的胰酪大豆胨琼脂培养基，混匀，待琼脂凝固后，35℃倒置培养48h，观察结果。每个稀释级、每种培养基至少制备2个平板。

（4）阴性对照试验 取试验用的各浓度的稀释液各1mL，置无菌平皿中，注入培养基，凝固，倒置培养。每种计数用的培养基各制备2个平板，均不得有菌生长。

（5）计算每一平皿中的菌落数 一般选择细菌菌落数在30～300之间的平板计数为宜。再将菌落数乘以稀释倍数，取其平均值，即可得到每毫升待测药品中的细菌总数。

（6）结果记录 将实验结果填入表7-22中。

表7-22 菌落总数检测原始记录

稀释度	10^{-1}	10^{-2}	10^{-3}	空白
皿1菌落数				
皿2菌落数				

三、结果判断

《中国药典》（2015 年版）口服给药制剂微生物限度标准：点计菌落数后，计算各稀释级供试液的平均菌落数，按菌数报告规则报告菌数。若同稀释级两个平皿的菌落数平均值不小于 15，则两个平皿的菌落数不能相差 1 倍或以上。

菌数报告规则：需氧菌总数测定宜选取平均菌落数小于 300cfu 的稀释级、霉菌和酵母菌总数测定宜选取平均菌落数小于 100cfu 的稀释级，作为菌数报告（取两位有效数字）的依据。取最高的平均菌落数，计算 1g、1mL 或 10cm^2 供试品所含的微生物数。

如各稀释级的平皿均无菌落生长，或仅最低稀释级的平板有菌落生长，但平均菌落数小于 1 时，以＜1 乘以最低稀释倍数的值报告菌数。

细菌总数若在《中国药典》（2015 年版）所限量的范围内，即判断该药品合格；若超过限量则判断该药品不合格。

四、注意事项

注意全过程防止染菌。

[案例 2] 葡萄糖酸钙口服液中的大肠埃希菌总数测定

某药厂生产了一批葡萄糖酸钙口服液，需要进行大肠埃希菌总数的测定，化验员进行检验。

一、检测所用器材及试剂

（1）器材　超净工作台、无菌平皿、1mL 无菌吸管、酒精灯、酒精棉等。

（2）试剂　待测药品、（葡萄糖酸钙口服液）。

（3）培养基　增菌：胰酪大豆胨液体培养基或麦康凯液体培养基。分离：麦康凯琼脂培养基，依据《中国药典》2015 年版四部"1106 非无菌产品微生物限度检查：控制菌检查法""9203 药品微生物实验室质量管理指导原则"。

二、检测操作

（1）供试液制备和增菌培养　取供试品，照"非无菌产品微生物限度检查：微生物计数法"（通则 1105）制成 1∶10 供试液。取 1mL 供试品的供试液，接种至 9mL 胰酪大豆胨液

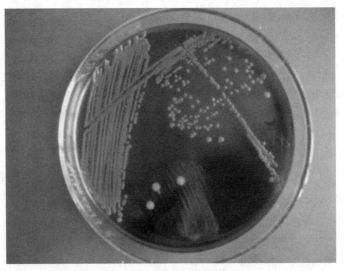

图 7-8　麦康凯培养基上的菌群

体培养基中，混匀，30～35℃培养 18～24h。

（2）选择和分离培养 取上述预培养物 1mL，接种至 100mL 麦康凯液体培养基中，42～44℃培养 24～48h。取麦康凯液体培养物划线接种于麦康凯琼脂培养基平板上，30～35℃培养 18～72h。

（3）结果判断 若麦康凯琼脂培养基平板上有菌落生长，应进行分离、纯化及适宜的鉴定试验，确证是否为大肠埃希菌；若麦康凯琼脂培养基平板上没有菌落生长，或虽有菌落生长但鉴定结果为阴性，判供试品未检出大肠埃希菌。见图 7-8 所示。

（4）结果记录 将实验结果填入表 7-23 中。

表 7-23 大肠埃希菌检测原始记录

培养基	稀释度			
	10^{-1}	10^{-2}	10^{-3}	空白
麦康凯 平皿 1				
麦康凯 平皿 2				

三、结果判断

《中国药典》（2015 年版）口服给药制剂微生物限度标准：1mL 口服给药制剂不得检出大肠埃希菌。

平板上无菌落生长或生长的菌落与大肠埃希菌菌落形态特征不符，则判供试品未检出大肠埃希菌。大肠埃希菌菌落形态特征见表 7-24。

表 7-24 大肠埃希菌菌落形态特征

培养基	菌落形态
麦康凯琼脂	鲜桃红色或微红色,菌落中心是深桃红色,圆形,扁平,边缘整齐,表面光滑,湿润

如观察到疑似菌落，可挑取疑似菌落进行革兰染色，镜检。如果是革兰阴性短杆再进行生化试验。

四、注意事项

注意无菌操作防止染菌。

自我提高

一、单选题

1. GMP 规定洁净室（区）的洁净度分为（   ）级别。

A. 五个　　　　　　B. 十个　　　　　C. 三个　　　　　　D. 四个

2. 微生物限度检查法是针对下列哪种药物的（   ）。

A. 粉末片剂　　B. 丸剂　　　　　C. 动物脏器制剂 D. 以上均是

3. GMP 规定洁净室（区）空气洁净级别不同的相邻房间之间的静压差应大于 5Pa，洁净室（区）与室外大气的静压差应大于（   ）。

A. 5Pa　　　　　　B. 10Pa　　　　　C. 15Pa　　　　　　D. 20Pa

4. 直接接触药品生产人员的体检要求是（　　　）。

A. 每半年至少体检一次　　　　　B. 每年至少体检一次

C. 每一年半至少体检一次　　　　D. 每两年至少体检一次

5. 药品生产洁净室（区）空气洁净度的划分标准是（　　　）。

A. 按尘粒最大允许数/m^3、活微生物数/m^3、换气次数划分

B. 按尘粒最大允许数/m^3、浮游菌/m^3、换气次数划分

C. 按尘粒数/m^3、浮游菌/m^3、沉降菌/皿划分

D. 按尘粒数/m^3、微生物最大允许数/cm^3、沉降菌/皿划分

6. 按 GMP 规定，药品生产区不得存放的物品有（　　　）。

A. 非生产物品和个人杂物　　　　B. 待检的物料、中间品和成品

C. 已检验合格的成品　　　　　　D. 不合格的物料、中间品和成品

7. 按 GMP 规定，以下哪类人员可以进入洁净室（区）从事直接接触药品的生产（　　　）。

A. 肺炎患者　　　　　　　　　　B. 高血压患者

C. 手癣患者　　　　　　　　　　D. 体表有伤口者

8. GMP 要求洁净室（区）使用的消毒剂品种应定期更换，其更换的目的是（　　　）。

A. 便于设备和厂房清洁　　　　　B. 以免对人员健康产生不良影响

C. 防止产生耐药菌株　　　　　　D. 防止污染和交叉污染

9. 洁净室（区）的墙壁与地面的交界处宜呈弧形，其主要目的是（　　　）。

A. 保证洁净室（区）密封性良好

B. 减少灰尘积聚和便于清洁

C. 防止污染及交叉污染

D. 保持洁净室（区）对一般区的静压差符合规定

二、实训练习

1. 空气中微生物数目的检测（设计实验）。

实验原理	
检测方法	
注意事项	

2. 分别写出水中细菌总数和大肠菌群数的检测方法。

3. 说出平板菌落计数的基本原理和方法。

4. 能否用血细胞计数板在油镜下进行计数？为什么？

5. 根据自己的体会，说明血球计数板计数的误差主要来自哪些方面？如何减少误差？

项目八

药物的体外抗菌技术

【项目介绍】▶▶▶

　　药物的体外抗菌试验已广泛应用于新药研究和临床用药指导，如抗菌药物的筛选、提取过程的生物追踪、抗菌谱的测定、耐药谱的测定、效价的测定、药物血浓度测定以及临床药敏试验等各个方面。掌握药物抗菌试验技术，对于生产实践和科学研究将有重要意义。

【学习目标】▶▶▶

　　知识目标　　1. 熟悉药物体外抗菌试验的用途及意义。

　　　　　　　　　2. 掌握体外抗菌试验的基本方法。

　　　　　　　　　3. 了解体外抗菌试验的影响因素。

　　能力目标　　1. 能够掌握体外抗菌试验操作技术。

　　　　　　　　　2. 掌握杀菌试验、联合抗菌试验方法。

　　　　　　　　　3. 学会药物抗菌能力体外测定的常用方法。

　　素质目标　　1. 有严谨认真的职业道德观念。

　　　　　　　　　2. 培养正确操作、仔细观察、认真记录的良好习惯。

　　　　　　　　　3. 具有踏实肯干的工作作风和锐意进取的创新精神。

【必备知识】▶▶▶

　　药物的体外抗菌试验是通过体外试验检查药物对微生物的抑制或杀灭能力，是在实验室内进行的，方法简便，用药量少，需时短，不需要活的动物，实验条件容易控制，且没有复杂的体内因素影响，因此，有时其结果和体内抗菌试验结果不完全平行。所以，一般体外抗菌试验有效的药物，还需经体内抗菌试验证实有效，才能推荐至临床应用。

　　药物的体外抗菌试验包括用于区别药物是抑菌或杀菌药物的抑菌试验和测定药物杀菌活性的杀菌试验，以及检查两种药物联合作用的联合抗菌试验等。抑菌试验是区别药物是抑菌药物还是杀菌药物的，抑菌药物只能抑制微生物生长，不能杀死微生物，抑菌药物被除去，微生物又可继续生长。杀菌试验是测定药物杀菌活性的，杀菌药物能杀死微生物，杀菌药物除去后，微生物不能生长。

一、影响抗菌试验的因素

在药物抗菌试验中，为了保证抗菌试验的科学性与准确性，应有效控制其影响因素。

（1）试验菌 在抗菌试验中所选用的菌种，必须是由国家专门的菌种保藏中心提供的标准菌株。在特殊情况下，也可以采用临床新分离的并经过严格鉴定、纯化及合理保藏的菌株。并且由于对数期生长的菌种生命力最旺盛，为了保证试验测定结果的准确性，一般情况下试验菌种应控制在对数生长期。

（2）培养基 培养基要根据试验菌种的营养要求配制，所用的各种原料、成分的质量及培养基的配制必须严格控制质量，制备过程必须规范。培养基内不能含有药物的对抗物或能使药物活性降低的成分，否则抑菌作用将会被消除。在使用前要做无菌检查，检测合格后方可使用。

（3）抗菌药物 药物的物理状态、浓度、稀释方法等都会直接影响抗菌试验的结果，必需精确配制。若是固体药物需使药物转变成溶液形式，对于不溶于水的固体药物可用有机溶剂或酸、碱溶解后再使用。为了确保药物的稳定性和不影响试验菌的生长，同时应注意药物本身的 pH 的调节。

（4）对照试验 为确保试验结果的科学性和准确性，必须同时进行试验菌、溶剂及稀释液、已知药物对照试验。

二、常用体外抑菌试验方法

1. 体外抑菌试验技术

药物的体外抑菌试验最常用的方法有琼脂扩散法和连续稀释法。

（1）琼脂扩散法 琼脂扩散法是用于测定抗生素效价的生物学定量方法之一，是利用药物可以在琼脂培养基内扩散，并能在一定浓度范围内抑制细菌生长的原理进行的抗菌试验。凡具有抗菌作用的药物，在其有效浓度范围内可形成抑菌圈或抑菌距离，通过测量抑菌圈的大小来评价药物抑菌作用的强弱。通常用倾注法或涂布法在琼脂平板上接种一定量的试验菌，然后用一定的方法加入药物，在 37℃培养箱中培养 18～24h，取出测量抑菌圈的大小，以判定药物抑菌作用的大小。

琼脂扩散法的基本方法包括纸片扩散法和平板挖沟法。

① 纸片扩散法（纸碟法或滤纸片法） 本法是最常用的方法，适用于多种药物或一种药物的不同浓度对同一试验菌的抑菌试验。多用于新药的初筛试验（初步判断新药是否有抗菌作用）及临床的药敏试验，便于选择用药。

所用的滤纸片为圆形，直径 0.6cm，在 120℃干热灭菌 2h。试验时用无菌滤纸片蘸取一定浓度的药液，放在含菌的平板表面，培养后，观察结果（图 8-1）。

② 平板挖沟法 本法用于在同一平板上测试一种药物对几种试验菌的抗菌作用。先制备无菌普通琼脂平板，在平板上用无菌小铲或小刀挖直沟，并将内部琼脂取出。然后在沟侧接种各种试验菌，在沟内滴加药液，以装满不流出为限。在适宜条件下培养后观察细菌生长的情况（图 8-2）。

（2）连续稀释法 连续稀释法通常用于测定药物的最小抑菌浓度（MIC），即将药物的浓度按几何级数或数学级数进行递减稀释，然后将不同浓度的药物混入含有定量试验菌的液体培养基或固体培养基中，经培养后，能抑制试验菌生长的最低药物浓度，即为该药物的最

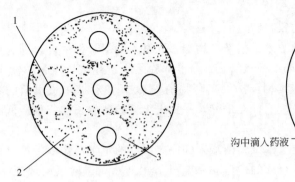

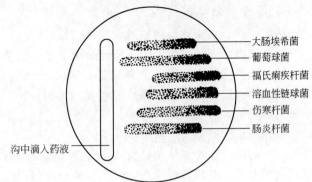

图 8-1　纸片扩散法结果观察　　　　　　　图 8-2　药物抗菌试验（挖沟法）

1—含药滤纸片；2—含菌平面；3—抑菌圈

小抑菌浓度（MIC）。它可用于评价药物抑菌或杀菌作用的效力，以 mg/mL 或 U/mL 表示。其值愈小，作用愈强。

连续稀释法分液体培养基连续稀释法和固体培养基连续稀释法两种。

① 液体培养基连续稀释法　在一系列的试管中，用液体培养基稀释药物，各管内药物浓度成系列递减。在每管中加入定量试验菌液，在适宜条件下培养后，用肉眼观察结果，求出药物的最小抑菌浓度（MIC，单位是 μg/mL 或 U/mL）。以能杀死试验菌的最低浓度，为该药物的最小杀菌浓度（MBC，单位是 μg/mL 或 U/mL）（图 8-3）。

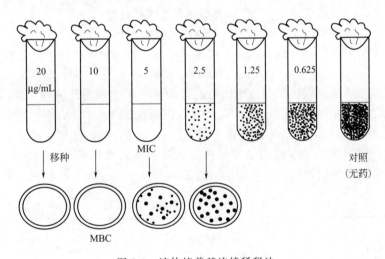

图 8-3　液体培养基连续稀释法

② 固体培养基连续稀释法

a. 平板法　此法可同时测定同一抗菌药物对多种试验菌的 MIC。先按连续稀释法配制药物溶液，然后将不同浓度的药物，混入尚未凝固的定量琼脂培养基中，制成含有一系列递减药物浓度的琼脂平板。再将定量的试验菌液，以点种法逐个接种于平板的一定位置上（直径 9cm 的平板约可点种 30 种试验菌）。同时要进行对照试验。在适宜条件培养后，测得该药物的 MIC。

b. 试管法　此法用于必须较长时间培养而又不适宜用平板法的试验菌，方法与平板法类似。例如培养丝状霉菌和结核杆菌。

2. 体外杀菌试验技术

杀菌试验是用来评价药物对微生物的致死活性的。

（1）最低杀菌浓度的测定　最低杀菌浓度是指某药物能杀死微生物的最低浓度，即为该药物的最低杀菌浓度（MBC，单位是 $\mu g/mL$ 或 U/mL），也称为最小致死浓度（MLC，单位是 $\mu g/mL$ 或 U/mL）。按液体培养基连续稀释法测出药物的 MLC，然后把未长出菌的各个试管培养液，分别取出并移种到无菌平板上，经培养，平板上无试验菌生长的药物最低浓度，就是最小致死浓度（MLC）。

（2）活菌计数法　活菌计数法是将定量的试验菌加入到一定浓度的定量药物中，经过一定时间培养后，取样进行活菌数计数，从存活的微生物数量计算出药物对试验菌的致死率，从而判断药物的杀菌能力。

活菌计数一般是将定量的药物与试验菌作用后的混合液稀释后，混入琼脂培养基，制成平板，培养后计算平板上形成的菌落数。由于一个菌落是由一个菌细胞繁殖而来的，所以可以用菌落数乘以稀释倍数，再除以稀释液用量，即可以计算出该药物与试验菌的混合液中每毫升内存活的细菌数，从而可算出该药物对试验菌的致死率。或者也可以用微孔滤膜过滤药物与试验菌的混合液，洗净药液，将滤膜放在平板上培养后数菌落数。

（3）化学消毒剂的效力测定（酚系数测定或石炭酸系数测定）　化学消毒剂的效力测定是以苯酚为标准，在规定的试验条件下，将待测的化学消毒剂与苯酚的杀菌效力作比较，所得的就是杀菌效力的比值。该比值也称酚系数或石炭酸系数，酚系数≥2 为合格，酚系数愈大，说明被测化学消毒剂的效力愈高。

$$酚系数 = \frac{消毒剂的杀菌稀释度}{苯酚的杀菌稀释度}$$

由于各种化学消毒剂的杀菌原理各不相同，因而这种方法仅适用于酚类消毒剂杀菌效力的测定。

具体的测定方法是分别将酚及待测化学消毒剂按不同比例进行稀释，各取 5mL 放到试管中，再加入经 24h 培养后的菌悬液各 0.5mL，混匀后置于 20℃水浴中，当加入菌液后第 5min、10min、15min 时，分别从各试管中取一接种环混合液，然后移种到另一支 5mL 的肉汤培养基中，37℃培养 48h 后记录生长情况，有菌生长者肉汤呈混浊状态，以"＋"表示，不能生长者肉汤澄清，以"－"表示（表 8-1）。

表 8-1　石炭酸系数测定结果

稀释度		作用时间		
		5min	10min	15min
苯酚	1：90	－	－	－
	1：100	＋	－	－
	1：110	＋	＋	－
	1：200	－	－	－
待测消毒剂	1：250	＋	－	－
	1：300	＋	－	－
	1：350	＋	＋	－
	1：400	＋	＋	＋

注："＋"表示阳性，有菌生长；"－"表示阴性，没有菌生长。

以5min不能杀菌，10min能杀菌的最大稀释倍数为标准来计算酚系数，从表8-1中可得出石炭酸为1：100，被测消毒剂为1：300。

待测消毒剂的酚系数＝300/100＝3.0

3. 联合抗菌试验技术

联合抗菌试验应用于测定两种抗菌药物联合应用时的相互影响。两种抗菌药物联合应用时抗菌作用加强的称为协同作用；抗菌作用减弱的称为拮抗作用；相互无影响的称为无关。

联合抗菌试验可以指导治疗混合性感染；能够有效地控制耐药菌株的产生，发挥抗生素的协同作用；当单一用药时所需的剂量为毒性剂量时，联合用药可以减少剂量以避免达到毒性剂量，同时还可以检测pH值对抗菌药物的影响。

联合抗菌试验方法很多，其中最简便、最常用的方法是纸条试验法。纸条试验法是在已经涂布接种细菌的平板上，垂直放置两条浸有不同药液的滤纸条，在适宜条件下培养后观察两药形成的抑菌区的图形，来判断两药联合应用时，是无关、协同还是拮抗作用（图8-4）。

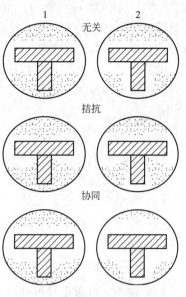

图8-4 联合抗菌试验纸条法
1—排仅横条纸片含有抗菌药液；
2—排两条纸片含有不同抗菌药液

任务一 琼脂扩散法检测药物抗菌作用

子任务一 纸片扩散法检测药物抗菌作用

一、任务分析

本法是实际工作中较常用的方法，通过在同一平板上多种药物对同一试验菌的抗菌作用，初步判断药物是否具有抗菌作用和病原性细菌的药物敏感试验。由于培养基成分、试验菌浓度、药敏纸片的质量、试验操作质量、培养时间、抑菌圈测量工具的精度和试验菌株本身的药敏特性等均能影响纸片扩散法药敏试验结果的准确性和精密度。故本试验有定性的作用，仅用于判定药物的抗菌活性及抗菌作用的强弱。

将含有定量抗菌药物的纸片贴在已接种待检试验菌的琼脂培养基上，纸片中所含的药物向周围扩散，在纸片周围抑菌浓度范围内的试验菌生长被抑制，形成透明的抑菌圈。抑菌圈的大小反映待测菌对测定药物的敏感程度，并与该药对测试菌的最低抑菌浓度（MIC，单位是 $\mu g/mL$ 或 U/mL）成负相关，即抑菌圈愈大，MIC愈小。抑菌圈越大，表示药物抑菌作用越强，即此菌对该药的敏感度越高。实验时可同时以有效抗菌药物作对照，借此可由二者抑菌圈的大小，测知待测药物与某一已知抗菌药物抑菌作用相似与否。青霉素为细菌快速繁殖期杀菌剂，其抗菌谱主要为 G^+ 菌，对抗 G^+ 菌作用强大。四环素、氯霉素为广谱抗生素，抗菌范围广，包括 G⁺ 菌、G⁻ 菌、立克次体、支原体、衣原体、螺旋体、阿米巴原虫等，为快速抑菌剂，对抗 G⁺ 菌的抗菌力较青霉素低，对 G⁻ 菌也有较强的抗菌作用，但作用较青霉素略低。碘酊为消毒用药，对细菌无选择性，作用很弱。

纸片分湿、干两种，可以在试验时用无菌纸片蘸取药物溶液放在含菌的平板表面，也可以预先做成一定浓度的干燥纸片。一般来说，预先做成的干燥纸片实用一些而且准确一些。

二、任务实施

1. 明确目标

（1）能够掌握体外抗菌测定技术的方法。

（2）能够掌握琼脂扩散法——纸片扩散法试验技术。

（3）培养正确操作、仔细观察、认真记录的良好习惯；具有踏实肯干的工作作风和锐意进取的创新精神。

2. 任务准备

（1）菌种　金黄色葡萄球菌、大肠埃希菌。

（2）培养基　营养琼脂培养基、营养肉汤培养基。

（3）试剂　2000U/mL 的青霉素、2000μg/mL 的链霉素、四环素、氯霉素、红霉素、2.5%碘液、生理盐水。

（4）其他　培养皿、圆滤纸片（直径 6.0mm）、镊子、无菌吸管、游标卡尺、记号笔等。

3. 实施方案

（1）纸片的制备　选用吸水力强而且质地均匀的滤纸，用打洞机制成 6mm 直径的圆纸片，120℃干燥灭菌 2h。取 2000U/mL 的青霉素、2000μg/mL 的链霉素、四环素、氯霉素、红霉素、2.5%的碘酊各 2mL 分装于试管中。用无菌小镊子取圆形滤纸 12 张，每两张浸于同一种药液中，浸透后取出，沥去过多的药液。放在无菌平皿中，37℃干燥后分装于无菌小瓶中，封口，4℃保存（如果是 β-内酰胺类抗生素还要放在 -20℃保存）。

（2）试验菌株的培养　将金黄色葡萄球菌和大肠埃希菌分别在营养琼脂斜面培养基上传代培养后，再将其转种至营养肉汤培养基中，37℃培养 10～18h 后取出备用。

（3）制备混菌平板　用无菌吸管分别吸取金黄色葡萄球菌和大肠埃希菌的肉汤营养物，分别滴加于对应的两个无菌平皿中，每皿滴 4～5 滴。再向每平皿加入已加热熔化并冷却至 45℃左右的营养琼脂培养基 20mL，立即转动平皿，使试验菌与培养基充分混匀，冷凝后即成混菌平板备用。

（4）加入纸片　用记号笔在无菌皿底部将平板平均分成 6 个区，在每一个区上标注加入的药液名称。用无菌小镊子取浸有不同药液的滤纸片，分别贴放在 6 个区域内，并用镊子轻轻按压。

（5）培养　将平皿倒放，置于 37℃恒温箱内培养 24h，然后观察结果。

（6）测量　用卡尺测量抑菌圈的直径，以判断微生物的抑菌能力。

4. 结果分析

用卡尺测量抑菌圈直径的大小以判断该药物对试验菌株的抗菌能力及试验菌株对药物的敏感程度。抑菌圈大表示抗菌效果强，试验菌株对药物敏感。纸片法可参考以下标准记录结果：抑菌圈＜10mm，表示不敏感；10mm 表示轻度敏感；11～15mm，表示中度敏感；16～20mm，表示高度敏感。

测量每个平板中每个抑菌圈直径，比较判断药物对试验菌株的抗菌能力及试验菌株对药物的敏感程度。记录在表 8-2 中并判断结果。

表 8-2 抑菌圈直径

平板号	青霉素/mm	链霉素/mm	氯霉素/mm	四环素/mm	红霉素/mm	碘/mm	生理盐水/mm
1							
2							
3							
4							
结果判断							

三、任务评价

对照标准（表 8-3）自我评价，小组评价，检查任务完成情况。

表 8-3 实训操作评价标准

任务：纸片扩散法检测药物抗菌作用

姓名： 班级： 小组： 成绩：

评价内容	操作要求		分值	扣分	合计
操作准备（20分）	工作态度、卫生习惯		10		
	仪器检查，正确选取菌种、培养基、器材、药品、物品摆放准确熟练、编号标记		10		
操作程序（40分）	纸片的制备符合操作规程		5		
	试验菌株的培养符合操作规程		10		
	制备混菌平板符合操作规程	用无菌吸管吸取带菌的肉汤营养物，分别滴加于对应的两个无菌平皿内操作规范	5		
		加热熔化营养琼脂培养基并冷却至 45℃左右符合操作规程	5		
		倒板技术标准，使试验菌与培养基充分混匀，冷凝后即成混菌平板	5		
	加入纸片操作符合操作规程		5		
	培养后结果测量操作规范		5		
职业素质（10分）	积极参与小组活动，合作互助		5		
	自觉遵守实验室规则，及时清洁设备，安全处理接触菌液的平板		5		
质量评价（30分）	按时完成实训任务，达到预期效果		10		
	混菌平板制备合格，抑菌圈清晰，抑菌效果明显，结果合理		10		
	操作记录规范，结果报告规范		10		

四、注意事项

（1）培养基在普通冰箱可保存 2～3 周，用前需要放在室温下活化 10min，以便形成的水雾干燥，对于不同的菌株要采取不同的培养基，如生长缓慢或厌氧菌不宜采用普通培养基。

（2）接种用的菌液浓度必须标准化，以细菌在平板上的生长恰好呈融合状态为标准，接种后应及时贴药片和放入35℃或37℃恒温箱中培养。

（3）培养的温度要恒定，结果不宜判读过早，培养过久，则细菌能恢复生长，使抑菌圈变小，培养时不应增加 CO_2 浓度，以防止某些抗菌药物形成的抑菌圈大小发生改变及影响培养基的 pH 值。

子任务二　平板挖沟法检测药物抗菌作用

一、任务分析

本法适用于半流动药物或中药浸剂的抗菌试验，在同一平板上测定一种药物对几种试验菌株的抗菌效果。方法是先制备普通琼脂平板，并在平板上挖直沟，在沟内滴加药液，在沟侧接种待测试验菌。经过培养以后观察细菌生长的情况。可以根据沟和试验菌间的抑菌距离的长短，来判断该药物对这些细菌的抗菌能力。

二、任务实施

1. 明确目标

（1）能够掌握体外抗菌测定技术的方法。

（2）能够掌握琼脂扩散法——平板挖沟法试验技术。

（3）培养正确操作、仔细观察、认真记录的良好习惯；具有踏实肯干的工作作风和锐意进取的创新精神。

2. 任务准备

（1）菌种　金黄色葡萄球菌、大肠埃希菌、铜绿假单胞菌。

（2）培养基　营养琼脂培养基、营养肉汤培养基。

（3）试剂　半流动药物或中药液（如吴茱萸煎剂100％、蒲公英50％全草煎剂等）。

（4）其他　培养皿、无菌铲、无菌吸管等。

3. 实施方案

（1）试验菌株的培养　将金黄色葡萄球菌、大肠埃希菌及铜绿假单胞菌在营养琼脂斜面培养基上分别传代一次。

（2）制备无菌平板　将熔化并冷却至50℃左右的营养琼脂，以无菌操作法倒入无菌平皿中，每皿约20mL，冷凝后即为无菌平板。

（3）挖沟　在已制好的琼脂平板培养基中央稍偏的位置，用无菌铲子挖出一条沟槽。

（4）接种试验菌　在沟槽右侧，紧靠沟边垂直划线接种上试验菌：铜绿假单胞菌、葡萄球菌、大肠埃希菌（图8-5）。

（5）加药、培养　将半流动药物或中药液用无菌吸管或直接加入沟槽内，以装满但不溢出为限。将平皿平放于37℃恒温箱中培养24～48h，然后观察沟槽右侧不同菌的生长状况，以判断抗菌效果。

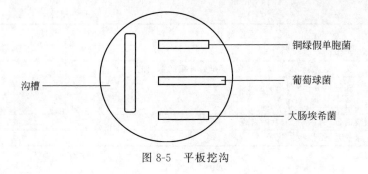

图 8-5　平板挖沟

4. 结果分析

观察沟槽两侧各试验菌株的生长情况，根据沟槽和试验菌间的抑菌距离大小，判断该药对试验菌株的抗菌能力。抑菌距离越大，抗菌能力越强。

测量每个平板中沟槽和试验菌间的抑菌距离大小，比较判断该药物对试验菌株的抗菌能力。记录表 8-4 并判断结果。

表 8-4　抑菌距离记录表

平板号	铜绿假单胞菌/mm	葡萄球菌/mm	大肠埃希菌/mm
1			
2			
3			
4			
结果判断			

三、任务评价

对照标准（表 8-5）自我评价，小组评价，检查任务完成情况。

表 8-5　实训操作评价标准

任务：平板挖沟法检测药物抗菌作用

姓名：　　　　　班级：　　　　　小组：　　　　　成绩：

评价内容	操作要求		分值	扣分	合计
操作准备 （20分）	工作态度、卫生习惯		10		
	仪器检查，正确选取菌种、培养基、器材、药品、物品摆放准确熟练，编号标记		10		
操作程序 （40分）	试验菌株的培养符合操作规程		5		
	制备无菌平板符合操作规程	加热熔化营养琼脂培养基并冷却至 50℃左右符合操作规程	5		
		以无菌操作法倒入无菌平皿中，每皿约 20mL，冷凝后即为无菌平板	5		
	挖沟操作符合操作规程		5		
	接种试验菌操作符合操作规程（接种试验菌位置准确）		10		
	加药操作符合操作规程（加药位置准确，加入沟槽内装满但不溢出）		5		
	培养操作规范		5		

续表

评价内容	操作要求	分值	扣分	合计
职业素质 （10分）	积极参与小组活动，合作互助	5		
	自觉遵守实验室规则，及时清洁设备，安全处理接触菌液的平板	5		
质量评价 （30分）	按时完成实训任务，达到预期效果 时间每超过1min扣1分	10		
	抑菌距离清晰，效果明显，判断合理	10		
	操作记录规范，结果报告规范	10		

四、注意事项

（1）琼脂扩散法所用的琼脂必须是优质的琼脂粉；制备琼脂的平板厚薄应均匀，表面要平坦。

（2）加药时以装满沟槽但不溢出为限，剂量要掌握准确，不要产生小气泡，将平皿平放于37℃恒温箱中培养24～48h，观察沟槽右侧不同菌的生长状况，以判断抗菌效果。

任务二 联合抗菌试验

子任务一 纸条试验

一、任务分析

联合抗菌试验主要用于测定两种抗菌药物联合应用时的相互影响。联合抗菌试验出现四种结果：无关作用，两种药物联合作用时的活性等于其单独活性；拮抗作用，两种药物联合作用时的活性显著低于其单独抗菌活性，即一种抗菌药物的活性被另一种抗菌药物所削弱；累加作用，两种药物联合作用时的活性等于两种药物单独抗菌活性之和；协同作用，两种药物联合作用时的活性显著大于其单独作用的活性总和。

常用的联合抗菌试验的方法是纸条或纸片试验法。纸条试验法在含菌平板上垂直放两条浸有不同药液的滤纸条，培养后观察两药形成的抑菌区的图形来判断两药联合应用时，是无关、协同、累加还是拮抗作用。

二、任务实施

1. 明确目标

（1）能够掌握体外抗菌测定技术的方法。

（2）能够掌握联合抗菌试验——纸条试验技术。

（3）培养正确操作、仔细观察、认真记录的良好习惯；具有踏实肯干的工作作风和锐意进取的创新精神。

2. 任务准备

（1）菌种 金黄色葡萄球菌、大肠埃希菌。

（2）培养基　普通琼脂或血液琼脂培养基。

（3）试剂　青霉素（2000μg/mL）、链霉素（20000μg/mL）、四环素（20000μg/mL）、土霉素（20000μg/mL）、磺胺类药（20000μg/mL）。

（4）其他　培养皿、吸量管等。

3. 实施方案

（1）药敏纸条的制备　将滤纸剪成20mm×6mm的纸条，用铅笔写上抗生素的名称或代号，每100条为1组，放在平皿内，高压灭菌、烘干。先将抗生素配成适宜的浓度［青霉素（2000μg/mL）、链霉素（20000μg/mL）、四环素（20000μg/mL）、土霉素（20000μg/mL）、磺胺类药（20000μg/mL）］，每100条纸片加抗生素溶液4mL，浸透后，放在37℃温箱中烘干，置冰箱中保存备用。

（2）用涂布棒（或灭菌棉拭子）取被试细菌的培养物，均匀地涂布于灭菌的普通琼脂或血液琼脂平板上。

（3）用灭菌镊子把含药纸条按"T"字形垂直放在接种细菌的平皿上，各种抗生素纸条的间距应为1~2mm，可将平皿放在预先划好的图案上，按画好的放纸条位置，准确地将纸条放在平板表面。

（4）将琼脂平板置37℃温箱中，倒置培养24h，观察结果。

4. 结果分析

含菌平板上垂直放两条浸有不同药液的滤纸条，培养后观察两药形成的抑菌区的图形来判断两药联合应用时，是无关、协同、累加还是拮抗作用。将实训结果记录于表8-6中。

表8-6　两种药液联合抗菌情况

药物及浓度	青霉素 2000μg/mL	链霉素 20000μg/mL	四环素 20000μg/mL	土霉素 20000μg/mL	磺胺类药 20000μg/mL
青霉素 2000μg/mL					
链霉素 20000μg/mL					
四环素 20000μg/mL					
土霉素 20000μg/mL					
磺胺类药 20000μg/mL					

三、任务评价

对照标准（表8-7）自我评价，小组评价，检查任务完成情况。

四、注意事项

（1）凡在两个垂直的纸条上出现垂直的抑菌时，即为两种药物具有无关作用。

（2）凡在两个垂直的纸条上出现抑菌，但在两纸条之间有细菌生长者，即为两种药物具有拮抗作用。

（3）凡在两个垂直的纸条上出现抑菌，而生长的细菌呈大小不同的弧形者，即为两种药物具有协同作用或相加作用。在临床上应采用这两种抗生素为宜。

表 8-7　实训操作评价标准

任务：纸条试验　　　　　　　　　　　　　　　　　评价人：

姓名：　　　　　班级：　　　　　小组：　　　　　成绩：

评价内容	操作要求	分值	扣分	合计
操作准备 (20分)	工作态度、卫生习惯	10		
	仪器检查，正确选取菌种、培养基、器材，药品，物品摆放准确熟练，编号标记	10		
操作程序 (40分)	药敏纸条的制备符合操作规程	10		
	能将被试细菌的培养物均匀地涂布于灭菌的普通琼脂或血液琼脂平板上，操作规范	10		
	按"T"字形垂直放含药纸条（各种抗生素纸条的间距得当）	10		
	培养操作规范	10		
职业素质 (10分)	积极参与小组活动，合作互助	5		
	自觉遵守实验室规则，及时清洁设备，安全处理接触菌液的平板	5		
质量评价 (30分)	按时完成实训任务，达到预期效果 时间每超过1min扣1分	10		
	培养后观察，两药形成的抑菌区的图形清晰，现象明显，药物联合应用时作用效果判断正确	10		
	操作记录规范，结果报告规范	10		

子任务二　梯度平板纸条试验

将琼脂培养基倒入平皿，平皿斜放凝固后制成斜面培养基。将平皿放平加入含抗菌药物的琼脂培养基，这样在制成的双层琼脂平板中含有梯度浓度的抗菌药物。要求其最小抑菌浓度的位置约处于平板的一半。然后将试验菌液均匀涂布在平板表面。取纸条浸透另一待检药液，按梯度中药物浓度递减的方向置于平板表面，培养后观察形成的抑菌区的图形以判断两种药物之间的相互作用（图8-6）。

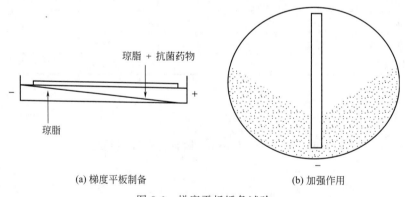

(a) 梯度平板制备　　　　　　　(b) 加强作用

图 8-6　梯度平板纸条试验

子任务三　棋盘格法测定联合抗菌作用

棋盘格法是常用的联合抑菌定量方法，主要用以评价两种药物同时用不同浓度进行联合试验时的抗菌活性。其主要优点在于A、B两药的每个药物浓度都有单独的和与另一个药物不同浓度的联合，因此能精确测定两种抗菌药物在适当浓度的比例下所产生的相互作用。

取无菌小试管排列成棋盘格式，分成若干行若干排。以连续稀释法将 A、B 两药稀释成不同浓度，然后按行或按排等量加入各试管中。然后在各管中加入等量的试验菌，培养后，记录各药单独使用及与另一药以不同浓度联合应用时的 MIC（或 MLC）。并以所得的 MIC（或 MLC）值作图（图 8-7）。

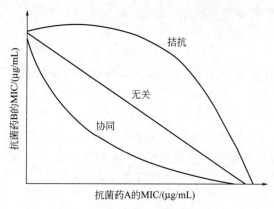

图 8-7　棋盘格法的结果判断

可得两种抗菌药物以不同浓度进行联合试验时的抗菌结果，并计算部分抑菌浓度（FIC）指数。

$$FIC\ 指数 = \frac{A\ 药联合时\ MIC}{A\ 药单测时\ MIC} + \frac{B\ 药联合时\ MIC}{B\ 药单测时\ MIC}$$

判断标准：FIC 指数＜0.5 为协同作用；
　　　　　FIC 指数 0.5～1 为相加作用；
　　　　　FIC 指数 1～2 为无关作用；
　　　　　FIC 指数＞2 为拮抗作用。

［案例］ 罗红霉素管碟法测定抗生素效价

现有罗红霉素颗粒的待检品，已知其估计效价和罗红霉素标准品的效价（效价单位为：U/mL）。试验时将罗红霉素待检品和标准品按要求分别配制成高剂量（10U/mL）和低剂量（5U/mL）两种浓度的稀释液。然后用管碟法进行测定罗红霉素颗粒剂效价。

一、操作目的

规范罗红霉素颗粒的检验操作，以确保产品质量。采用二剂量法进行测定罗红霉素颗粒剂效价。

二、操作原理

该法是利用抗生素在琼脂中的扩散、渗透作用，将已知效价的标准品与未知效价的待检品均做同样倍数的稀释，取高、低两种浓度的抗生素稀释液，在相同条件下加在含有高度敏感菌的平板表面的牛津杯（小钢管）内，经培养后，在抗生素扩散的有效范围内出现透明的抑菌圈。在一定的抗生素浓度范围内，对数剂量（浓度）与抑菌圈的表面积或直径成正比。通过比较标准品和待检品的抑菌圈大小，将所得数据代入效价计算公式，就可计算出待检品的效价。

用微生物学方法所测定的抗生素效价可以反映该抗生素的抗菌活性，符合临床应用的实际情况，灵敏度很高，不需特殊设备，故一般实验室及生产上多采用此法。但这种方法所需培养时间较长，操作步骤较多，重复性差。尽管如此，由于它独特的优点而被世界公认，成为国际通用的方法被列入各国药典。

抗生素效价的生物学测定是以抗生素的抑菌力和杀菌力作为衡量效价的标准。常用的有稀释法、比浊法和琼脂扩散法三大类。管碟法是琼脂扩散法中最常用的一种方法，在管碟法中有一剂量法、二剂量法和三剂量法。

三、操作步骤

1. 菌悬液的制备

取枯草芽孢杆菌工作用菌种（F₁代）接种至盛有普通琼脂培养基的扁培养瓶内，均匀摊布。在35～37℃培养7天，待菌落丰满时（F₂代），用灭菌水15mL将芽孢洗下，制成芽孢悬液，转移至灭菌锥形瓶（100mL）内，塞好棉塞，牛皮纸线绳绑扎，在65～70℃水浴内加热30min将菌体杀死，即为试验用浓菌悬液，放至室温后置4～8℃冰箱内储存。取上述浓菌液，用灭菌水1∶3稀释至灭菌锥形瓶（100mL）中即可使用。

2. 试验用标准品溶液及供试品溶液的制备

（1）称量

① 称量前，将标准品从冰箱取出，放至室温并与供试品温度一致。供试品放于干燥器内至少30min方可称取。

② 称量时，供试品与标准品应用同一天平，操作方法尽量一致，时间尽可能短。若称量吸湿性较强的抗生素，称量前1～2h要更换天平内的干燥剂。

③ 标准品与供试品的称量最好是一次取样称取，尽量避免反复加样，反复称量。不得将已取出的标准品或供试品倒回原容器内，标准品称量不可少于20mg，取样后立即将称量瓶及被称物盖好，以免吸收空气中的水分。

④ 称样的计算：

$$W = \frac{Vc}{P}$$

式中，W 为需称取标准品或供试品的质量，mg；V 为溶解标准品或供试品制成浓溶液（1000U/mL）时用容量瓶的体积量，mL；c 为标准品或供试品浓溶液的浓度，U/mL 或 μg/mL；P 为标准品或供试品的估计效价，U/mg 或 μg/mg。

（2）稀释　稀释操作应遵照容量分析的操作规程。

① 从冰箱中取出的标准品溶液，必须先放置至室温后，方可量取。

② 取已经称量好的标准品或供试品，用规定的溶剂稀释到刻度而得 1000U/mL 的浓溶液。

③ 标准品与供试品溶液的稀释应采用容量瓶、移液管（5mL），每步稀释，取样量不得少于2mL，稀释步骤一般不超过3步。

举例：取浓溶液 1000U/mL，

第一步，取 5mL（1000U/mL）→50mL 容量瓶→100U/mL；

第二步，取 5mL（100U/mL）→50mL 容量瓶→10U/mL（H）；

第三步，取 5mL（100U/mL）→100mL 容量瓶→5U/mL（L）。

3. 双碟的制备

在半无菌室内或超净台上进行，应注意微生物及抗生素的污染。培养基应在水浴中或微波炉中熔化，避免直接加热，以防培养基外溢或焦煳。已灭菌的平底双碟应做好记号，除去上盖，待用。

（1）底层制备 用灭菌大口吸管（20mL）或其他灭菌分装器，吸取已熔化的培养基20mL注入双碟内，使其在碟底均匀摊布，待其凝固后更换灭菌干燥的陶瓦盖覆盖，放于35～37℃培养箱中保温，使其易于摊布菌层。

（2）菌层制备 取出试验用菌悬液0.6mL（标准品溶液的高浓度所致的抑菌圈直径在18～22mm），加入到已熔化并保温在水浴中（芽孢可至60℃）的定量（100mL）的培养基内，摇匀作为菌（上）层用。用灭菌（5mL）大口吸管或其他分装器，吸取菌层培养基5mL，使均匀（随加随摇）摊布在底层培养基上，置水平台上，用陶瓦圆盖覆盖，放置20～30min，待凝固，备用。

（3）放置钢管 将陶瓦盖打开，用干热灭菌的镊子将钢管平稳落在培养基上，注意使各个钢管下落的高度基本一致。将钢管放妥后，应使双碟静置5～10min，使钢管在琼脂内稍下沉稳后，再开始滴加抗生素溶液。

4. 滴加抗生素溶液

（1）每批供试品取6个双碟，滴加溶液用毛细滴管，在滴加之前须用滴加液洗2～3次。

（2）滴加标准品溶液与供试品溶液。在每一个双碟的4个钢管中分别呈对角滴加标准品（S）及供试品（T）的高（H）、低（L）两种浓度的溶液，滴加溶液的顺序：SH—TH—SL—TL，滴加溶液至钢管口平满（顺时针或反时针方向滴加均可）。

（3）滴加完毕，用陶瓦盖覆盖双碟，平稳置于培养箱中间位置，35～37℃培养至所需时间14～16h。

5. 抑菌圈测量

（1）将培养好的双碟取出，打开陶瓦盖，将钢管倒入盛有1：1000新洁尔灭溶液内，换以玻璃盖，按样品号排妥。测量抑菌圈前应检查抑菌圈是否圆整，如有破圈或圈不圆整，应将该碟弃之，切忌主观挑选抑菌圈及双碟，使结果造成偏倚。

（2）测量抑菌圈用游标卡尺。使卡尺量足抑菌圈直径，并尽量使卡尺量每个抑菌圈的位置保持一致，不可忽内忽外，读数时，眼睛视线应与读数刻度垂直。

四、结果与讨论

（1）测量每个双碟抑菌圈直径，记录表8-8，求出罗红霉素样品效价。

表8-8 抑菌圈直径记录表

皿号	SH/mm	SL/mm	TH/mm	TL/mm
1				
2				
3				
4				
总和				

计算公式：

$$P = \lg^{-1} \frac{\sum TH + \sum TL - \sum SH - \sum SL}{\sum TH + \sum SH - \sum TL - \sum SL} \times I \times 100\%$$

式中，P 为供试品效价相当于标示值或估计效价的百分数；$\sum TH$ 为供试品高浓度溶液所致抑菌圈直径（面积）的总和；$\sum$TL 为供试品低浓度溶液所致抑菌圈直径（面积）的总和；$\sum$SH 为标准品高浓度溶液所致抑菌圈直径（面积）的总和；$\sum$SL 为标准品低浓度溶液所致抑菌圈直径（面积）的总和；I 为高、低剂量之比的对数值，如高、低剂量之比为 2∶1 时，$I=0.301$。

$$PT = P \times AT$$

式中，PT 为供试品的效价，U/mg；AT 为供试品的估计效价，U/mg。

（2）在实际检测中，影响生物效价的因素会有哪些？试进行分析。

自我提高

一、单选题

1. 抗菌试验的影响因素不包括（　　）。

A. 试验菌　　　　　B. 培养基　　　　　C. 抗菌药物　　　　　D. 对照试验

2. 药物的体外抗菌试验包括（　　）。

A. 体外抑菌、体外联合抗菌和体内抗菌

B. 体外抑菌、体外杀菌和体内抗菌

C. 体外抑菌、体外联合抗菌和体外杀菌

D. 体外杀菌、体外联合抗菌和体内抗菌

3. 两种抗菌药物联合应用时抗菌作用减弱的是（　　）。

A. 协同作用　　　　　B. 拮抗作用　　　　　C. 无关作用　　　　　D. 累加作用

4. 下列不属于琼脂扩散法的是（　　）。

A. 纸片法　　　　　B. 挖沟法　　　　　C. 管碟法　　　　　D. 连续稀释法

5. 用于在同一个平板上多种药物对同一试验菌的抗菌试验，所采用的方法是（　　）。

A. 纸片法　　　　　　　　　　　B. 挖沟法

C. 体外联合抗菌试验　　　　　　D. 连续稀释法

6. 可以测定药物的最小抑菌浓度和最小杀菌浓度的试验方法是（　　）。

A. 纸片法　　　　　　　　　　　B. 挖沟法

C. 体外联合抗菌试验　　　　　　D. 连续稀释法

7. 用于测定两种抗菌药物联合应用时的相互影响的试验方法是（　　）。

A. 纸片法　　　　　　　　　　　B. 挖沟法

C. 体外联合抗菌试验　　　　　　D. 连续稀释法

二、实训练习

1. 药物体外抗菌试验常用的方法有哪几种？具体的试验操作方法是什么？

2. 如何测定药物的最小杀菌浓度？

3. 设有罗红霉素颗粒的待检品，其估计效价为 50mg（5 万 U），已知的罗红霉素标准品的效价为 1000U/mL。试验时将罗红霉素标准品配制成 10U/mL 和 5U/mL 两种浓度。待检品也按同样的方法进行配制，得到高剂量（10U/mL）和低剂量（5U/mL）两种稀释液。通过试验，最终获得的抑菌圈直径见下表。求待检品的相对效价和效价。

试验皿号	不同浓度的抑菌圈直径/mm			
	SH	SL	UH	UL
1	23.2	18.5	24.0	18.5
2	24.5	18.1	24.0	18.0
3	24.5	18.1	24.5	18.0
4	24.2	18.0	24.1	18.0
平均值	24.1	18.2	24.1	18.1

注：SH—标准品高剂量稀释液抑菌圈直径；SL—标准品低剂量稀释液抑菌圈直径；UH—待检品高剂量稀释液抑菌圈直径；UL—待检品低剂量稀释液抑菌圈直径。

项目九

血清学试验

生物制品有限公司研制和生产诊断试剂盒，用于临床诊断，判断患者是否患有某种疾病。药品生产企业研发人员、一线生产技术人员及医院临床检验人员都需要掌握相关的免疫学知识和基本技术。

【学习目标】 ▶▶▶

知识目标　1. 熟悉抗原的概念及抗原的特异性。
　　　　　2. 熟悉抗体的概念及抗体产生的一般规律。
　　　　　3. 熟悉常用血清学试验的方法。
　　　　　4. 掌握血清学试验的概念、特点、类型及影响因素。

能力目标　1. 能完成玻璃片凝集试验鉴定未知菌种。
　　　　　2. 能完成试管凝集反应进行抗体效价的滴定。

素质目标　1. 培养学生虚心好学、善于观察及分析思考的良好习惯。
　　　　　2. 树立无菌意识、生物安全意识及环保意识。
　　　　　3. 具有严格执行操作规程、实事求是书写原始记录的职业习惯。

【必备知识】 ▶▶▶

一、抗原

1. 抗原的概念

抗原是一类能够刺激机体产生（特异性）免疫应答，并能与免疫应答产物抗体和致敏淋巴细胞在体内或体外结合，发生免疫效应（特异性反应）的物质。抗原的基本特性有两种：一是诱导免疫应答的能力，也就是免疫原性；二是与免疫应答的产物发生反应，也就是抗原性。

2. 构成抗原的基本条件

（1）异物性　正常情况下机体的免疫系统具有识别"自己"与"非己"的能力，即免疫系统不能对自身成分产生免疫应答，因此，抗原必须是非己的异物。从来源上说，抗原可有以下三种：①异种物质，如病原微生物对人体都是良好的抗原；②同种异体物质，如 A 型血人的红细胞对 B 型血人是抗原；③自身隐蔽成分解除隐蔽状态或在某种因素下变性的物质，如人的晶状体蛋白因外伤进入血流后对自身就成为抗原。

（2）表面具有复杂化学结构的大分子　抗原的分子量一般较大，通常在 10000 以上，分子量越大抗原性越强；免疫原性的强弱还与其结构的复杂性密切相关，含芳香族氨基酸尤其是酪氨酸多的免疫原性强；另外，抗原分子中一些特殊化学基团的立体构象也影响其抗原性。

3. 抗原的特异性

特异性是免疫应答和免疫反应的根本特征，也是免疫学诊断、防治的理论依据。特异性一方面是指抗原刺激机体只引起与它相应的免疫细胞发生免疫应答，产生相应的抗体和致敏淋巴细胞；另一方面指抗原只能与相应抗体或致敏淋巴细胞特异性结合而发生免疫反应。

抗原特异性是由抗原分子表面的抗原决定簇决定的，抗原决定簇存在于抗原分子表面，是决定抗原特异性的特殊化学基团，一般由 5～8 个氨基酸残基、短寡糖残基、核苷酸残基组成。抗原决定簇是被免疫细胞和抗体分子识别的标志，是免疫反应具有特异性的物质基础。

二、抗体

1. 抗体的概念

抗体（即 Ig）是机体在抗原刺激下产生的，能与抗原发生特异性结合的具有免疫活性的球蛋白。因为抗体主要存在于血清中，故习惯上又称之为抗血清或免疫血清，是血浆蛋白的一个家族，在体液免疫中起着非常重要的作用。

2. 抗体的结构

美国洛克菲勒大学的 Edelman 和英国医学研究中心的 Porter 在解析 Ig 结构上的突出贡献，使他们共同获得了 1972 年的诺贝尔生理学和医学奖。

Ig 单体分子的基本结构是由四肽链组成的（图 9-1），即由两条相同的分子量较小的肽链（轻链）和两条相同的分子量较大的肽链（重链）组成。轻链与重链是由二硫键连接形成一个四肽链分子，每条重链和轻链分为氨基端（N 端）和羧基端（C 端）。其 N 末端序列的变化很大，称此区为可变区（V 区），可变区氨基酸序列决定了该抗体结合抗原的特异性，完成识别与结合抗原的功能；C 末端氨基酸则相对稳定，变化很小，称此区为恒定区（C 区），通过恒定区来启动下游的免疫效应机制。

Ig 可变区的多样性是 Ig 特异性识别抗原的结构基础，一个个体内由不同的 Ig 形成了庞大的 Ig 库容，人类总共有 10^{11} 种 Ig，足可以识别在自然界存在

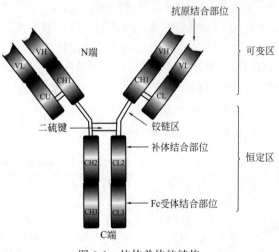

图 9-1　抗体单体的结构

的种类繁多的微生物等异物抗原。

3. 抗体产生的一般规律

机体产生抗体时，受抗原的量、接触抗原的次数等多种因素的影响，在产生抗体的种类和数量上均有很大的不同。其产生规律可以分为初次应答和再次应答。预防接种时一般需两次或两次以上进行接种，就是因为抗体产生的规律。

（1）初次应答　抗原初次进入机体后，需要一定的潜伏期才能产生抗体，而且抗体的效价低，持续时间短，免疫作用不强。

（2）再次应答　初次应答发生一段时间后，当相同抗原再次进入机体时，潜伏期大大缩短，抗体产生量大幅度上升，抗体种类主要为 IgG，且维持时间长，这一应答称为再次应答，产生的抗体多而且快，这与体内的记忆细胞有关。

三、血清学试验

血清学试验是指相应的抗原和抗体在体外进行的结合反应。由于抗体主要存在于血清中，进行这类反应时一般都要用含有抗体的血清作为实验材料，所以把体外的抗原、抗体反应称为血清学反应。这类反应是根据抗原、抗体具有高度特异性的原理来进行实验的，即用已知的一方来检测另一方的存在。既可定性，又可定量。可用已知抗体来检测未知抗原，如鉴定病原微生物；也可用已知抗原来检测未知抗体，如协助诊断某种疾病。

1. 血清学试验的一般特点

（1）抗原与抗体的结合具有高度特异性，但当两种不同的抗原分子上有共同的抗原决定簇存在时，则与抗体结合时可出现交叉反应。

（2）抗原与抗体的结合是分子表面的结合。两者的结合虽相当稳定，但是可逆的，在一定条件下可发生解离，解离后的抗原、抗体性质不变。

（3）抗原、抗体的结合按一定比例，只有在比例适当时才会出现可见反应。若抗原、抗体的比例不合适，就会有未结合的抗原或抗体游离于上清液中，不能形成大块免疫复合物，故不能呈现可见反应。

（4）血清学反应可分两个阶段进行，但其间无严格界限。在第一阶段，抗原和抗体特异性结合，此阶段反应很快，几秒钟或几分钟即可完成，但无可见反应；在第二阶段，反应进入可见阶段，反应进行得很慢，往往需几分钟甚至几十分钟以至数日方可完成。而且常受电介质、温度、pH 等诸多外界因素的影响。

（5）抗原抗体特异性结合具有一定的稳定性，稳定程度取决于抗原抗体结合部位与抗原决定簇结合的适当程度，密切结合者稳定性强，反之则低。由于抗原抗体的结合是分子表面的结合，虽然稳定但还是可逆的，在一定条件下可以解离，如 pH 降至 $2\sim3$ 时常分离，解离后的抗原抗体仍具有原有的抗原抗体的活性，利用这一特性，可进行免疫吸附色谱，提纯抗原抗体。

2. 血清学试验的类型

血清学试验的类型如表 9-1 所示。

表 9-1　血清学试验的反应类型

反应类型	反应名称	敏感性/(μg/mL)	实际应用
沉淀反应	液相沉淀反应	$3\sim20$	细菌毒素、病毒等的可溶性抗原及抗体的测定
	免疫电泳	$3\sim20$	抗原和抗体的成分分析
	免疫双扩散	$0.2\sim0.1$	抗原、抗体检测,鉴定抗原成分、抗血清效价
	免疫单扩散	$0.008\sim0.025$	定量测定抗原

续表

反应类型	反应名称	敏感性/(μg/mL)	实际应用
凝集反应	直接凝集反应 间接凝集反应 抗球蛋白试验	0.01 0.005 0.0045	细菌、红细胞等颗粒性抗原及抗体的检测 以载体吸附抗原或抗体，鉴定未知抗原及抗体 检测不完全抗体
有补体参加的反应	免疫溶血反应 补体结合反应 免疫粘连血凝反应	0.001～0.03 0.01～0.1 0.0005	微生物学及免疫学的定性及定量研究 定性或定量检测抗体或抗原 检测病毒等颗粒性抗原及细胞或细菌的表面抗原
标志抗体技术	荧光抗体技术 酶标志抗体技术 放射免疫测定	0.0001～0.001	荧光标志抗体检测抗原或第一抗体，定性、定位酶标志抗体、抗原检测，抗原和抗体的定性、定量、定位放射性核素标志抗原
中和反应	病毒中和反应	0.0004～0.0001	测定特异性中和抗体，亦可鉴定病毒或研究抗原结构

3. 血清学试验的影响因素

抗原抗体结合反应必须注意合适的条件，否则会影响试验结果的准确性。

（1）电解质　血清学试验均需在适当浓度的电解质参与下完成，因为电解质可降低抗原抗体结合界面的电位，从而使其失去稳定性，易被动沉淀和凝集，无电解质参与不出现可见反应。常用电解质液为 0.9％NaCl 溶液，电解质浓度过高，可能出现假阳性反应。

（2）酸碱度　各种抗原抗体反应，均需在一定的 pH 条件下，血清学试验常用的 pH 为 6～8。

（3）温度　血清学试验常用 37℃ 水浴，有的抗原抗体反应（补体结合反应）需在冰箱低温下结合会更好。

（4）蛋白质、脂类浓度　蛋白质浓度对抗原抗体反应有影响，血清中非抗体蛋白质含量过高会阻碍或延迟抗原抗体反应。

（5）振动和搅拌　振动和搅拌可显著增加抗原抗体反应速度，因为增加了反应物的相互碰撞和接触。

随着科学的发展，血清学试验的新技术也不断问世。新技术的应用大大提高了抗原或抗体的检出率，为疾病快速、准确的诊断和药物检测提供了更科学的依据和方法，希望同学们勇于探索，不断掌握和开发新的技术和新方法。

任务一　玻璃片凝集试验鉴定未知菌种

凝集试验分直接凝集反应和间接凝集反应（图 9-2），直接凝集反应是指颗粒性抗原与相应抗体直接结合，在适当电解质存在的条件下，出现肉眼或显微镜可见的凝集小块，又分为玻璃片凝集试验和试管凝集试验。参与凝集反应的抗原称为凝集原，其抗体称为凝集素，广泛应用于细菌学诊断。

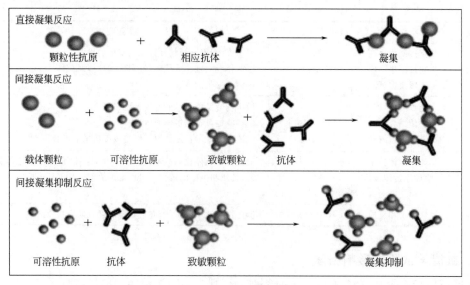

图 9-2 　凝集反应原理

一、任务分析

细菌、细胞等颗粒性抗原或表面，都带有相同的电荷（负电荷），在悬液中相互排斥而呈均匀的分散状态。抗原与抗体相遇后，由于抗原与抗体分子表面存在着相互对应的化学集团，因此发生特异性结合，降低了抗原分子间的静电排斥力，抗原表面的亲水基团减少，由亲水状态变为疏水状态（图 9-3），出现凝集趋向，在电解质（生理盐水）参与下，由于离子的作用，中和了抗原-抗体复合物外面的大部分电荷，使之失去彼此之间的静电排斥力，分子间相互吸引，凝集成大的颗粒，即出现肉眼可见的凝集反应。

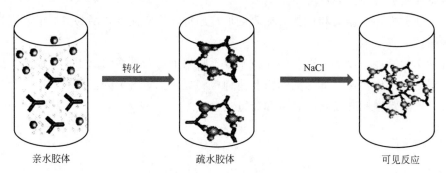

图 9-3 　亲水胶体转化为疏水胶体

玻璃片凝集试验又称为定性凝集反应，是用已知抗体血清（诊断血清）与待检菌在玻璃片上混合后，数分钟内由凝集现象的出现与否，判断待检菌是否含有同已知抗体相应的抗原，方法敏感、简便、快速，是检查药品中污染病原菌的常用方法。

二、任务实施

1. 明确目标

（1）能完成玻璃片凝集试验鉴定未知菌种。

（2）树立无菌意识、严格执行操作规程的职业习惯。

2. 任务准备

（1）器材　玻璃片、记号笔、接种环、酒精灯、消毒缸等。

（2）材料　诊断血清1∶20痢疾杆菌免疫血清、1∶20伤寒杆菌免疫血清、待检菌培养物准备。

（3）试剂　生理盐水。

（4）文件　药品生产企业《血清效价滴定操作规程》（表9-2）。

表 9-2　血清效价滴定操作规程

题目：血清效价滴定操作规程	文件编号：SOP-ZL-＊＊＊＊
批准人及日期：	生效日期：
颁发部门：	收件部门：

1. 目的

抗体效价测定主要用于鉴定标准血清效价、患者血清抗体检测、血清试剂的稀释及室内质量控制等。

2. 原理

将被检抗血清用生理盐水做倍比稀释，加入一定量的抗原红细胞，观察凝集强度。以抗体稀释后能与抗原红细胞出现肉眼明显可见凝集的最高血清稀释倍数的倒数来表示抗体的效价。

3. 操作步骤

3.1　取清洁干燥小试管10支，每管各加生理盐水0.2mL。

3.2　第1管加被检血清0.2mL，用吸管将第1管溶液吸放3次，使之混匀，吸0.2mL至第2管，依次连续稀释至第9管，混匀后弃去0.2mL。第10管不加血清，作为盐水对照。

3.3　每管加入相应2%红细胞悬液0.2mL。

3.4　将试管架振摇使混合，置15～20℃室温1h（或1000r/min离心1min），用肉眼观察结果，成弱凝集反应的最高稀释倍数的倒数即为该抗体的效价。对照管应无凝集现象。

4. 结果判断

4.1　一般盐水凝集试验可立即观察，或置室温1h观察结果。

4.2　冷凝集素效价要置4℃冰箱1h观察结果。

4.3　若出现低稀释凝集强度比高稀释强度要强，说明有前带现象发生。

4.4　对一份血清重复滴定，结果可能不一样，如果只有一个稀释度的差别，是正常误差范围。

5. 注意事项

5.1　稀释操作时要准确，避免稀释不匀出现跳管现象。

5.2　离心后试管内上清液出现溶血外观表明不仅有抗原抗体反应，而且有补体激活，有重要的临床意义。

5.3　稀释液的容量越小，可能产生的误差越大。如果可能，可以增加稀释容量。

5.4　如果一种血清分别和几种红细胞作用，要将血清做稀释，然后分别取相同的量到几个试管中，以减少误差。

5.5　应以效价和积分评价血清抗体的质和量。红细胞凝集强度与积分见下表。

6. 正常范围

抗A效价应不低于128，抗B效价不低于64。

红细胞凝集强度

红细胞凝集强度	积分
4+	12
2+	8
1+	5
±或w+	2
0	0

3. 实施方案

（1）取洁净玻璃片 1 张，用记号笔划分三等份，如图 9-4 所示。

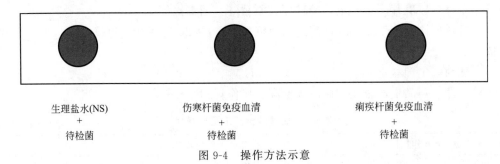

生理盐水(NS)　　　　伤寒杆菌免疫血清　　　　痢疾杆菌免疫血清
＋　　　　　　　　　＋　　　　　　　　　＋
待检菌　　　　　　　　待检菌　　　　　　　　待检菌

图 9-4　操作方法示意

（2）用接种环分别取生理盐水、1∶20 伤寒杆菌免疫血清、1∶20 痢疾杆菌免疫血清各 3～4 环按图示位置放在玻璃片上，注意在换取另一种血清时要烧灼接种环，以免混淆血清产生错误结果。

（3）用接种环挑取少量待检菌加入玻璃片的生理盐水中，充分混匀，再挑取少量待检菌加入 1∶20 伤寒免疫血清中，混匀，同法挑取待检菌加入 1∶20 痢疾杆菌免疫血清中，混匀。注意无菌操作。

（4）轻轻摇动玻璃片，2～3min 后将玻璃片稍微倾斜对光观察结果。难以判定结果的可滴加少许生理盐水，轻轻摇动后再观察。

4. 结果分析

结果判断如图 9-5 所示。

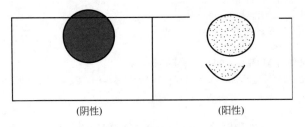

(阴性)　　　　　　　　(阳性)

图 9-5　结果观察

阳性：液体变清，并有乳白色凝集块出现
阴性：液体仍然混浊，无凝集块出现

将结果记入表 9-3。

表 9-3　未知菌的判定

检测内容	痢疾菌属诊断血清一侧的现象	沙门菌属诊断血清一侧的现象	生理盐水一侧的现象	未知菌鉴定
检测结果				

三、任务评价

对照标准（表 9-4）自我评价，小组评价，检查任务完成情况。

表 9-4 实训操作评价标准

任务：玻璃片凝集试验鉴定未知菌种

姓名： 班级： 小组： 成绩：

评价内容	操作要求	分值	扣分	合计
操作准备 （20分）	工作态度、卫生习惯	10		
	仪器检查，正确选取菌种、培养基、器材，药品、物品摆放准确熟练，编号标记	10		
操作程序 （40分）	取玻璃片划分三等份	10		
	加生理盐水、伤寒免疫血清、痢疾杆菌免疫血清（操作方法、顺序正确，无菌操作）	10		
	加菌液、混匀（无菌操作，顺序正确）	10		
	轻轻摇动玻璃片，观察，判断	10		
职业素养 （10分）	积极参与小组活动，合作互助	5		
	自觉遵守实验室规则，及时清洁设备，安全处理接触菌液的平板	5		
质量评价 （30分）	按时完成实训任务，达到预期效果 时间每超过1min扣1分	10		
	细胞凝集效果明显，结果合理，判断正确	10		
	操作记录规范，结果报告规范	10		

四、注意事项

（1）细菌培养物不宜过多，与免疫血清混合时，必须将细菌涂散、涂均匀，但不宜将面积涂得过大，以免很快干涸而影响结果观察。

（2）若待检菌与生理盐水发生凝集时，则为待检菌的自家凝集现象，结果不能判定为阳性。

（3）肉眼观察不清者可借助显微镜检查。

（4）记录结果之后，将玻璃片放入含消毒液的指定容器内，切勿任意放置或冲洗。

任务二 试管凝集反应测定抗体效价

一、任务分析

试管凝集试验是用定量的颗粒性抗原悬液与一系列倍比稀释的待检血清在试管中进行的凝集反应，根据试验结果判定待检血清中有无相应抗体及其效价，对血清中的抗体进行半定量分析。此法目前仍常用于某些病原微生物感染的免疫学诊断及药品的检测。例如，诊断伤寒和副伤寒的肥达反应，诊断斑疹伤寒的外裴反应。微生物学检验中常用已知细菌作为抗原液与一系列稀释的受检血清混合，保温后观察每管内抗原凝集程度，通常以产生明显凝集现象的最高稀释度作为血清中抗体的效价，亦称为滴度。

二、任务实施

1. 明确目标

（1）能完成试管凝集反应进行抗体效价的滴定。

（2）树立无菌意识、严格执行操作规程的职业习惯。

2. 任务准备

（1）器材　恒温水浴箱、洁净小试管、刻度吸管、试管架。

（2）试剂　生理盐水。

（3）材料　O 型、H 型伤寒沙门菌菌液、1∶10 稀释的待检血清。

3. 实施方案

试管凝集反应操作程序如表 9-5 所示。

表 9-5　试管凝集反应操作程序

试管号	1	2	3	4	5	6	7	8 对照
生理盐水/mL	0.5 ↓	0.5 ↓	0.5 ↓	0.5 ↓	0.5 ↓	0.5 ↓	0.5 ↓	0.5
1∶10 稀释血清/mL	0.5→	0.5→	0.5→	0.5→	0.5→	0.5→	0.5→	0.5 弃去
初始血清稀释度菌悬液/mL	1∶20 0.5	1∶40 0.5	1∶80 0.5	1∶160 0.5	1∶320 0.5	1∶640 0.5	1∶1280 0.5	0.5
血清最后稀释度	1∶40	1∶80	1∶160	1∶320	1∶640	1∶1280	1∶2560	

（1）取 8 支试管排列于试管架上，依次编号，用刻度试管吸取 0.5mL 生理盐水，分别加入 1～8 试管。

（2）于第 1 管中加入 0.5mL 待检血清，充分混匀后，吸出 0.5mL 加入第 2 管，同法混匀后又吸出 0.5mL 加入第 3 管，依次类推，连续稀释至第 7 管，最后从第 7 管中吸出 0.5mL 弃去。第 8 管为生理盐水对照管。

（3）于各管中加入 O 型或 H 型伤寒沙门菌菌液，每管 0.5mL，振摇试管架，充分混匀。

（4）将试管静置于 37℃恒温水浴箱中 4h，先初步观察结果一次，再放冰箱或室温过夜，次日观察最后结果。

4. 结果分析

先观察生理盐水对照管（第 8 管），应不发生凝集，液体混浊，管底沉淀呈圆形，边缘整齐。此沉淀物为红细胞悬液静置时因重力作用自然下沉形成的。然后自第 7 管开始依次观察管内液体的混浊程度及管底凝集块的大小。先观察对照管，正确结果应无凝集现象，再观察各试验管的凝集现象，凝集程度以"＋"多少表示之（表 9-6）。

表 9-6　结果判定

凝集物	上清液	凝集程度
全部凝集	澄清	＋＋＋＋（最强凝集）
大部分凝集	基本透明	＋＋＋（强凝集）
有明显凝集	半透明	＋＋（中度凝集）
很少凝集	基本混浊	＋（弱凝集）
不凝集	混浊	－（不凝集）

＋＋＋＋（最强凝集）：上液澄清，细菌全部凝集沉淀于管底。

＋＋＋（强凝集）：上液轻度混浊，细菌大部分凝集沉淀于管底。

＋＋（中度凝集）：上液半透明，细菌少部分凝集，但明显可见到凝集沉淀。

＋（弱凝集）：基本混浊，管底无明显沉淀，经摇动后可见细微的凝集。

－（不凝集）：液体混浊呈乳状，与对照管相同。

凝集效价（血清凝集滴度）的判定如图9-6所示：通常以能与一定量的抗原发生肉眼可见的明显凝集（＋＋）的血清最高稀释度为血清凝集效价。将结果记录于表9-7中。

－　　　　＋　　　　＋＋　　　　＋＋＋　　　　＋＋＋＋　　　　＋＋＋＋

图9-6　管底凝块观察

－—红细胞沉积于孔底；＋—红细胞沉积于孔底，周围有散在少量凝集；＋＋—红细胞形成片层凝集，边缘较松散；＋＋＋—红细胞形成片层凝集，面积略多于＋＋；＋＋＋＋—红细胞形成片层凝集，均匀布满孔底，或边缘皱缩如花边状

表9-7　试验结果记录

试管编号	1	2	3	4	5	6	7	8
血清稀释倍数								
凝集现象								
效价判定								
报告结果								

三、任务评价

对照标准（表9-8）自我评价，小组评价，检查任务完成情况。

表9-8　实训操作评价标准

任务：试管凝集反应测定抗体效价

姓名：	班级：	小组：	成绩：		
评价内容	操作要求		分值	扣分	合计
操作准备 （20分）	工作态度、卫生习惯		10		
	仪器检查,正确选取菌种、培养基、器材,药品、物品摆放准确熟练,编号标记		10		
操作程序 （40分）	取试管、编号、加生理盐水操作规范		10		
	梯度稀释操作规范		10		
	加菌液操作规范		10		
	观察,结果判断正确		10		
职业素养 （10分）	积极参与小组活动,合作互助		5		
	自觉遵守实验室规则,及时清洁设备,安全处理接触菌液的移液管等器皿		5		
质量评价 （30分）	按时完成实训任务,达到预期效果 时间每超过1min扣1分		10		
	稀释液浓度适宜,抑菌圈清晰,抑菌效果明显,结果合理		10		
	操作记录规范,结果报告规范		10		

四、注意事项

（1）抗原抗体用量应适当　当抗原或抗体浓度过高时，反应常可变弱或阴性，将二者比例调至适当时，方可出现凝集，使用血清时应注意说明书及标签上的说明；细菌悬液切勿过浓，实验前应用阳性菌对照测试。

（2）诊断血清及菌悬液应符合试验要求　血清放置过久效价降低，血清污染可造成假阳性或假阴性。

（3）用刻度试管取样要准确，观察结果前不宜摇晃，以免影响结果判定。

（4）电解质浓度和pH不适当等原因，可引起抗原的非特异性凝集，出现假阳性反应，试验中应加不加抗体的稀释液作对照组。

（5）试验后器皿的处理　抗原抗体结合是分子表面的结合，分离后的抗原抗体性质不变，故已被凝集的菌仍系活菌，因此，试验用过的玻璃片和试管等，必须及时消毒处理，切勿随便丢弃。

知识拓展　　　　　　　　　**间接凝集试验**

将可溶性抗原（或抗体）先吸附在红细胞或其他一定大小的惰性颗粒状载体的表面，使之成为致敏颗粒，在电介质存在的条件下可发生凝集，称为间接凝集反应（图9-7）。用已知抗原吸附载体检测未知抗体通称为间接凝集试验；用已知抗体吸附载体检测未知抗原通称为反向间接凝集试验。按载体不同试验的名称不同，如用红细胞作载体称为血凝试验（如破伤风毒素的检查），用胶乳作载体则称为胶乳凝集试验（如沙门菌的检查）。

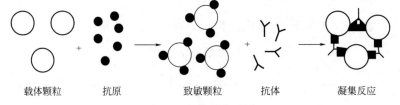

载体颗粒　　　抗原　　　　　致敏颗粒　　　抗体　　　凝集反应

图9-7　间接凝集试验

荧光抗体检查法

免疫标记技术是用荧光、酶、放射性同位素等标记抗原或抗体，使抗原抗体发生反应后更易于观察，并且敏感性和特异性明显增高，能较快地测出少量抗原或抗体。根据标记物不同又分为荧光抗体技术、酶标志抗体技术、放射免疫测定。

荧光抗体技术：某些荧光物质在一定条件下，能与抗体发生结合，形成荧光标记抗体，荧光标记抗体再与抗原结合后，在荧光显微镜下观察，抗原-抗体复合物呈现荧光而明显可见。

荧光物质本身不发光，但在紫外线或蓝紫光照射下，能够吸收光量子激发能量，发出可见的荧光。荧光物质与抗体结合后，荧光特性不改变，被结合的抗体的特性也没改变，因此，可在荧光显微镜下检查荧光的产生来确定抗原抗体反应。荧光抗体检查法的原理如图9-8所示。荧光抗体染色方法主要有直接法和间接法两种。

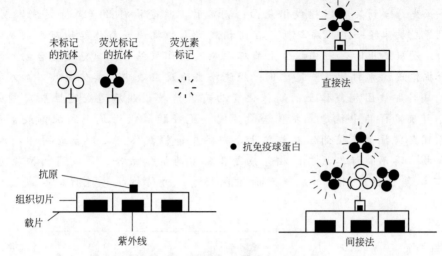

图 9-8　荧光抗体检查法原理

（1）直接法　将待测抗原制成显微镜标本，在其上滴加已知荧光标记抗体。一定时间后，用缓冲液冲洗，再放在荧光显微镜下观察，若有相应的抗原存在，则会发出荧光（图9-9）。

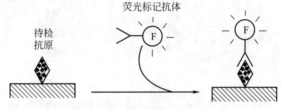

图 9-9　直接荧光抗体法

此法可用于鉴定组织、细胞中的蛋白质和微生物，方法较简便。缺点是每检查一种抗原，必须制备与其相应的荧光标记抗体。

（2）间接法　先用未标记的特异性抗体处理涂片标本。如有相应抗原存在，则会与抗体形成复合物。然后再滴加荧光标记的抗免疫球蛋白抗体（或称抗抗体），则荧光标记抗抗体与复合物中的抗体结合，从而显出荧光，为阳性反应。由于荧光物质不是直接标记抗体，而是标记抗免疫球蛋白的抗体，所以称为间接法（图 9-10）。

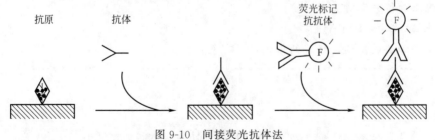

图 9-10　间接荧光抗体法

酶联免疫吸附试验（ELISA）

酶联免疫吸附试验（ELISA）于 1971 年分别由瑞典学者 Engrall 和 Perlmann、荷兰学者 Van Weeman 和 Schuurs 报道。其基本原理是把抗原或抗体在不损坏其免疫活性的条件下预先结合到某种固相载体表面；测定时，将受检样品（含待测抗体或抗原）和酶标抗原或抗体按一定程序与结合在固相载体上的抗原或抗体起反应形成抗原或抗体复合物；反应终止时，固相载体上酶标抗原或抗体被结合量（免疫复合物）即与标本中待检抗体或抗原的量成一定比例；经洗涤去除反应液中的其他物质，加入酶反应底物后，底物即被固相载体上的酶催化变为有色产物，最后通过定性或定量分析有色产物即可确定样品中抗原或抗体含量。间接免疫酶联吸附是测定抗体最常用的方法，其原理是将抗原连接到固相载体上，样品中待检抗体与之结合成固相抗原-受检抗体复合物，再用酶标二抗与固相免疫复合物中的抗体结合，形成固相抗原-受检抗体-酶标二抗复合物，测定加底物后的显色程度，对待检抗体进行定性或定量测定（图 9-11）。

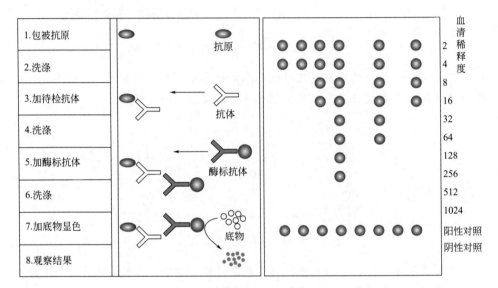

图 9-11　酶联免疫吸附实验（ELISA）的实验原理

酶联免疫吸附试验（ELISA）测定伤寒杆菌"O"抗体，酶联葡萄球菌蛋白 A 免疫分析法，原理如下。

① 加抗原使之吸附于固相载体（如塑料反应板）。

② 洗涤加待测血清。

③ 洗涤加酶标记 SpA。

④ 洗涤加酶的底物，经酶的催化产生有色产物。

自我提高

一、填空题

1. 机体的免疫分为先天具有的_____和后天获得的_____免疫两种类型。

2. 同时具有免疫原性和抗原性的物质称为_____，而半抗原仅有_____而不具备免疫原性。

3. 中枢免疫器官包括_____和_____。

4. 免疫应答可分为 B 细胞介导的_____和 T 细胞介导的_____两种类型。

5. 凝集反应必须在_____和_____存在下才能发生。

二、单选题

1. 肥达反应是（　　）。

A. 玻璃片凝集试验　　　　　　　　　　B. 试管凝集试验

C. 间接凝集试验　　　　　　　　　　　D. 琼脂扩散试验

2. 凝集效价（血清凝集滴度）的判定（　　）。

A. ＋＋＋＋　　　　　　　　　　　　　B. ＋＋＋

C. ＋＋　　　　　　　　　　　　　　　D. ＋

3. 红细胞作为吸附载体的试验又称为（　　）。

A. 细胞试验　　　　　　　　　　　　　B. 血凝试验

C. 肥达反应　　　　　　　　　　　　　D. 荧光抗体试验

4. 检测抗体效价常用的方法是（　　）。

A. 玻璃片凝集试验　　　　　　　　　　B. 试管凝集试验

C. 间接凝集试验　　　　　　　　　　　D. 琼脂扩散试验

5. 试管凝集试验中最强凝集（＋＋＋＋）时上清液应（　　）。

A. 混浊　　　　　　　　　　　　　　　B. 基本混浊

C. 半透明　　　　　　　　　　　　　　D. 透明澄清

三、多选题

1. 血清学试验的影响因素（　　）。

A. 电解质　　　　　　　　　　　　　　B. 酸碱度

C. 温度　　　　　　　　　　　　　　　D. 搅拌、振动

2. 血清学试验的反应类型（　　）。

A. 沉淀反应　　　　　　　　　　　　　B. 凝集反应

C. 有补体参加的反应　　　　　　　　　D. 标志抗体技术

3. 血清学试验的一般特点（　　）。

A. 抗原与抗体的结合具有高度特异性

B. 抗原与抗体的结合是分子表面的结合

C. 抗原、抗体的结合按一定比例

D. 血清学反应可分两个阶段进行，但其间无严格界限

4. 与试管凝集试验结果相关的因素（　　）。

A. 诊断血清浓度　　　　　　　　　　　B. 诊断血清是否污染

C. 诊断血清是否新鲜　　　　　　　　　D. 菌悬液浓度

5. 根据标记物的不同免疫标记技术分为（　　）。

A. 荧光抗体技术　　　　　　　　　　　B. 酶标志抗体技术

C. 放射免疫测定　　　　　　　　　　　D. ELISA

四、实训练习

设计 ABO 血型测定的试验。

试验原理	
试验材料	
试验步骤	
结果记录	
分析判定	

附 录

附录Ⅰ 微生物实验室常用染料

1. 黑色素液（用于荚膜染色）

水溶液黑色素 10mL、蒸馏水 100mL、甲醛（福尔马林）0.5mL，可用作荚膜的背景染色。称取 10mL 黑色素于 100mL 蒸馏水中，置沸水浴中 30min 后，滤纸过滤 2 次，补加水到 100mL，加 0.5mL 甲醛备用。

2. 吕氏碱性亚甲蓝染色液

A 液：亚甲蓝 0.6g、95％乙醇 30mL。B 液：氢氧化钾 0.01g、蒸馏水 100mL。

将 A 液和 B 液混合备用，用于细菌单染色，可长期保存。根据需要可配制成稀释亚甲蓝液，按 1：10 或 1：100 稀释均可。

3. 齐氏石炭酸复红染色液

A 液：碱性复红 0.3g、95％乙醇 10mL。B 液：石炭酸 5g、蒸馏水 95mL。

将碱性复红在研钵中研磨后，逐渐加入 95％乙醇，继续研磨使其溶解，即为 A 液；将石炭酸溶于水即为 B 液。

将 A 液与 B 液混合即成。通常可将此混合液在使用时用蒸馏水 1：10 稀释即可。稀释液易变质失效，一次不宜多配，随用随配为好。

4. 革兰染色液

（1）结晶紫液 结晶紫乙醇饱和液（结晶紫 2g 溶于 20mL 95％乙醇中）20mL，1％草酸铵水溶液 80mL。将两液混匀置 24h 后过滤即成。如有沉淀出现，需重新配制。

（2）卢戈碘液 碘 1g，碘化钾 2g，蒸馏水 300mL。先将碘化钾溶于少量蒸馏水中，一般蒸馏水为 3～5mL，然后加入碘片，使之完全溶解，溶时可稍加热，最后加入蒸馏水量至 300mL 即可。配成后储于棕色瓶中备用，如变为浅黄色即不能使用。

（3）95％乙醇 用于脱色。

（4）番红复染液 番红（又称沙黄）2.5g，95％（体积分数）乙醇 100mL，溶解后可储存于密闭的棕色瓶中，用时 20mL 番红乙醇溶液与 80mL 蒸馏水混匀即成番红复染液。

5. 鞭毛染色液

A 液：丹宁酸 5.0g、三氯化铁 1.5g、15％甲醛 2.0mL、1％NaOH 1.0mL、蒸馏

水 100mL。

冰箱内可保存 3～7 天，保存时间长会引起沉淀，用滤纸除去沉淀后仍可使用。

B 液：AgNO₃ 2.0g、蒸馏水 100mL。

待 AgNO₃ 溶解后，取出 10mL 备用，向其余的 90mL 中滴加 NH₄OH，即可形成很厚的沉淀，继续滴加 NH₄OH 至沉淀刚刚溶解成为澄清溶液为止，再将备用的 AgNO₃ 慢慢滴入，则溶液出现薄雾，但轻轻摇动后，薄雾状的沉淀又消失，继续滴入 AgNO₃，直到摇动后仍呈现轻微而稳定的薄雾状沉淀为止，如雾重，说明银盐沉淀出，不宜再用。通常在配制当天使用，次日效果欠佳，第 3 天则不能使用。

6. 阿氏异染粒染色液

A 液：甲苯胺蓝 0.15g、孔雀绿 0.2g、冰醋酸 1mL、95％乙醇 2mL、蒸馏水 100mL。

B 液：碘 2g、碘化钾 3g、蒸馏水 300mL。

先用 A 液染色 1min，倾去 A 液后，用 B 液冲去 A 液，并染色 1min。异染粒呈黑色，其他部分为暗绿色或浅绿色。

7. 孔雀绿染色液（用于芽孢染色）

孔雀绿 5g，溶于 100mL 蒸馏水中即成孔雀绿染液。

8. 结晶紫稀释染色液（用于放线菌染色）

结晶紫染色液（草酸铵结晶紫染色液）5mL，用 95mL 蒸馏水稀释即可。

9. 碘液（用于酵母菌染色）

碘化钾 4g，溶于少量蒸馏水中，再将 2g 碘溶解在碘化钾溶液中，等碘全部溶后加入其余的水即成。

10. 乳酸石炭酸棉蓝染色液（用于霉菌形态观察）

石炭酸（苯酚）10g，加入蒸馏水中加热溶解，然后加入乳酸（相对密度 1.21）10mL 和甘油 20mL，最后加入棉蓝 0.02g，使其完全溶解即成。

11. 番红（沙黄）染色液

番红 2.0g，溶于 100mL 蒸馏水中即成。

12. 亚甲蓝染色液

A 液：亚甲蓝 0.6g、95％乙醇 30mL。B 液：氢氧化钾 0.01g、蒸馏水 100mL。

分别配制好 A 液和 B 液，混合即可。

附录 II　常用稀释液及配制方法

1. pH 7.0 无菌氯化钠-蛋白胨缓冲液

照无菌检查法（《中国药典》通则 1101）制备。

2. pH 6.8 无菌磷酸盐缓冲液、pH 7.2 无菌磷酸盐缓冲液、pH 7.6 无菌磷酸盐缓冲液

照缓冲液（《中国药典》通则 8004）配制后，过滤、分装、灭菌。

如需要，可在上述稀释液灭菌前或灭菌后加入表面活性剂或中和剂等。

3. 0.9%无菌氯化钠溶液

取氯化钠 9.0g，加水溶解使成 1000mL，过滤、分装、灭菌。

附录Ⅲ　常用消毒剂名称、浓度及用途

消毒剂名称	常用浓度	用途	备注
乙醇	70%～75%	皮肤、体温表等的消毒	
苯氧乙醇	2%水溶液	用于治疗铜绿假单胞菌感染的伤口及烧伤感染	
氯己定(洗必泰)	0.2%～0.5% 0.05%	消毒器械 皮肤消毒、黏膜消毒、冲洗伤口	0.5%洗必泰和70%的乙醇混合使用,杀菌效果更好。接触肥皂或其他合成洗涤剂则效果减弱
过氧乙酸	0.5% 0.2%～0.5%	皮肤消毒 用于塑料、织物、食品、药材等的消毒	对皮肤、金属有较强的腐蚀性,使用浓度不宜过高
碘伏	2.5%	皮肤小伤口消毒	对银、铝和二价合金铜、碳、钢制品有一定影响,不能与红汞同时使用,不稳定,使用前配制
甲醛	3%～5% 8%水溶液与70%乙醇混合溶液	杀灭细菌菌体、芽孢、真菌和病毒 浸泡医疗器械 12h达到灭菌效果	室内消毒:①室温20℃,湿度达到70%以上,用过量甲醛,紧闭门窗16h;②甲醛和$KMnO_4$产生大量甲醛气体,用于室内消毒
高锰酸钾	1%水溶液	消毒皮肤、黏膜、蔬菜、水果、碗筷等	用高锰酸钾消毒物品时,表面要清洁干净
戊二醛	2%水溶液	用于精密仪器及不耐热的物品消毒	对皮肤、黏膜、眼有刺激,应避免与皮肤直接接触
苯酚(石炭酸)	3%～5%水溶液	能杀灭细菌营养体,不能杀灭芽孢、真菌和病毒,常用于浸泡玻璃片、器械和室内喷雾消毒	石炭酸常作为评价其他消毒剂的标准消毒剂
来苏儿(甲酚皂)	2% 3% 5%	皮肤消毒 杀多数病菌繁殖体 对芽孢作用弱 消毒玻璃片、器械、衣物	不能消毒与食品药品相关的容器、工具和生产场所;有毒性,消毒手后有麻木感
苯扎溴铵	0.05%～0.1%	对 G^+ 菌作用较强,0.1%的水溶液对皮肤、黏膜、创伤、器械、棉织物有清洗、消毒的双重作用	在中性或弱碱性溶液中效果佳;与肥皂、其他合成洗衣剂、有机物接触时,降低活性
乳酸	0.33～1mol/L	空气消毒	熏蒸房间做空气消毒时可与等量苯酚合用熏蒸,密闭12h以上
过氧化氢	3%	冲洗伤口和口腔黏膜消毒	不稳定,易失效
含氯消毒剂(氯和次氯酸盐)	0.2 ～ 0.5mg/mL 10%～20%	消毒、清洗伤口、溃疡、口腔黏膜、化脓性炎症、厌氧菌感染等	氯有刺激性和毒性;次氯酸盐对金属有腐蚀性
甲紫	2%～4%	对 G^+ 菌,特别是葡萄球菌作用强,常用于消毒伤口、烧伤、溃疡、真菌感染等	

消毒剂名称	常用浓度	用途	备注
环氧乙烷	1‰～5‰	对病毒、真菌、细胞及芽孢有较强的杀灭作用,适用于塑料、橡胶、纸板等包装的固体药品及纸张、木材、皮革、金属等制品的灭菌	灭菌时,环氧乙烷应充满被消毒物品所在真空容器或耐压容器中,连续作用 4h 以上

附录Ⅳ　常用培养基及制备方法

培养基可按以下处方制备,也可使用按该处方生产的符合要求的脱水培养基。配制后,应按验证过的高压灭菌程序灭菌。

1. 胰酪大豆胨液体培养基 (TSB)、胰酪大豆胨琼脂培养基 (TSA)、沙氏葡萄糖液体培养基 (SDB)

照无菌检查法(通则 1101)制备。

2. 沙氏葡萄糖琼脂培养基 (SDA)

照无菌检查法(通则 1101)制备。如使用含抗生素的沙氏葡萄糖琼脂培养基,应确认培养基中所加的抗生素量不影响检品中霉菌和酵母菌的生长。

3. 马铃薯葡萄糖琼脂培养基 (PDA)

马铃薯(去皮)200.0g　　琼脂 14.0g　　　　葡萄糖 20.0g　　　纯化水 1000mL

取马铃薯,切成小块,加水 1000mL,煮沸 20～30min,用 6～8 层纱布过滤,取滤液补水至 1000mL,调节 pH 值,使灭菌后在 25℃的 pH 值为 5.6±0.2,加入琼脂,加热溶化后,再加入葡萄糖,摇匀,分装,灭菌。

4. 玫瑰红钠琼脂培养基

胨 5.0g　　　　　　玫瑰红钠 0.0133g　　葡萄糖 10.0g　　　琼脂 14.0g

磷酸二氢钾 1.0g　　纯化水 1000mL　　　硫酸镁 0.5g

除葡萄糖、玫瑰红钠外,取上述成分,混合,微温溶解,加入葡萄糖、玫瑰红钠,摇匀,分装,灭菌。

5. 硫乙醇酸盐流体培养基

照无菌检查法(通则 1101)制备。

6. 肠道菌增菌液体培养基

明胶胰酶水解物 10.0g　　二水合磷酸氢二钠 8.0g　牛胆盐 20.0g　　　　亮绿 15mg

葡萄糖 5.0g　　　　　　纯化水 1000mL　　　磷酸二氢钾 2.0g

除葡萄糖、亮绿外,取上述成分,混合,微温溶解,调节 pH 值,使加热后在 25℃的pH 值为 7.2±0.2,加入葡萄糖、亮绿,加热至 100℃ 30min,立即冷却。

7. 紫红胆盐葡萄糖琼脂培养基

酵母浸出粉 3.0g　　　　中性红 30mg　　　　明胶胰酶水解物 7.0g　结晶紫 2mg

脱氧胆酸钠 1.5g　　　　琼脂 15.0g　　　　　葡萄糖 10.0g　　　　纯化水 1000mL
氯化钠 5.0g

除葡萄糖、中性红、结晶紫、琼脂外，取上述成分，混合，微温溶解，调节 pH 值，使加热后在 25℃的 pH 值为 7.4±0.2。加入葡萄糖、中性红、结晶紫、琼脂，加热煮沸（不能在高压灭菌器中加热）。

8. 麦康凯液体培养基

明胶胰酶水解物 20.0g　　溴甲酚紫 10mg　　　乳糖 10.0g　　　　纯化水 1000mL
牛胆盐 5.0g

除乳糖、溴甲酚紫外，取上述成分，混合，微温溶解，调节 pH 值，使灭菌后在 25℃的 pH 值为 7.3±0.2，加入乳糖、溴甲酚紫，分装，灭菌。

9. 麦康凯琼脂培养基

明胶胰酶水解物 17.0g　　中性红 30.0mg　　　胨（肉或酪蛋白） 3.0g　结晶紫 1mg
乳糖 10.0g　　　　　　琼脂 13.5g　　　　脱氧胆酸钠 1.5g　　纯化水 1000mL
氯化钠 5.0g

除乳糖、中性红、结晶紫、琼脂外，取上述成分，混合，微温溶解，调节 pH 值，使灭菌后在 25℃的 pH 值为 7.1±0.2，加入乳糖、中性红、结晶紫、琼脂，加热煮沸 1min，并不断振摇，分装，灭菌。

10. RV 沙门菌增菌液体培养基

大豆胨 4.5g　　　　　六水合氯化镁 29.0g　氯化钠 8.0g　　　　孔雀绿 36mg
磷酸氢二钾 0.4g　　　纯化水 1000mL　　　磷酸二氢钾 0.6g

除孔雀绿外，取上述成分，混合，微温溶解，调节 pH 值，使灭菌后在 25℃的 pH 值为 5.2±0.2。加入孔雀绿，分装，灭菌，灭菌温度不能超过 115℃。

11. 木糖赖氨酸脱氧胆酸盐琼脂培养基

酵母浸出粉 3.0g　　　氯化钠 5.0g　　　　L-赖氨酸 5.0g　　　硫代硫酸钠 6.8g
木糖 3.5g　　　　　　枸橼酸铁铵 0.8g　　乳糖 7.5g　　　　　酚红 80mg
蔗糖 7.5g　　　　　　琼脂 13.5g　　　　脱氧胆酸钠 2.5g　　纯化水 1000mL

除三种糖、酚红、琼脂外，取上述成分，混合，微温溶解，调节 pH 值，使加热后在 25℃的 pH 值为 7.4±0.2，加入三种糖、酚红、琼脂，加热至沸腾，冷至 50℃倾注平皿（不能在高压灭菌器中加热）。

12. 三糖铁琼脂培养基（TSI）

胨 20.0g　　　　　　硫酸亚铁 0.2g　　　牛肉浸出粉 5.0g　　硫代硫酸钠 0.2g
乳糖 10.0g　　　　　0.2%酚磺酞指示液 12.5mL　　　　　　　蔗糖 10.0g
琼脂 12.0g　　　　　葡萄糖 1.0g　　　　纯化水 1000mL　　　氯化钠 5.0g

除三种糖、0.2%酚磺酞指示液、琼脂外，取上述成分，混合，微温溶解，调节 pH 值，使灭菌后在 25℃的 pH 值为 7.3±0.1，加入琼脂，加热溶化后，再加入其余各成分，摇匀，分装，灭菌，制成高底层（2～3cm）短斜面。

13. 溴化十六烷基三甲铵琼脂培养基

明胶胰酶水解物 20.0g　　　　　　　　　　　　　甘油 10mL

氯化镁 1.4g   琼脂 13.6g

硫酸钾 10.0g   溴化十六烷基三甲铵 0.3g

纯化水 1000mL

除琼脂外，取上述成分，混合，微温溶解，调节 pH 值，使灭菌后在 25℃的 pH 值为 7.4±0.2，加入琼脂，加热煮沸 1min，分装，灭菌。

14. 甘露醇盐琼脂培养基

胰酪胨 5.0g   氯化钠 75.0g   动物组织胃蛋白酶水解物 5.0g

酚红 25mg   牛肉浸出粉 1.0g   琼脂 15.0g   D-甘露醇 10.0g

纯化水 1000mL

除甘露醇、酚红、琼脂外，取上述成分，混合，微温溶解，调节 pH 值，使灭菌后在 25℃ 的 pH 值为 7.4±0.2，加热并振摇，加入甘露醇、酚红、琼脂，煮沸 1min，分装，灭菌。

15. 梭菌增菌培养基

胨 10.0g   盐酸半胱氨酸 0.5g   牛肉浸出粉 10.0g   乙酸钠 3.0g

酵母浸出粉 3.0g   氯化钠 5.0g   可溶性淀粉 1.0g   琼脂 0.5g

葡萄糖 5.0g   纯化水 1000mL

除葡萄糖外，取上述成分，混合，加热煮沸使溶解，并不断搅拌。如需要，调节 pH 值，使灭菌后在 25℃的 pH 值为 6.8±0.2。加入葡萄糖，混匀，分装，灭菌。

16. 哥伦比亚琼脂培养基

胰酪胨 10.0g   玉米淀粉 1.0g   肉胃蛋白酶消化物 5.0g

琼脂 10.0~15.0g（依凝固力）   氯化钠 5.0g

心胰酶消化物 3.0g   酵母浸出粉 5.0g   纯化水 1000mL

除琼脂外，取上述成分，混合，加热煮沸使溶解，并不断搅拌。如需要，调节 pH 值，使灭菌后在 25℃的 pH 值为 7.3±0.2，加入琼脂，加热溶化，分装，灭菌。如有必要，灭菌后，冷至 45~50℃加入相当于 20mg 庆大霉素的无菌硫酸庆大霉素，混匀，倾注平皿。

17. 念珠菌显色培养基

胨 10.2g   琼脂 15.0g   氯霉素 0.5g   色素 22.0g

灭菌水 1000mL

除琼脂外，取上述成分，混合，微温溶解，调节 pH 值，使灭菌后在 25℃的 pH 值为 6.3±0.2。滤过，加入琼脂，加热煮沸，不断搅拌至琼脂完全溶解，倾注平皿。

加拉红溶液 3.3mL、琼脂 15~20g；蒸馏水 1000mL、2% 去氧胆酸钠溶液 20mL、10000U/mL 链霉素溶液 3.3mL，自然 pH。

附录 V 培养基容积与加压灭菌所需时间

单位：min

培养基容积/mL	容器	
	锥形瓶	玻璃瓶
10	15	20
100	20	25

续表

培养基容积/mL	容器	
	锥形瓶	玻璃瓶
500	25	30
1000	30	40

注：指在121℃下所需灭菌时间，如灭菌前是凝固的培养基，则还应加5～10min熔化时间。

附录Ⅵ　蒸汽压力与温度的关系

压力表读数			温度/℃		
MPa	lbf/in²	kg/cm²	纯水蒸气	含50%空气	不排除空气
0	0	0	100.0		
0.03	5.0	0.35	109.0	94	72
0.05	6.0	0.50	110.0	98	75
0.06	8.0	0.59	112.6	100	81
0.07	10.0	0.70	115.2	105	90
0.09	12.0	0.88	117.6	107	93
0.10	15.0	1.05	121.5	112	100
0.14	20.0	1.41	126.5	118	109
0.17	25.0	1.76	131.0	124	115
0.21	30.0	2.11	134.6	128	121

参考答案

参 考 文 献

[1] 孙春燕. 微生物与免疫学. 北京：化学工业出版社，2018.

[2] 潘春梅，张晓静. 微生物技术. 第 2 版. 北京：化学工业出版社，2017.

[3] 陈玮，叶素丹. 微生物学及实验实训技术. 第 2 版. 北京：化学工业出版社，2017.

[4] 钱存柔. 微生物学实验教程. 第 2 版. 北京：北京大学出版社，2013.

[5] 周德庆，徐德强. 微生物学实验教程. 第 3 版. 北京：高等教育出版社，2013.

[6] 田晖. 微生物应用技术. 北京：中国农业出版社，2009.

[7] 李阜隶. 微生物学. 第 6 版. 北京：中国农业出版社，2007.

[8] 于淑萍. 应用微生物技术. 第 3 版. 北京：化学工业出版社，2015.

[9] 徐威. 微生物学实验. 第 2 版. 北京：中国医药科技出版社，2014.

[10] 沈萍，陈向东. 微生物学实验. 第 5 版. 北京：高等教育出版社，2018.

[11] 李榆梅. 药学微生物实用技术. 北京：中国医药科技出版社，2008.

[12] 杜连祥，路福平. 微生物学实验技术. 北京：中国轻工业出版社，2006.

[13] 张文治. 微生物学. 北京：高等教育出版社，2005.

[14] 杨汝昌. 现代工业微生物. 广州：华南理工大学出版社，2005.

[15] 朱万孚，庄辉. 医学微生物学. 北京：北京大学医学出版社，2007.

[16] 李莉，冯小俊. 微生物基础技术. 北京：化学工业出版社，2016.

[17] 郝生宏，关秀杰. 微生物检验. 第 2 版. 北京：化学工业出版社，2016.